·国家执业药师职业资格考试精讲·

中药学综合知识与技能

（第十版·2024）

国家执业药师考试精讲编写组　编

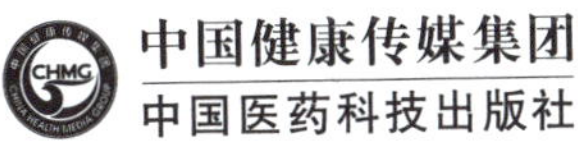

中国健康传媒集团
中国医药科技出版社

内容提要

本书依照全国新版执业药师职业资格考试大纲精心编写而成，主要包括中医理论基础、中医诊断基础、中医各科常见病的辨证论治、中药调剂和贮藏养护、中药的合理应用与用药安全等内容，系统阐述了执业药师所需要的基本理论与基本技能，涵盖了新版大纲要求的重点考试内容，每章配以习题二维码，扫码即可做题。本书更采用双色印刷，重点突出，内容精炼，简洁易读，既可作为考生复习执业药师考试的辅导材料，也可作为执业药师及中药学相关专业人员日常工作中的参考工具书。

图书在版编目（CIP）数据

中药学综合知识与技能 / 国家执业药师考试精讲编写组编 . —10 版 . —北京：中国医药科技出版社，2024.1

（国家执业药师职业资格考试精讲）

ISBN 978-7-5214-4427-8

Ⅰ . ①中… Ⅱ . ①国… Ⅲ . ①中药学—资格考试—自—学参考资料 Ⅳ . ① R28

中国国家版本馆 CIP 数据核字（2023）第 242443 号

美术编辑 陈君杞
责任编辑 郭新宇

出版 **中国健康传媒集团** | 中国医药科技出版社
地址 北京市海淀区文慧园北路甲 22 号
邮编 100082
电话 发行：010-62227427 邮购：010-62236938
网址 www.cmstp.com
规格 787 × 1092mm $^{1}/_{16}$
印张 19 $^{3}/_{4}$
字数 559 千字
初版 2015 年 3 月第 1 版
版次 2024 年 1 月第 10 版
印次 2024 年 1 月第 1 次印刷
印刷 三河市万龙印装有限公司
经销 全国各地新华书店
书号 ISBN 978-7-5214-4427-8
定价 **65.00 元**

获取新书信息、投稿、为图书纠错，请扫码联系我们。

编委会

主编 赵伟华 杨 苏

编者（按姓氏笔画排序）

叶敏菲 李海贤 杨 苏

杨芷茵 何伟德 赵伟华

胡瑞华 袁建维

翻开这本书，名师助你高效备考

数年研发，多次迭代，教研团队鼎力之作！

本套丛书以教学研究中心的陈爱民、赵伟华、杨苏老师为首，秉承“千锤百炼，极致课程”的教育理念，率领优秀的教研团队精心组稿编写而成。团队成员致力于药考培训服务多年，对考试命题脉络有着全面而细致的研究和把握，擅长分析梳理、总结各类型的记忆技巧，直击药考核心，助力同学们高效备考！由其主编并已经出版的“精编教材”“学霸笔记”“高频考题”“押题密卷”“必考点”等系列图书成功帮助数十万学员高效掌握知识，顺利通过考试，得到广大学员的认可。

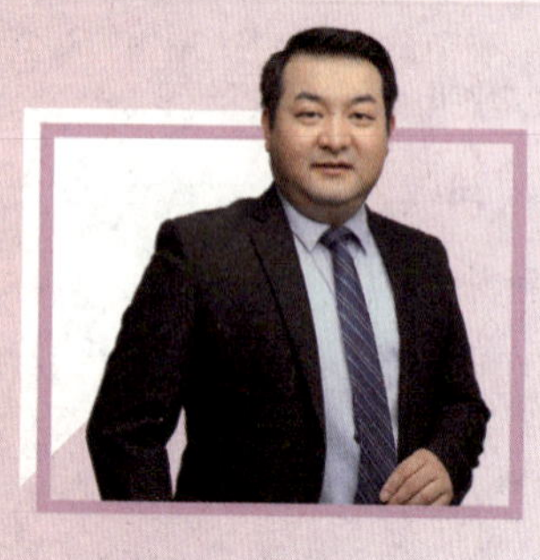

陈爱民 西药主讲老师

药学总监，一人独揽药学+法规四科教学工作，2006年从事药考培训至今，辅导考生数十万。

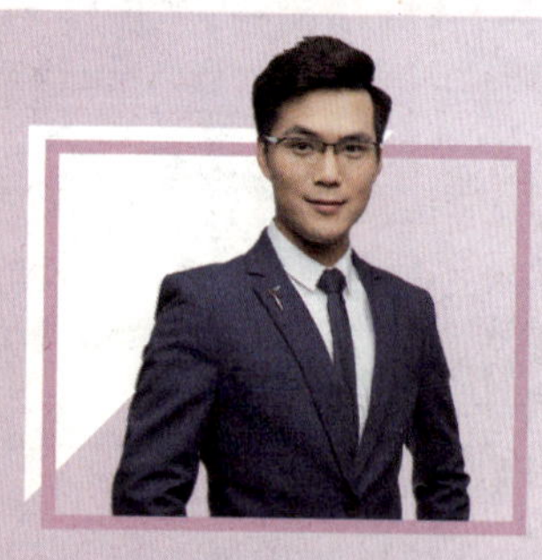

赵伟华 中药主讲老师

中药学总监，承担中药一、中药综教学工作，独创中药学《本草诗歌》，累计带领上万考生顺利上岸。

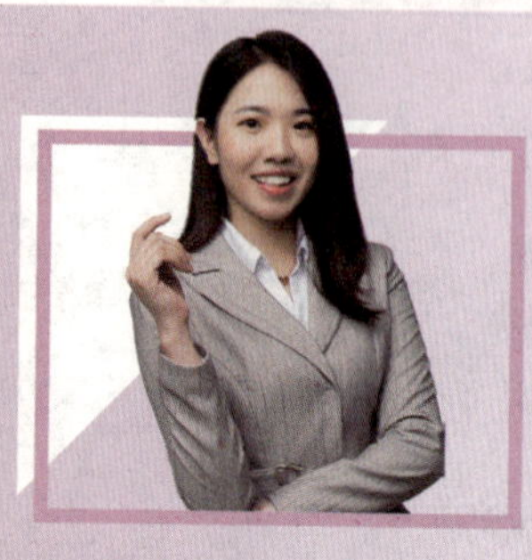

杨　苏 中药主讲老师

明星讲师，拥有丰富临床经验，总结出各类学习方法、口诀，带你轻松、愉快地拿下中药二。

药师怎么考

执业药师是保障药品安全不可或缺的重要岗位，肩负着药品质量安全和公众健康的重任。本团队携手业内名师及中国医药科技出版社共同打造以“紧扣大纲，轻松应试”为宗旨的国家执业药师职业资格考试精讲版辅导用书。

本书不能替您考试，实现药师梦想必须靠自己努力。

本书不能代替老师，但它是学习路上的指路灯。

它可助您在繁杂考点中理清知识体系，找到考试规律和方法。

干货归纳

看了很多书，做了很多题，考试依旧许多题不会做，依旧有许多知识点不知怎么用。怎么办?

本书为您汇集了大量课本常考重点知识，我们称之为干货。可以说，本书是药师干货云集!

高效提分

日常工作繁重，业余复习时间紧迫，急需提分的压力让您喘不过气来。如何才能在有限的时间内掌握最有价值的考试知识呢?

我们帮您全面梳理高分考点，让您的考前复习清晰条理化、系统化、高效化。本书采用表格索引知识体系，行文简明直观，针对性及可读性强，让您在铺天盖地的复习提纲和辅导书中游刃有余，有的放矢，高效备考!

复习神器

团队为药师考生研发电脑、手机、iPad 等多平台考试辅导软件（每个平台练习数据同步），可随时随地进行复习和交流，有效利用碎片时间。

系统功能 本系统拥有试题收藏、错题、笔记、难度管理、对知识采用艾宾浩斯记忆管理、模拟真考等功能。

图表数据 章节知识体系、每天学习进度及全网考生答题情况都通过图表加以反映，方便您查错补缺，从而优化学习知识体系。

交流互动 拥有众多的考生用户的练习笔记、试题掌握情况等数据。通过数据解剖分析考试知识点的命题趋势，帮助您走出迷茫，步入自信，跟大家一起享受学习、互动和交流的乐趣。

微信扫码 获取更多药考干货

选择大于努力

我们一路陪伴你取证

Choice Is Greater Than Effort

目录

CONTENTS

第一章 执业药师与中药药学服务

知识导图

执业药师与中药药学服务：
- 中药药学服务模式
- 中药用药咨询与用药教育服务的文献信息
- 用药咨询与用药教育服务

第一节 中药药学服务及其模式

一、中药药学服务的内涵与对象

（一）中药药学服务的内涵

中药药学服务是指中药师运用中医药专业知识，提供与中药相关的服务，以解决医疗、保健、预防中遇到的中药用药问题，提高中药治疗的安全、有效、经济与适宜性。其服务宗旨是“以人为本”；服务目标是促进临床合理使用中药，保障人民群众的身体健康，改善和提高人类生活质量。

（二）中药药学服务的对象

表 1-1　中药药学服务的对象

要　点	内　容
服务的对象	中药药学服务的对象是广大公众，包括患者及其家属、医护人员和卫生工作者、药品消费者和健康人群
重点人群	①用药周期长的慢性病患者，需长期或终生用药者 ②病情和用药复杂，患有多种疾病，需同时合并应用多种药品者 ③特殊人群，如特殊体质者、肝肾功能不全者、过敏体质者、小儿、老年人、妊娠及哺乳期妇女、血液透析者，听障、视障人士以及特殊职业者如驾驶员等 ④用药效果不佳，需要重新选择药品或调整用药方案、剂量、方法者 ⑤用药后易出现明显的药品不良反应者 ⑥应用特殊剂型、特殊给药途径者

二、中药药学服务的模式与内容

（一）中药药学服务模式及转变

药学服务从“以药品为中心”转变为“以病人为中心”，从“以保障药品供应为中心”转变为“在保障药品供应的基础上，以重点加强药学专业技术服务、参与临床用药为中心”。从单纯的药品调剂拓展到协助医师选择治疗药物，制定个体化给药方案，向临床提供药品信息，及时为医护人员提供有关药物治疗及其相互作用、配伍禁忌、不良反应等方面问题的咨询服务。

（二）中药药学服务的内容

1. 中药处方调剂工作。
2. 中药处方点评。
3. 用药咨询。
4. 中药医嘱审核。
5. 参与临床查房。
6. 开展药学查房。
7. 开展药学监护。
8. 参与临床会诊。
9. 患者用药教育。
10. 健康宣教。
11. 个体化药学服务及用药安全性监测等。

（三）中药药学服务新进展

1. 药物重整。
2. 开展中药药物警戒工作。
3. 中药的临方炮制研究。
4. 中药知识科普与药学信息服务。

三、中药药学服务对执业药师的要求

提供药学服务的执业药师必须具有药学专业背景，具备扎实的中医药学专业知识以及开展药学服务工作的实践经验和能力，并具备与药学服务相关的药事管理与法规知识、人文知识、沟通技巧及高尚的职业道德。

第二节　中药用药咨询与用药教育服务的文献信息

一、中医药文献信息特点与来源

表1-2　中医药文献信息特点与来源

要　点	内　容	
特　点	①历史与现代并重　②多学科相互交融 ③数量迅速递增　④质量良莠不齐	
来　源	概　述	按照文献资料的加工层次不同，可以分为一次文献、二次文献、三次文献
	一次文献	是作者以本人的研究成果为依据而撰写的原始文献，如专著、期刊论文、会议文献、学位论文、专利说明等
	二次文献	是对一次文献进行整理分类、提炼加工，按一定规则编排而成，如书目、题录、文献等

（续表 1-2）

要　点		内　容
来　源	三次文献	是在利用二次文献基础上，对某一特定专题的一次文献进行收集整理和综合分析从而编写而成的文献，如论文综述、专题评论、教科书、词典、百科全书、年鉴、手册等
	总　结	综合上述三种级别的信息，目前中医药信息来源主要可以分为图书、专业期刊、报纸、会议文献、学位论文、专利文献、药品说明书、产品样本八个部分

二、常用古文献典籍

（一）主要医学典籍

表 1-3　主要医学典籍

要　点	内　容
《黄帝内经》	又称《内经》，是最早的一部中医典籍，也是中医学最重要的经典著作，分为《素问》和《灵枢经》
《伤寒论》	简称《伤寒》，汉・张机（字仲景）撰著，创造性地将医学理论与临床实践紧密结合，奠定了中医学辨证论治的基础。该书载方 113 首，后世称其为“众方之祖”
《金匮要略方论》	简称《金匮要略》《金匮》，开创了内伤杂病辨证论治的体系
《巢氏诸病源候论》	又名《诸病源候论》，简称《巢氏病源》。隋・巢元方等撰，是我国第一本证候学专著
《温疫论》	明・吴又可撰于公元 1642 年。该书为中医史上第一部论温疫的专著，创立了辨治温疫温病的新理论

（二）主要本草典籍

表 1-4　主要本草典籍

要　点	内　容
《神农本草经》	简称《本经》《本草经》《神农本草》。载药 365 种。其分类原则是：上品 120 种，无毒；中品 120 种，无毒有毒斟酌其宜；下品 125 种，多毒。该书是最早的本草学专著，具有重要的科学价值和历史影响，为我国医药学四大经典著作之一
《本草经集注》	南朝・陶弘景撰，系统整理了南北朝以前的药物学资料，首创自然属性分类法，创设“诸病通用药”专项
《新修本草》	又称《唐本草》。为隋唐年间长孙无忌、李勣领衔，苏敬等人在《本草经集注》一书的基础上重修而得。该书为中国历史上第一部官修本草，开创了图文对照编纂药学专著的先例，是我国历史上第一部药典性本草，也被誉为世界上第一部药典
《重修政和经史证类备急本草》	简称《重修政和本草》，为现存最早的完整的古本草合刊本
《本草纲目》	简称《纲目》，载药 1892 种，方剂 11096 首。明・李时珍著，成书于 1578 年

（三）主要方书典籍

表 1-5　主要方书典籍

要　点	内　容
《肘后备急方》	又名《肘后救卒方》，简称《肘后方》，东晋・葛洪撰，属急症手册性质
《备急千金要方》	简称《千金要方》，唐・孙思邈撰著，首重医德，首重妇婴病的防治与护理，序例中著有“大医精诚”“大医习业”两篇专论
《千金翼方》	唐・孙思邈撰著于公元682年，是《千金要方》的续编，与其相辅相成
《外台秘要》	唐・王焘编撰，载方6743首，内容涉及临床各科，为医学史的研究提供了不少珍贵资料
《太平圣惠方》	宋・王怀隐等编，收方16834首，因证设方，药随方施，理法方药兼收并蓄
《太平惠民和剂局方》	简称《和剂局方》《局方》，宋代太医局编。该书是我国第一部成药典
《普济方》	明・朱橚等撰，保存了大量的民间验方，是中国古代收方最多的方书

（四）主要炮制典籍

表 1-6　主要炮制典籍

要　点	内　容
《雷公炮炙论》	南北朝雷敩编撰，是我国第一部炮制专著，第一次系统总结了前人炮制技术和经验，初步奠定了炮制学基础
《炮炙大法》	明朝缪希雍的炮制专书，是继《雷公炮炙论》之后第二部炮制专著，将前人的炮制方法归纳为：炮、爁、煿、炙、煨、炒、煅、炼、制、度、飞、伏、镑、摋、㬠、曝、露十七种方法，即称雷公炮炙十七法
《修事指南》	清代张仲岩所著，收录药物232种，为我国第三部炮制专著

三、常用现代中医药工具书和文献检索数据库

（一）药品标准

1.《中华人民共和国药典》（简称《中国药典》）（2020年版）由一部、二部、三部、四部组成。药典一部收载药材及饮片、植物油脂和提取物、成方制剂和单味制剂等；药典二部收载化学药品、抗生素、生化药品、放射性药品等；药典三部收载生物制品；药典四部为通则和药用辅料。

2.《中华人民共和国卫生部药品标准》《国家食品药品监督管理局标准》及其他，其中《中华人民共和国卫生部药品标准》又简称《部颁标准》。

（二）常用中医药期刊

《中国中药杂志》《中成药》《中草药》等。

（三）常用中医药工具书与文献

表 1-7　常用中医药工具书与文献

要　点	内　容
《中药大辞典》	作者为江苏新医学院
《中国医籍大辞典》	由上海中医药大学承担，裘沛然教授任主编
《中医方剂大辞典》	主编单位为南京中医药大学，由彭怀仁教授主编
《中医大辞典》	主编单位为原中国中医研究院及原广州中医学院
《中国医学文摘——中医》	该期刊为双月刊，1960 年创刊，由原中国中医研究院中医药信息研究所主办

（四）常用药品集和专著

1.《中华人民共和国药典临床用药须知》简称《临床用药须知》，是《中华人民共和国药典》配套丛书之一。

2.《中华本草》：该书全面总结了中华民族两千余年来传统药学成就，集中反映了 20 世纪中药学科、藏药学科、蒙药学科、维吾尔药学科及傣药学科的发展水平，是一部划时代巨著。

3.《中国中药资源志要》。

4.《中国常用药品集》。

5.《中国药品使用手册 • 中成药专册》（2002 年版）。

6.《全国中草药汇编》。

（五）常用文献检索数据库

1. 中国知网，也称 CNKI，是指国家知识基础设施（National Knowledge Infrastructure）。
2. 万方数据库。
3. 维普网，原名维普资讯网。
4. 中医药在线。
5. 中国生物医学文献数据库。

第三节　用药咨询与用药教育服务

一、咨询服务方法

表 1-8　咨询服务方法

咨询环境	咨询方式
①紧邻门诊药房或药店大堂 ②药师咨询处标识 ③环境舒适 ④适当隐秘 ⑤必备用品	①面对面交流 ②电话咨询 ③网络咨询 ④专题讲座 ⑤其他科普资源

二、咨询服务的对象和内容

根据药物咨询对象的不同，可以将其分为患者、医师、护士的用药咨询。

（一）患者用药咨询

1. 药品名称：包括通用名、商品名、别名。

2. 适应病证：药品适应病证与患者病情相对应。

3. 用药禁忌：包括证候禁忌、配伍禁忌、饮食禁忌、妊娠禁忌等。

4. 用药方法。

5. 用药剂量。

6. 服药后预计疗效及起效时间、维持时间。

7. 药品的不良反应与药物相互作用。

8. 有否替代药物或其他疗法。

9. 药品的鉴定辨识、贮存和有效期。

10. 药品价格、报销，是否进入医疗保险报销目录等。

（二）医师用药咨询

1. 新药信息。

2. 合理用药信息。

3. 药品不良反应。

4. 药物相互作用和禁忌证。

（三）护士用药咨询

有关药物的配伍、配伍禁忌、剂量、用法，注射剂的配置溶媒、浓度和输液滴注速度，以及输液药物的稳定性和配伍的理化变化、药品的保管等信息。

三、用药教育服务

（一）用药教育的目的和意义

用药教育的意义不仅在于为患者解决“吃什么药、怎么吃药”等专业问题，也旨在提供人文关怀，帮助患者平复情绪，对治疗重树信心，实施以患者为中心的药学服务。

（二）患者合理用药教育

1. 服药剂量

包括药物的首次剂量、维持剂量、服药次数、疗程等。如汤剂一般每日 1 剂，煎煮后分两次服用。发汗药、泻下药等药力峻猛者，一般得汗下或泻下为度，不必尽剂，以免耗伤正气。毒性大的药物当中病即止或逐渐减量，不宜长时间用药。

2. 服药时间

表 1-9　服药时间

服药时间	内　容
空腹服	活血化瘀药（如桃核承气汤）、峻下逐水药（如十枣汤）、驱虫药、攻积导滞药
饭前服	补益药（如六味地黄丸、参苓白术散）；制酸药；治疗病在胸膈以下，如肝、肾等脏器疾病的药物
饭后服	对胃肠道有刺激的药物及苦寒伤胃之药；健胃消食药（如保和丸、大山楂丸），治疗病在胸膈以上，如头痛、眩晕、目疾、咽痛等疾病的药物
清晨服	利水蠲饮祛湿剂（如鸡鸣散）；涌吐药（如常山饮、七宝饮）
清晨至午前服	发汗解表药（如桂枝汤、麻黄汤、桂枝加葛根汤、九味羌活汤），温补肾阳、温阳健脾等方药（如金匮肾气丸、附子理中丸、右归丸等）
午后至夜晚服	具有滋阴潜阳、清热解毒、重镇固摄的中药
睡前服	安神药、涩精止遗药、部分缓泻药，治疗夜汗出、夜半腹痛的药物
疾病发作时服	截疟药宜于疟疾发作前 1 ～ 2 小时服用；平喘药宜于哮喘发作前两小时服用
其　他	①急性病应立即服药 ②慢性病宜定时服药 ③调经药应于经前或经期服用 ④呕吐、惊厥、石淋、咽喉病须煎汤代茶饮者，均可不定时服药

3. 服用次数

表 1-10　服用次数

要　点	内　容
分　服	汤剂通常采用一日 2 次的服法；年老体弱、久病体虚患者，宜采用少量多次的服药方法，可分为 3 ～ 4 次服用。此外由于治疗疾病的需要，部分药物可日三夜一服用，如麦门冬汤、奔豚汤
顿　服	多用于正气未虚的急重症治疗，年老体虚患者慎用此法，如大黄牡丹皮汤、桑杏汤、瓜蒂散等
频　服	多用于病变在上焦者，如咽喉病，旨在服药时取少量多服的方法，如半夏汤治少阴咽痛；止吐药宜小量多次频服；重病、急病可间隔 4 小时左右服药一次，昼夜不停，以使药效持续
连　服	短时间内连续给予大剂量药物，多用于急病和危重症的治疗

4. 服药温度

一般汤剂均适宜温服，解表药、寒证药宜热服，如桂枝汤、麻黄汤；解毒药、止吐药、热证药、清热祛暑药宜冷服，如玉女煎。此外，真热假寒之证宜寒药热服，真寒假热之证宜热药冷服。需要注意的是蚕矢汤、鸡鸣散等，古人亦要求冷服。

5. 服药方式

（1）固体剂型通常直接以温开水送服，大蜜丸可咀嚼服用，普通片剂可碾碎服用，但缓控释制剂不可碾碎，以免影响药物的生物利用度。

（2）含服剂用药时需保持口腔湿润。

（3）颗粒剂用开水冲服。

（4）煎膏剂用温开水化开后服用。

（5）胶剂兑入煎好的药液中加热烊化服用。

（6）茶剂用时以沸水泡汁或煎汁。

（三）中药用药安全性教育

1. 中药的安全合理应用教育

（1）中药临床应用基本原则：法随证立，方从法出。

（2）正确认识中药的毒性。

2. 中药不良反应的认知与应对方法

（1）对中药不良反应的认知。

（2）对中药不良反应的应对方法。

①特别注意对新增药物的不良反应监测。

②教育患者加强对易出现不良反应药品的监测。

③提示患者可能出现的不良反应及其应对方法。

④一旦发现或怀疑出现药物不良反应，应立即停药并及时就医。

⑤就医时，告知医生所有正在服用的药物，以便分析不良反应发生的原因。

3. 对中药不良反应的预防

（1）辨证用药，采用合理的剂量和疗程。

（2）关注患者的过敏史。

（3）注意药物间的相互作用。

（4）关注中药的服用禁忌。

（5）需长期服药的患者要加强安全性指标的监测。

（6）遵医嘱用药，未经医生或药师的同意，不应擅自使用或停用任何药物。

四、应用药品的特殊提示

（一）需特殊提醒的用药人群

老年人、妊娠期及哺乳期妇女、婴幼儿和儿童、肾功能不全患者、肝功能不全患者。

（二）需特殊提示的情形和特别注意的问题

表 1-11　需特殊提示的情形和特别注意的问题

要　点	内　容
需特别提示的特殊情况	①患者同时使用 2 种或 2 种以上含同一成分的药品时；或合并用药较多时 ②当患者用药后出现不良反应时；或既往曾发生过不良反应事件 ③当患者依从性不好时；或患者认为疗效不理想，或剂量不足以有效时 ④病情需要，处方中配药剂量超过规定剂量时（需医师双签字）。处方中用法用量与说明书不一致，或非药品说明书中所指示的用法、用量、适应证时

（续表 1-11）

要　点	内　容
需特别提示的特殊情况	⑤超越说明书范围的适应证或超过说明书范围的使用剂量（需医师双签字确认） ⑥患者正在使用的药物中有配伍禁忌或配伍不当时 ⑦第一次使用该药的患者 ⑧近期药品说明书有修改 ⑨患者所用的药品近期发现严重或罕见的不良反应 ⑩使用含有毒中药或有毒成分药品的患者 ⑪ 同一种药品有多种适应证或用药剂量范围较大或剂量接近阈值时 ⑫ 药品被重新分装，而包装的标识不清晰时 ⑬ 使用需特殊贮存条件的药品时；或使用临近有效期药品时
需特别关注的问题	①对特殊人群需注意的事项：向老年人做解释时语速宜慢，还可以适当多用些文字、图片形式。对于女性咨询患者，要注意问询是否已经怀孕或有否准备怀孕的打算；是否正在哺乳；还应注意有肝、肾功能障碍的患者 ②解释的技巧。尽量使用描述性语言，也可以采取语言与书面解释方式同时并用。尽量不用带数字的术语来表示 ③尊重患者的意愿，保护患者的隐私 ④及时回答不拖延。对于患者所咨询的问题，能够给予当即解答的就当即解答，不能当即答复的，待查询相关资料以后尽快给予正确的答复

五、沟通原则与技巧

（一）沟通原则

相互尊重、相互理解、以诚相待、关爱包容。

（二）沟通技巧

1. 认真聆听。

2. 注意口头语言的表达：注意多使用服务用语和通俗易懂的语言，尽量避免使用难懂的专业术语，尽量使用短句子，以助于患者对问题的理解和领会。谈话时使用开放式的提问方式。

3. 注意肢体语言的运用。

4. 注意书面语言的运用。

5. 注意掌握时间。

6. 关注特殊人群。

（三）投诉应对

1. 投诉的类型：服务态度和质量；药品数量；药品质量；退药；用药后发生严重不良反应；价格异议。

2. 患者投诉的处理：选择合适的地点；选择合适的人员；接待时的举止行为：尊重、微笑、仪态、用适当的方式和语言、证据原则（强调有形证据）。

第二章 中医理论基础

微信扫扫，本章做题

知识导图

中医理论基础
- 中医学的基本特点
- 阴阳学说、五行学说
- 藏象、气血津液
- 经络、体质、病因
- 发病与病机
- 治未病与康复

第一节 中医学的基本特点

中医学，是以中医药理论与实践经验为主体，研究人类生命活动中健康与疾病转化规律及其预防、诊断、治疗、康复和保健的综合性医学科学体系。

中医学理论体系的主要特点：一是整体观念，二是辨证论治。

一、整体观念

1. 人是一个有机的整体。

（1）五脏一体观。

（2）形神一体观。

（3）物质与功能一体观。

2. 人与自然环境的统一性。

3. 人与社会环境的统一性。

二、辨证论治

（一）症、证、病的区别

表 2-1　症、证、病的区别

要　点	内　容
症	指疾病的外在表现，即症状，如发热、恶风、嗳气、呕吐

（续表 2-1）

要　点	内　容
证	是机体在疾病发展过程中某一阶段的病机概括，包括病变的部位、原因、性质以及邪正关系，能够反映出疾病发展过程中某一阶段病机变化的本质，因而它比症状能更全面、更深刻、更准确地揭示出疾病的发展过程和本质，如风寒犯肺、肝阳上亢、瘀血阻滞
病	即疾病的简称，指有特定的致病因素、发病规律和病机演变的异常生命过程，具有特定的症状和体征，如感冒、胃痛、泄泻、痤疮

（二）辨证与论治的关系

表 2-2　辨证与论治的关系

要　点	内　容
辨　证	所谓“辨证”，就是将四诊（望、闻、问、切）所收集的症状和体征，通过分析、综合，辨清疾病的原因、性质、部位，以及邪正之间的关系，从而概括、判断为某种性质的证的过程
论　治	所谓“论治”，亦称“施治”，则是根据辨证分析的结果，确定相应的治疗原则和治疗方法。辨证是决定治疗的前提和依据，论治则是治疗疾病的手段和方法

（三）“同病异治”与“异病同治”

表 2-3　“同病异治”与“异病同治”

要　点	内　容
同病异治	是指同一种疾病，由于发病的时间、地区及患者机体的反应不同，或处于不同的发展阶段，所表现的证不同，因而治法各异
异病同治	是指不同的疾病，在其发展过程中，由于出现了相同的病机，因而也可以采用同一种方法来治疗

第二节　阴阳学说

一、阴阳的概念与属性

阴阳，是对自然界相互关联的某些事物和现象对立双方属性的概括，即含有对立统一的概念。

阴阳学说认为，世界是物质性的整体，世界本身即是阴阳二气对立统一的结果。一般来说，凡是剧烈运动的、外向的、上升的、温热的、明亮的，无形的，皆为阳；相对静止的、内守的、下降的、寒冷的、晦暗的，有形的，皆属于阴。阴和阳的相对属性引入于医学领域，即把对于人体具有推动、温煦、兴奋等作用的物质和功能，统属于阳；对于人体具有凝聚、滋润、抑制等作用的物质和功能，统属于阴。

事物的阴阳属性不是绝对的，而是相对的。阴阳属性的相对性，主要表现在两个方面：其一，阴阳的可分性；其二，阴阳的相互转化性。

二、阴阳的相互关系

表 2-4　阴阳的相互关系

要　点	内　容
对立制约	阴阳对立，是指事物或现象中阴与阳两个方面，具有阴阳相反、相互制约的关系，又称“阴阳对待” 阴阳制约，即阴阳相互抑制、相互约束，以维持事物或现象的动态平衡。阴阳相互制约，取得了相对的动态平衡，称之为“阴平阳秘”
互根互用	**是指事物或现象中相互对立的阴阳两个方面，具有相互依存、相互为用的关系，又称“阴阳互藏”**
消长平衡	是指在一定的限度内，阴或阳的运动变化出现减少或增加的量变形式。其基本形式为：此消彼长，此长彼消，此消彼消和此长彼长。阴阳学说认为，**事物对立的双方不是处于静止和不变的状态，而是始终处于不断的运动变化之中。在一定限度、一定时间内“阴消阳长”“阳消阴长”维持着相对的平衡**，则为正常状态
相互转化	是指在一定的条件下，**阴或阳可以各自向其相反方向转化的质变形式，即由阴转阳，由阳转阴，一般都表现在事物变化的“物极”阶段**。消长是转化的前提，转化是消长发展的结果

综上所述，阴阳的对立制约、互根互用、消长平衡和相互转化，说明阴和阳之间的相互关系不是孤立的、静止不变的，它们之间是相互联系的。阴阳对立互根，是事物之间或事物内部所存在的固有属性，而阴阳消长转化，是事物量变和质变的运动变化形式。在一定限度内，阴阳消长运动是绝对的，平衡则是相对的；在一定的条件下，阴阳消长运动可以由量变产生质变，从而形成阴阳转化，这就是中医阴阳学说的主要内容。

三、阴阳学说的临床应用

表 2-5　阴阳学说的临床应用

要　点	内　容	
在疾病诊断中的应用	①在诊法方面，用阴阳的属性来分析四诊收集到的临床症状和体征。如以脉象部位分阴阳，则寸为阳，尺为阴；以至数分，则数者为阳，迟者为阴；以形态分，则浮大洪滑为阳，沉小细涩为阴。以面色皮肤色泽的明暗分阴阳，鲜明者为病在阳分，晦暗者为病在阴分 ②在临床辨证方面，阴阳是八纲辨证的总纲。表证、实证、热证属于阳证，里证、虚证、寒证属于阴证 ③外科病证中的阴证、阳证，又具有特殊的含义：疖、痈、丹毒、脓肿等，表现为红、肿、热、痛等症状，属于阳性疮疡；结核性感染、肿瘤等，表现为苍白、平塌、不热、麻木、不痛或隐痛等症状，属于阴性疮疡	
在疾病治疗中的应用	概　述	调整阴阳：补其不足，泻其有余，恢复阴阳的相对平衡，便是治疗的基本原则。阴阳学说用以指导疾病的治疗，主要体现在两个方面：一是确定治疗原则，二是归纳药物的性能

（续表 2-5）

<table>
<tr><th>要 点</th><th colspan="5">内 容</th></tr>
<tr><td rowspan="8">在疾病治疗中的应用</td><td rowspan="5">确定治疗原则</td><td>概 述</td><td colspan="3">阴阳失调的基本病机是阴阳偏盛和阴阳偏衰</td></tr>
<tr><td rowspan="2">阴阳偏盛</td><td>阳偏盛</td><td>阳盛则热，属实热证。治疗以“热者寒之”，又称“治热以寒”</td><td rowspan="2">“损其有余”“实则泻之”</td></tr>
<tr><td>阴偏盛</td><td>阴盛则寒，属实寒证。治疗以“寒者热之”，又称“治寒以热”</td></tr>
<tr><td rowspan="2">阴阳偏衰</td><td>阳偏衰</td><td>阳虚则寒，属虚寒证，阴病。治疗以“益火之源，以消阴翳”，又称“扶阳益火”“阴病治阳”</td><td rowspan="2">“补其不足”“虚则补之”</td></tr>
<tr><td>阴偏衰</td><td>阴虚则热，属虚热证，阳病。治疗以“壮水之主，以制阳光”，又称“滋阴壮水”“阳病治阴”</td></tr>
<tr><td rowspan="3">归纳药物的性能</td><td>药 性</td><td colspan="3">寒凉属阴（凉次于寒），温热属阳（温次于热）</td></tr>
<tr><td>五 味</td><td colspan="3">辛、甘、淡属阳，酸、苦、咸属阴</td></tr>
<tr><td>升降浮沉</td><td colspan="3">具有升阳、发表、祛风、散寒、涌吐、开窍等功效的药物，多上行向外，其性升浮，升浮者为阳；具有泻下、清热、利尿、重镇安神、潜阳息风、消导积滞、降逆、收敛等功效的药物，多下行向内，其性皆沉降，沉降者为阴</td></tr>
</table>

第三节 五行学说

一、五行与五行学说

（一）五行的概念与特性

表 2-6 五行的概念与特性

要 点	内 容	
概 念	五 行	即木、火、土、金、水五类物质的运动
	五行学说	是在“五材”说的基础上形成的，在对木、火、土、金、水五种物质的认识基础上，进行抽象而逐渐形成的哲学概念
五行的特性	木的特性	“木曰曲直”。具有生长、升发、条达舒畅等作用的事物，均归属于木
	火的特性	“火曰炎上”。具有温热、升腾等作用的事物，均归属于火
	土的特性	“土爰稼穑”。具有生化、承载、受纳等作用的事物，均归属于土
	金的特性	“金曰从革”。具有清洁、肃降、收敛等作用的事物，均归属于金
	水的特性	“水曰润下”。具有寒凉、滋润、向下运行等作用的事物，均归属于水
五行的分类	五行归类的方法有二：其一，取象比类法；其二，推演络绎法	

（二）事物属性的五行归类表

表 2-7 事物属性的五行归类表

五行	自然界							人体						
	五音	五味	五色	五化	五气	方位	季节	五脏	五腑	五官	形体	情志	五声	变动
木	角	酸	青	生	风	东	春	肝	胆	目	筋	怒	呼	握
火	徵	苦	赤	长	暑	南	夏	心	小肠	舌	脉	喜	笑	忧
土	宫	甘	黄	化	湿	中	长夏 四时	脾	胃	口	肉	思	歌	哕
金	商	辛	白	收	燥	西	秋	肺	大肠	鼻	皮	悲	哭	咳
水	羽	咸	黑	藏	寒	北	冬	肾	膀胱	耳	骨	恐	呻	栗

二、五行的生克乘侮

表 2-8 五行的生克乘侮

要 点	内 容	
五行相生	概 念	指木、火、土、金、水之间存在着有序的资生、助长和促进的作用。五行的相生关系又可称作“母子”关系，“生我”者为“母”，“我生”者为“子”
	次 序	木生火，火生土，土生金，金生水，水生木
五行相克	概 念	指木、土、水、火、金之间存在着有序的克制、制约的作用
	次 序	木克土，土克水，水克火，火克金，金克木
五行相乘	指五行的某一行对所胜一行克制太过，从而引起一系列的异常相克反应，也称为“过克”	
五行相侮	指由于五行的某一行对所不胜一行进行反向克制，又称“反侮”或“反克”	

三、五行学说的临床应用

（一）在疾病诊断中的应用

表 2-9 五行学说在疾病诊断中的应用

要 点	内 容	
阐释疾病传变	相生关系的传变	包括“母病及子”与“子病及母”两个方面。母病及子：如肾精亏虚不能资助肝血而导致肝肾精血亏虚证；肾阴不足不能涵养肝木而导致肝阳上亢证等。子病及母：如心血不足累及肝血亏虚导致的心肝血虚证；心火旺盛引动肝火导致心肝火旺证等
	相克关系的传变	包括“相乘”和“相侮”两个方面。相乘，是相克太过致病。如肝气郁结或肝气上逆，影响脾胃的运化功能，即“木旺乘土”；或因脾胃虚弱导致肝脾不调或肝胃不和证，即“土虚木乘”。相侮，是反向克制致病。如暴怒导致肝火亢盛，肺金无力制约肝木，反遭肝火反向克制，即“木火刑金”；脾土虚衰不能制约肾水，出现全身水肿，即“土虚水侮”

（续表 2-9）

要　点	内　容
指导疾病诊断	由于脏腑都具有五行属性，因此从面色、口味、脉象等外在表现，可以用来诊断脏腑疾病

（二）在疾病治疗中的应用

表 2-10　五行学说在疾病治疗中的应用

要　点	内　容
根据相生规律确定的治则治法	①根据相生规律确定的基本治则：补母或泻子，即“虚则补其母，实则泻其子” ②根据相生规律确定的治法，主要有滋水涵木法、培土生金法、金水相生法、益火补土法等
根据相克关系确定的治则治法	①根据相克关系确定的基本治则：抑强或扶弱两个方面，即“泻其乘侮之太过，补其乘侮之不及”。抑强，适用于相克太过引起的相乘和相侮。扶弱，适用于相克不及引起的相乘和相侮 ②根据五行相克规律确定的治法，主要有抑木扶土法、培土制水法、佐金平木法、泻南补北法等

第四节　藏　象

一、藏象概述

表 2-11　藏象概述

要　点		内　容
含　义		指藏于体内的脏腑及其表现于外的生理病变征象及与外界环境相通应的事物和现象
脏腑分类	概　述	根据脏腑的生理功能特点，分：①五脏；②六腑；③奇恒之腑
	五　脏	即心、肺、脾、肝、肾。主藏精气，以藏为主，藏而不泄
	六　腑	即胆、胃、小肠、大肠、膀胱、三焦。传化水谷，传化物而不藏
	奇恒之腑	即脑、髓、骨、脉、胆、女子胞。具有似脏非脏、似腑非腑的特点，虽名为腑，但其功能却有异于六腑，并有类似于五脏贮藏精气的作用

二、五脏的生理功能

表 2-12　五脏的生理功能

要　点		内　容
心	主血脉	①心有推动血液在脉管内运行的作用 ②心对血液的生成也有一定的作用
	主神明	心有主宰生命活动和主宰意识、思维、情志等精神活动的功能，为“五脏六腑之大主”

（续表 2-12）

要点	内容	
肺	概述	肺被称为“娇脏”“华盖”
	主气、司呼吸	肺具有主呼吸之气和主一身之气的作用
	主宣发与肃降	肺主宣发，是指肺气具有向上、向外、升宣、发散的生理功能；肺主肃降，指肺气具有向下、向内、肃降、收敛的生理功能
	主通调水道	是指肺气宣发和肃降对于体内津液代谢具有疏通和调节的作用。又称“肺为水之上源”“肺主行水”
	朝百脉、主治节	肺朝百脉，是指全身的血液，都通过经脉而会聚于肺，通过肺的呼吸，进行气体的交换，然后再输布到全身；肺主治节，指肺具有治理调节呼吸及全身之气、血、津液的功能
脾	脾为“后天之本，气血生化之源” （1）主运化 ①运化水谷精微：“脾主升清”，脾气虚弱，不能升清，水谷精微无以上荣，可致头晕目眩等；升举无力，中气下陷，可致内脏下垂等症状 ②运化水液：脾失健运，或津液生成不足，或津液输布障碍，而见水湿痰饮等 （2）主统血，指脾能统摄、控制血液，使之正常地循行于脉内，而不逸出于脉外	
肝	肝为“刚脏”，喜条达舒畅而恶抑郁 （1）主疏泄，体现在五个方面： ①调畅情志　②协调脾胃升降 ③促进胆汁生成与排泄　④促进血液运行和津液代谢 ⑤调畅排精行经 （2）主藏血，指肝具有贮藏血液、调节血量和防止出血的功能	
肾	肾为先天之本 ①肾藏精，指肾对精气具有封藏作用，主生长、发育与生殖；人体生、长、壮、老、已的生命过程，与肾中精气的盛衰密切相关；人体的生殖功能主要与肾有关。肾精所化“天癸”具有促进人体生殖器官发育成熟和维持人体生殖功能的作用；肾中阴阳为各脏阴阳之根本 ②肾主水，指肾的气化功能，对于体内津液的输布和排泄，维持津液代谢平衡，起着极为重要的调节作用。主要表现在：主宰全身水液代谢；生成尿液 ③肾主纳气，是指肾有摄纳肺所吸入的清气，保持吸气的深度，防止呼吸表浅的作用	

三、五脏之间的关系

表 2-13　五脏之间的关系

要点	内容
心与肺	主要表现：①心主血与肺主气；②心主行血与肺主呼吸
心与脾	主要表现在血液的生成和运行两方面
心与肝	主要表现在血液与神志方面的依存与协同
心与肾	主要表现在心肾阴阳水火既济与心血肾精之间的依存关系

（续表 2-13）

要　点	内　容
肺与脾	主要表现在气的生成和津液的输布代谢两个方面
肺与肝	主要表现于气机的调节
肺与肾	主要表现于津液代谢、呼吸运动和阴液互滋三个方面
肝与脾	主要表现在饮食物的消化和血液生成、贮藏及运行方面
肝与肾	称“肝肾同源”或“乙癸同源”，主要表现于精血同源、藏泄互用及阴阳互资等方面
脾与肾	主要表现于先天后天相辅相成和津液代谢方面

四、五脏与志、液、体、华、窍的关系

表 2-14　五脏与志、液、体、华、窍的关系

要　点	内　容	
心	①心在志为喜 ③心在体合脉，其华在面	②心在液为汗 ④心在窍为舌
肺	①肺在志为忧（悲） ③肺在体合皮，其华在毛	②肺在液为涕 ④肺在窍于鼻，喉为肺之门户
脾	①脾在志为思 ③脾在体合肌肉，主四肢	②脾在液为涎 ④脾在窍为口，其华在唇
肝	①肝在志为怒 ③肝在体合筋，其华在爪	②肝在液为泪 ④肝在窍为目
肾	①肾在志为恐 ③肾在体合骨，其华在发	②肾在液为唾 ④肾在窍为耳及二阴

五、六腑的生理功能

表 2-15　六腑的生理功能

要　点	内　容	
胆	①贮藏和排泄胆汁，以助饮食物的消化 ②胆主决断，胆具有对事物进行判断、做出决定的功能 ③胆为六腑之一，又属奇恒之腑	
胃	胃为“太仓”“水谷之海”。①胃主受纳腐熟；②胃主通降，以降为和	
小　肠	①主受盛和化物　　②泌别清浊。“小肠主液”	
大　肠	传化糟粕，并吸收部分水液。“大肠主津”	
膀　胱	贮尿和排尿	
三　焦	概　述	三焦是上焦、中焦、下焦的合称。因其在人体脏腑中，唯它最大，又无脏与之相表里，故又有“孤府”之称

（续表 2-15）

要点	内容		
三焦	生理功能	主持诸气，总司人体的气机和气化，为元气运行的通路和水液运行的通道	
	分部	上焦	指横膈以上的胸部，包括心、肺。“上焦如雾”，即形容心肺输布营养至全身的作用
		中焦	指横膈以下至脐以上的腹部，包括脾、胃。“中焦如沤”，即形容脾胃等脏腑腐熟水谷、运化精微的作用
		下焦	指脐以下的部位，包括小肠、大肠、肾、膀胱等脏腑。“下焦如渎”，即形容肾、膀胱、大肠等脏腑排泄二便的作用

六、奇恒之腑

（一）奇恒之腑所包括的组织器官

“奇”，异、不同；“恒”，寻常、普通。奇恒之腑，即脑、髓、骨、脉、胆、女子胞。

（二）脑的生理功能及与五脏的关系

表 2-16　脑的生理功能及与五脏的关系

要点	内容
脑的生理功能	①脑是人体的生命活动中枢，能主宰和调节人体的生理活动 ②人的思维、意识和情志活动以及记忆力等，都由脑的功能活动所主管，故有“脑为元神之府”之说
脑与五脏的关系	“心藏神，肺藏魄，肝藏魂，脾藏意，肾藏志”，由于心主神志、肝主疏泄而调节情志活动、肾藏精而生髓充脑，故精神情志活动的认识与心、肝、肾三脏的联系更为密切

（三）女子胞的生理功能及影响其功能的生理因素

1. 生理功能

女子胞是发生月经和孕育胎儿的器官。

2. 影响其功能的生理因素

（1）肾中精气和天癸的作用。

（2）肝气肝血的作用。

（3）冲任二脉的作用。

七、五脏与六腑的关系

五脏与六腑的关系，实际上就是阴阳表里关系。脏属阴，腑属阳，脏为里，腑为表，一脏一腑，一阴一阳，一表一里，相互配合，并有经脉相互络属，从而构成了脏腑之间的密切联系，即心与小肠、肺与大肠、脾与胃、肝与胆、肾与膀胱互为表里，又称脏腑相合。具体内容见表 2-17。

表 2-17　五脏与六腑的关系

要　点		内　容
心与小肠		心与小肠相互联系，心经属心络小肠，小肠经属小肠络心。生理上的联系： ①小肠分别清浊，其清者可转化为心血 ②心主血脉，将气血输送于小肠，有利于小肠的受盛和化物
肺与大肠		肺与大肠互为表里相合关系。生理上的联系： ①肺主肃降，肺气的下降可以推动大肠的传导，有助于糟粕下行 ②大肠传导正常，腑气通畅，亦有利于肺气的下降
脾与胃		脾与胃相表里。脾与胃的相互配合，主要体现在三个方面
	纳运协调	生理上的联系： ①胃主受纳，饮食物进入胃腑之后，由胃进行腐熟，即初步消化，为脾的运化水谷精微提供了物质基础 ②脾主运化，即消化、吸收、布散水谷精微，则又为胃的再一次受纳创造条件
	升降相因	生理上的联系：脾气上升，则水谷之精微得以输布；胃气下降，则饮食水谷及其糟粕才得以下行
	燥湿相济	生理上的联系：脾属阴喜燥而恶湿，胃属阳喜润而恶燥
肝与胆		胆附于肝，肝胆互为表里关系。生理上的联系： ①胆汁来源于肝之余气，胆汁的正常排泄和发挥作用，又依靠肝的疏泄功能 ②肝主疏泄，调畅情志，胆主决断，与人之勇怯相关
肾与膀胱		肾与膀胱互为表里关系。生理上的联系： ①膀胱的贮尿和排尿功能，均依赖于肾的气化 ②肾气充足，则固摄有权，膀胱开合有度，以维持津液的正常代谢

第五节　气血津液

一、气

中国古代哲学观点认为，“气”是物质，是构成自然界一切事物的本原，自然界的事物和现象都是由气的运动变化而产生。具体内容见表 2-18。

表 2-18　气

要　点	内　容		
气的生成	气的来源：①父母先天之精气；②后天饮食物中的水谷精微；③从自然界吸入的清气		
气的分类与分布	元　气	概　念	又称“原气”，是人体最基本、最重要的气，是人体生命活动的原动力。元气根于肾，通过三焦而流行于全身，内至脏腑，外达肌肤腠理

（续表 2-18）

要点	内容		
气的分类与分布	元气	生理功能	推动和促进人体的生长发育，温煦和激发各脏腑、经络等组织器官的生理活动
	宗气	概念	是积于胸中之气。宗气在胸中集聚之处，称作“气海”，又称“膻中”。宗气的组成：①肺吸入的清气；②脾胃运化产生的水谷精气
		生理功能	上走息道以行呼吸，贯注心脉以行气血
	营气	概念	又称“荣气”，与卫气相对而言，营气行于脉内而属阴，故又有“营阴”之称
		生理功能	①营养人体；②化生血液
	卫气	概念	与营气相对而言，卫气行于脉外而属阳，又称“卫阳”。卫气主要由水谷精气所化生，运行于脉外
		生理功能	①护卫肌表，防御外邪入侵 ②温养脏腑、肌肉、皮毛等 ③调节控制汗孔的开合和汗液的排泄，以维持体温的相对恒定
气的生理功能	①推动作用：气对人体生长发育、各脏腑组织器官的功能活动、血液的循行、津液的生成输布和排泄等，均能发挥激发和推动作用 ②温煦作用：人体体温的恒定，各脏腑组织器官、经络等的正常生理活动，血和津液要保持液态在体内不停地运行，都需要依靠气的温煦作用 ③防御作用：一是护卫肌表，防止外邪侵入；二是与侵入体内的各种邪气进行斗争 ④固摄作用：主要是对于精、血、津液等物质具有防止其无故流失，以及维护脏腑器官各自位置的相对恒定等作用 ⑤气化作用：指精、气、血、津液等物质的新陈代谢及相互转化 ⑥营养作用：气对脏腑、经络、形体、官窍等具有营养作用。如营气、水谷精气等。若气虚，脏腑、经络、形体、官窍等失养，可致脏腑经络功能减退、毛发枯槁、耳目失聪等病变 气的六种功能，虽然各不相同，但都是人体生命活动中不可缺少的，它们相互协调配合，相互为用，维持着生理活动的正常进行		
气的运行	称作“气机”，“升降出入”是气运动的基本形式		

二、血

血是脉管中流动的红色液体，是构成人体和维持人体生命活动的基本物质之一，由脾胃运化的水谷之精微所化生。具体内容见表 2-19。

表 2-19　血

要点	内容
血的生成	水谷精微和肾精是血液化生的基础物质。由水谷之精化生的营气和津液是化生血液的主要物质，也是血液的主要组成部分

（续表 2-19）

<table>
<tr><th>要　点</th><th colspan="3">内　容</th></tr>
<tr><td>血的运行</td><td colspan="3">①血液的正常循行，依靠气的推动与固摄作用的协调平衡
②血的特性是“喜温而恶寒”，血液是否充盈以及寒热变化，也能影响到血的运行。“脉为血之府”，脉道是否通利完整，也是血液运行的重要条件</td></tr>
<tr><td>血的生理功能</td><td colspan="3">血液的主要功能是对全身的营养和滋润作用，营气和津液是血液的主要成分。血液，又是精神活动的主要物质基础</td></tr>
<tr><td rowspan="5">气与血的关系</td><td>概　述</td><td colspan="2">气与血都是人体生命活动的物质基础，同源于水谷精微，经肺、脾、肾等脏器的功能活动而化生。气属阳，有推动、温煦功能；血属阴，有营养、滋润功能。气与血之间的关系，概括为“气为血之帅，血为气之母”</td></tr>
<tr><td rowspan="3">气为血之帅</td><td>气能生血</td><td>指血的组成及其化生过程，均离不开气和气的运动变化——气化功能</td></tr>
<tr><td>气能行血</td><td>血的循行，有赖于气的推动，即有赖于心气的推动，肺气的宣发布散，肝气的疏泄条达</td></tr>
<tr><td>气能摄血</td><td>气对血液的统摄作用，使血液正常循行于脉管之中，而不逸出脉外</td></tr>
<tr><td>血为气之母</td><td colspan="2">指血是气的载体，并给气以充分的营养，概括为血能载气和血能生气</td></tr>
</table>

三、津　液

津液，是体内各种正常水液的总称，包括各脏腑组织器官的内在体液及正常的分泌物。具体内容见表 2-20。

表 2-20　津　液

要　点	内　容
津液的生成与分布	津和液，同属于水液，来源于饮食，都有赖于脾和胃的运化功能，以及小肠主液、大肠主津的功能活动而生成。一般来说，质地较清稀，流动性较大，布散于体表皮肤、肌肉和孔窍，并能渗注于血脉，起滋润作用的，称为津；质地较稠厚，流动性较小，灌注于骨节、脏腑、脑、髓等组织，起濡养作用的，则称为液
津液的代谢	津液来源于饮食水谷，通过胃对饮食物的“游溢精气”和小肠的“分清别浊”，再“上输于脾”而生成。津液的输布和排泄，需要脾的转输、肺的宣降和肾的蒸腾气化，以三焦为通道而输布于全身 津液的输布和排泄，依赖于气和许多脏腑一系列生理功能的协调配合，其中尤以肺、脾、肾三脏的生理功能起着主要的调节平衡作用，具体如下： ①津液的生成，依赖于脾胃对饮食物的运化功能 ②津液的输布，则依靠脾的“散精”和肺的“通调水道”功能 ③津液的排泄则主要通过汗液、尿液和呼气的形式而实现 ④津液在体内的升降出入，则是在肾的气化蒸腾作用下，以三焦为通道，随着气的升降出入，布散于全身而环流不息

（续表 2-20）

要　点	内　容
津液的生理功能	①滋润和濡养作用 ②化生血液 ③运输代谢废料

第六节　经　络

一、经络与经络系统

经络系统，由经脉、络脉及其他连属部分所组成。具体内容见表 2-21。

表 2-21　经络与经络系统

要　点	内　容	
经　脉	正　经	共有十二条，分为手足三阴经和手足三阳经，合称“十二经脉”，是人体气血运行的主要通道
	奇　经	共有八条，即督脉、任脉、冲脉、带脉、阴跷脉、阳跷脉、阴维脉、阳维脉，合称“奇经八脉”
	经　别	是从十二经脉别行分出的重要支脉，又称“十二经别”
络　脉	概　述	络脉是经脉的分支，其循行部位较经脉为浅。络脉有别络、浮络和孙络之分
	别　络	是络脉系统中较大的和主要的络脉
	浮　络	是循行于人体浅表部位而常浮现的络脉
	孙　络	是最细小的络脉

二、十二经脉

表 2-22　十二经脉

要　点	内　容	
走向规律	手三阴经，从胸走手；手三阳经，从手走头；足三阳经，从头走足；足三阴经，从足走腹	
交接规律	①相为表里的阴经与阳经在指（趾）端相交接 ②同名的手、足阳经在头面部相交接 ③手、足阴经在胸部交接	
分布规律	四肢部位	阴经分布于内侧面，阳经分布于外侧面
	头面部位	手、足阳明经行于面部、额部，手、足太阳经行于面颊、头顶及头后部，手、足少阳经行于头侧部
	躯干部位	①手三阳经行于肩胛部，手三阴经均从腋下走出

（续表 2-22）

要　点	内　容	
分布规律	躯干部位	②足三阳经则是阳明经行于前（胸、腹面），太阳经行于后（背面），少阳经行于侧面，足三阴经均行于腹面 ③十二经脉分布于胸、背、头面、四肢，均是左右对称地分布于人体之两侧，共计二十四条经脉 ④每一条阴经都与另一条阳经在体内与有关脏腑相互属络，同时在四肢部位则循行于内侧和外侧相对应的部位
流注次序	手太阴肺经→手阳明大肠经→足阳明胃经→足太阴脾经→手少阴心经→手太阳小肠经→足太阳膀胱经→足少阴肾经→手厥阴心包经→手少阳三焦经→足少阳胆经→足厥阴肝经→手太阴肺经。首尾相贯，如环无端	

三、奇经八脉

（一）奇经八脉的特点和作用

奇经八脉，又称“奇经”，是指在十二经脉之外“别道而行”的八条经脉而言，包括督脉、任脉、冲脉、带脉及阴跷脉、阳跷脉、阴维脉、阳维脉在内。具体内容见表 2-23。

表 2-23　奇经八脉的特点和作用

要　点	内　容
特　点	①奇经八脉分布和走向不像十二经脉那样规则，如人体之上肢无奇经八脉的分布 ②除带脉横行围腰腹一周、冲脉有一分支向下行走外，其余诸脉都是从下肢或会阴部向上行走 ③与奇恒之腑和部分脏腑有一定的联系，但同五脏六腑无直接络属关系 ④奇经八脉之间无表里相配之关系
作　用	①进一步密切了十二经脉之间的联系 ②调节十二经脉之气血 ③参与人体生殖及脑髓功能的调节

（二）督脉、任脉、冲脉、带脉的基本功能

表 2-24　督脉、任脉、冲脉、带脉的基本功能

要　点	内　容
督　脉	①调节阳经气血，故称“阳脉之海” ②与脑、髓和肾的功能有关
任　脉	①调节阴经气血，故称“阴脉之海” ②主持妊养胞胎
冲　脉	①调节十二经气血，故称“十二经脉之海” ②冲为血海，有促进生殖之功能，并同妇女的月经有着密切的联系
带　脉	①约束纵行诸经 ②主司妇女的带下

四、经络的生理功能

1. 沟通联络作用。

（1）脏腑同外周肢节之间的联系。
（2）脏腑同官窍之间的联系。
（3）脏腑之间的联系。
（4）经脉与经脉之间的联系。

2. 运输气血作用。

3. 感应传导作用。

4. 调节平衡作用。

第七节 体 质

体质是人体在遗传性和获得性基础上表现出来的形态结构、生理功能和心理状态方面综合的相对稳定的固有特性。

一、体质的构成要素与分类

（一）体质的构成要素

体质由形态结构、生理功能和心理状态三个方面的差异性所构成，其中的形态结构、生理功能决定着体质的特性。具体内容见表2-25。

表2-25 体质的构成要素

要 点	内 容
形态结构的差异性	人体在形态结构上的差异性包括内部形态结构（如脏腑、经络、精气血津液等）和体表外部形态结构（主要包括体格、体型、体态、性征、面色、毛发、舌象、脉象等），是个体体质特征的重要组成部分
生理功能的差异性	人体生理功能的差异性主要体现在机体的防御抗病能力、新陈代谢和自我调节能力等的不同。个体不同的形态结构决定着机体生理功能和对刺激反映的差异，内部形态结构完整性、协调性的反映，是脏腑经络及精气血津液功能正常的体现
心理特征的差异性	形体结构和生理功能相同者，也可以表现为不同的心理特征。心理是指客观事物在五脏、脑、胆等脏腑中的反映，包括知觉、感觉、情感、思维、记忆、性格等，人的心理特征不仅与形态、功能有关，而且与不同个体的生活经历以及所处的社会文化环境有着密切的联系

（二）体质的分类

中医学体质的分类方法，主要是根据中医学的基本理论来确定人群中不同个体的体质差异。人体体质大致可分为阴阳平和质、偏阳质、偏阴质三种类型。具体内容见表2-26。

表2-26 体质的分类

要 点	内 容
阴阳平和质	指强健壮实、功能比较协调的体质类型

（续表 2-26）

要　点	内　容
偏阳质	指具有代谢相对亢奋、身体偏热、多动、易兴奋等特性的体质类型 体质特征为：形体适中或偏瘦，但较结实；面色多略偏红或微苍黑，或呈油性皮肤，易生疮疖；食量较大，大便易干燥，小便易黄赤；平素畏热喜冷，耐冬不耐夏，或体温略偏高；动则易出汗，口渴喜冷饮；精力旺盛，动作敏捷，反应灵敏，性欲较强，喜动好强；性格外向，易急躁；唇、舌偏红，苔薄易黄，脉象多数或细弦 具有这种体质特征的人，阳气偏亢，多动少静，易感风、暑、热、燥等阳邪，多表现为热证、实证，易从阳化热伤阴。容易发生眩晕、头痛、心悸、失眠及出血等病证。在用药上宜凉润，忌用辛香燥热
偏阴质	指具有代谢相对减退、身体偏寒、喜静少动等特征的体质类型 体质特征为：形体适中或偏胖，但肌肉不壮；面色偏白而欠华，口唇色淡；毛发易落；食量较小；平时畏寒喜热，手足不温，耐夏不耐冬，或体温偏低；大便溏薄，小便清长；精力偏弱，容易疲劳，睡眠偏多；动作迟缓，反应较慢，喜静少动，性欲偏弱；性格内向或胆小易惊；舌质偏淡，脉多迟缓 具有这种体质类型的人，易感寒、湿等阴邪，多表现为寒证、虚证；容易发生湿滞、水肿、痰饮、瘀血等病证。在用药上宜温，忌用苦寒

第八节　病　因

病因，即指引起人体疾病的原因，又称致病因素、病邪。主要有六淫、疠气、七情内伤、饮食失宜、劳逸失当、痰饮、瘀血等。

一、外感病因

（一）六　淫

表 2-27　六　淫

要　点	内　容
六淫与六气的区别	六气是指风、寒、暑、湿、燥、火六种正常的自然界气候。在正常情况下，六气是万物生长的条件，人类在长期的进化过程中，对六气已具有适应能力，故六气不易使人致病。六淫，即风、寒、暑、湿、燥、火六种外感病邪的统称。当四季气候变化异常，六气发生太过或不及，或非其时而有其气，或气候变化过于急骤，加上人体正气的不足、抵抗力下降时，六气才能成为致病因素，伤及人体而发生疾病。在这种情况下，反常的六气便称为“六淫”
六淫致病的共同特点	外感性、季节性、地域性、相兼性
风邪的性质及致病特点	春季多见，“风为六淫之首” ①风为阳邪，其性开泄，易袭阳位，常伤及人体的上部、阳经和肌表，出现头痛、口眼歪斜、恶风等症状 ②风邪善行而数变 ③风为百病之长，风邪常为外邪致病之先导，多兼他邪同病

（续表 2-27）

要　点	内　容
寒邪的性质及致病特点	冬季多见 ①寒为阴邪，易伤阳气 ②寒性凝滞，主痛 ③寒性收引：寒客血脉，可见头身疼痛、脉紧；寒客经络关节，则可使肢体屈伸不利，或冷厥不仁
暑邪的性质及致病特点	发病于夏至之后，立秋之前 ①暑为阳邪，其性炎热，多表现出阳热亢盛症状 ②暑性升散，耗气伤津，易多汗，扰乱心神 ③暑多挟湿，其临床表现是除发热、心烦、口渴外，还常兼见四肢困倦、胸闷恶心、大便溏泄或不爽等湿邪致病症状
湿邪的性质及致病特点	长夏多见，但四时都可发生 ①湿为阴邪，易阻遏气机，损伤阳气，常可出现胸闷脘痞、小便短涩、大便不爽等症状 ②湿性重浊，常可见头重如裹、周身困重、四肢酸懒沉重等症状 ③湿性黏滞，临床表现多黏滞不爽，病多缠绵难愈，病程较长或反复发作 ④湿性趋下，易伤阴位，病多见于下部，如下肢水肿明显
燥邪的性质及致病特点	秋季多见，但一年四季都可发生，燥邪伤人，多自口鼻而入，首犯肺卫 ①燥性干涩，易伤津液，常见口鼻干燥、咽干口渴、皮肤干涩，甚则皲裂、毛发不荣、小便短少、大便干结等 ②燥易伤肺，常出现干咳少痰，或痰液胶黏难咳，或痰中带血，以及喘息胸痛等证
火邪的性质及致病特点	多发于夏季，但一年四季都可发生。火与热属于同类，其主要区别是：热邪致病多表现为全身性弥漫性发热征象；火邪致病多表现为某些局部症状 ①火热为阳邪，其性炎上，多见高热、烦渴、汗出、脉洪数等症，又因其主动而炎上，故火热伤人则常见神明扰乱，表现为心烦、失眠、狂躁妄动、神昏谵语等 ②火易伤津耗气，除见高热之外，往往伴有口渴喜冷饮、口舌咽干、小便短赤、大便干结等津伤阴亏征象 ③火热易生风动血，临床表现为高热、神昏谵语、四肢抽搐、目睛上视、颈项强直、角弓反张等，甚则迫血妄行而逸出脉外，而致各种出血，如吐血、衄血、便血、尿血、皮肤紫斑、妇女月经过多及崩漏等 ④火热易发肿疡，临床表现以疮疡局部红肿热痛为特征

（二）疠　气

1. 疠气

即疫疠邪气，是一类具有强烈传染性的外感致病邪气。

2. 致病特点

（1）发病急骤、病情较重。

（2）一气一病、症状相似。

（3）传染性强、易于流行。

二、内伤病因

内伤病因，是指人的情志、饮食、劳逸等不循常度，导致气血津液失调、脏腑功能失常的致病因素。主要包括七情内伤、饮食失宜、劳逸失度等。

（一）七情内伤

七情即喜、怒、忧、思、悲、恐、惊七种情志变化。具体内容见表2-28。

表2-28　七情内伤

<table>
<tr><th>要　点</th><th colspan="2">内　容</th></tr>
<tr><td>七情与脏腑气血的关系</td><td colspan="2">情志活动以脏腑气血为物质基础，因此喜、怒、思、忧、恐，分别由心、肝、脾、肺、肾的五脏精气所化生，故常称“五志”，即五脏相关情志表现</td></tr>
<tr><td rowspan="3">七情内伤致病的特点</td><td>直接伤及内脏</td><td>不同的情志刺激可伤及不同的内脏，即怒伤肝、喜伤心、思伤脾、悲忧伤肺、惊恐伤肾</td></tr>
<tr><td>影响内脏气机</td><td>①情志所伤，主要影响脏腑气机，使其紊乱
②主要的病变变化是“怒则气上”“喜则气缓”“悲则气消”“恐则气下”“惊则气乱”“思则气结”</td></tr>
<tr><td>影响病情变化</td><td>①利于疾病康复。精神保持愉悦恬淡，有利于病情的好转乃至痊愈
②加重病情。情绪消沉，悲观失望，不能及时调和，可使病情加重或恶化</td></tr>
</table>

（二）饮食失宜

1. 饮食不节：过饥、过饱。
2. 饮食不洁：因进食不清洁的食物，引起胃肠疾病和肠道寄生虫病。
3. 饮食偏嗜：寒热偏嗜、五味偏嗜。

（三）劳逸失常

表2-29　劳逸失常

要　点	内　容
过　劳	包括劳神过度、劳力过度和房劳过度三个方面
过　逸	过度安逸，是指长期不从事劳动和体育运动，使脾胃之气呆滞，功能减弱，气血化生不足，运行不畅，从而出现痰湿内停、食少乏力、肢体软弱、精神不振，或形体臃肿发胖，动则心悸、气短、自汗等，或继发他病

三、病理产物性病因

（一）痰　饮

痰饮是人体水液代谢障碍所形成的病理产物，较稠浊者称为痰，较清稀者称为饮。

1. 形成

外感六淫、疠气、内伤七情、饮食劳逸、瘀血、结石等是形成痰饮的初始病因，导致肺、脾、肾、肝及三焦等脏腑气化功能失常，水液代谢障碍，水湿内停，聚而成痰，积而成饮。常分为有形与无形两类。

2. 致病特点

（1）阻滞气血运行。（2）影响水液代谢。

（3）易于蒙蔽心神。（4）致病广泛，变幻多端。

（二）瘀　血

表2-30　瘀　血

要　点	内　容
概　念	指体内局部血液的停滞，包括离经之血积存体内，或血运不畅，阻滞于经脉、脏腑及其他部位的血液，均称为瘀血
形　成	①由于气虚、气滞、血寒、血热等原因，使血行不畅而瘀滞 ②由于内外伤，或气虚失摄，或血热妄行等原因，引起血离经脉，积存于体内而形成瘀血
致病特点	①疼痛：多为刺痛，痛处固定不移，拒按，夜间痛甚 ②肿块：见于外伤肌肤局部，青紫肿胀，积于体内，久聚不散，则形成癥积，按之有痞块，固定不移 ③出血：血色多呈紫暗色，并伴有血块

（三）结　石

表2-31　结　石

要　点	内　容
概　念	指体内某些部位形成并停滞为病的砂石样病理产物或结块
形　成	①饮食不当，某些地域的水质中含有过量的矿物及杂质等，也是原因之一 ②情志内伤 ③服药不当 ④体质差异
致病特点	①多发于肝、胆、肾、膀胱等脏腑 ②病程较长，病情轻重不一 ③阻滞气机，损伤脉络

四、其他病因

（一）毒　邪

具体内容见表2-32。

表 2-32　毒　邪

要　点	内　容
概　念	简称"毒"，泛指一切强烈、严重损害机体结构和功能的致病因素
形　成	①外来之毒：来源于自然界，多为天时不正之气所感，或起居接触，或外伤感染等侵入人体所致 ②内生之毒：来源于饮食失宜、七情内伤、痰饮瘀血，治疗不当等；或脏腑功能失调，毒邪郁积所致
致病特点	①毒性强烈，损脏伤形：毒邪致病，多发病较急，传变较快，扰及神明，病势危重 ②致病广泛，复杂多变 ③症状秽浊，顽固难愈

（二）药　邪

表 2-33　药　邪

要　点	内　容
概　念	指因药物炮制或使用不当而引起发病的一类致病因素
形　成	①药物用量过大，特别是一些有毒药物的用量过大 ②炮制不当 ③配伍不当，使用时产生毒性或增加毒性 ④用法不当
致病特点	①中毒：误服或过量服用有毒药物易致中毒 ②加重病情，可引起新病变发生

第九节　发病与病机

一、发病原理

发病，是研究疾病发生基本机制的理论。疾病的发生，与人体的体质强弱和致病邪气的性质密切相关。

正气，是指存在于人体、具有抗邪愈病作用的各种物质与功能的总称。

邪气，是指存在于外在环境中，或人体内部产生的具有致病作用的各种因素的总称。

表 2-34　发病原理

要　点	内　容
正气不足是发病的内在根据	若人体正气旺盛，足以抗御邪气的侵袭，即使受到邪气的侵犯，也能及时消除其不利影响，因此不会发生疾病
邪气是发病的重要条件	在一定条件下，甚至可能起主导作用

（续表 2-34）

要点	内容
邪正相搏胜负决定发病与否	如果正气充足，或抵御外邪入侵，或祛邪外出，或防止内生病邪的产生，机体不受邪气的侵害，则不发病。如果邪气亢盛，致病力强，超越了正气的抗邪能力，外邪得以侵入人体，或内生病邪亢盛，进一步损害机体，则发生疾病

二、基本病机

（一）邪正盛衰

是指在疾病过程中，机体的抗病能力与致病邪气之间相互斗争中所发生的盛衰变化。具体内容见表 2-35。

表 2-35　邪正盛衰

要点		内容
虚实变化	概述	在疾病的发展变化过程中，正气和邪气这两种力量不是固定不变的，而是正邪双方在其斗争的过程中，在力量对比上发生着消长盛衰的变化
	实	**即指邪气亢盛**，是以邪气盛为矛盾主要方面的一种病机变化
	实证	常见于外感六淫致病的初期和中期，或由于痰、食、水、血等滞留于体内而引起的病证
	虚	**即指正气不足**，是以正气虚损为矛盾主要方面的一种病机变化
	虚证	多见于素体虚弱或疾病的后期，以及多种慢性病证
虚实错杂	实中夹虚	指以邪实为主，兼见正气虚损的病机变化。如外感热病，由于邪热炽盛，消灼津液而形成的实热伤津、气阴两伤病证
	虚中夹实	指以正虚为主，兼夹邪实的病机变化。如脾阳不振，运化无权之水肿病
虚实转化	由实转虚	指因疾病失治或治疗不当，以致病邪久留，损伤人体正气，导致疾病由实转化为虚。如实热证大量耗伤阴液，可转化为虚热证
	因虚致实	指因正气不足，无力驱邪外出，或正虚而内生水湿、痰饮、瘀血等病变产物的凝结阻滞，导致疾病由虚转化致实。如肺肾两虚的哮证，肺卫不固，复感风寒，哮喘复发，而见寒邪束表，痰涎壅肺证
虚实真假	真实假虚	**因实邪结聚，阻滞经络，气血不能外达，可导致真实假虚证，称为“大实有羸状”**
	真虚假实	**因脏腑的气血不足，运化无力，可导致真虚假实证，称为“至虚有盛候”**

（二）阴阳失调

阴阳失调，即是阴阳消长失去平衡协调的简称。具体内容见表 2-36。

表 2-36　阴阳失调

要点			内容
阴阳盛衰	阴阳偏盛	概述	阴或阳的偏盛，主要是指“**邪气盛则实**”的实证
		阳偏盛	即是阳盛，是指机体在疾病过程中，出现的阳邪偏盛、功

（续表 2-36）

要　点	内　容		
阴阳盛衰	阴阳偏盛	阳偏盛	能亢奋、热量过剩的病机变化。其病机特点多表现为阳盛而阴未虚的实热证，故云“阳胜则热”。阳盛则阴虚，即“阳胜则阴病”
		阴偏盛	即是阴盛，是指机体在疾病过程中所出现的一种阴邪偏盛，功能障碍或减退，产热不足，以及病变性代谢产物积聚的病机变化，其病机特点多表现为阴盛而阳未虚的实寒证，故云“阴胜则寒”。阴盛则阳虚，即“阴胜则阳病”
	阴阳偏衰	概　述	阴或阳的偏衰，必然不能制约对方而引起对方的相对亢盛，形成“阳虚则阴盛”“阳虚则寒”（虚寒）；“阴虚则阳亢”“阴虚则热”（虚热）的病变现象，是指“精气夺则虚”的虚证
		阳偏衰	即是阳虚，是指机体阳气虚损、功能减退或衰弱、热量不足的病机变化。其病机特点多表现为机体阳气不足，阳不制阴，阴相对亢盛的虚寒证
		阴偏衰	即是阴虚，是指机体精、血、津液等物质亏耗，以及阴不制阳，导致阳相对亢盛，功能虚性亢奋的病机变化。其病机特点多表现为阴液不足，滋养、宁静功能减退，以及阳气相对偏盛的虚热证
阴阳互损	阴损及阳		由于阴气亏损，累及阳气生化不足，或阳气无所依附而耗散，从而在阴虚的基础上又出现了阳虚，形成以阴虚为主的阴阳两虚的病机变化
	阳损及阴		由于阳气虚损，无阳则阴无以生，从而在阳虚的基础上又导致了阴虚，形成以阳虚为主的阴阳两虚的病机变化
阴阳格拒	阴盛格阳	概　念	指阴寒之邪壅盛于内，逼迫阳气浮越于外，使阴阳之气不相顺接、相互格拒，表现为真寒假热的病机变化
		临床表现	可见四肢厥逆、下利清谷、脉微欲绝等症状，又可见阳浮于外，如身热反不恶寒（但欲盖衣被）、面颊泛红等假热之象
	阳盛格阴	概　念	指邪热过盛，深伏于里，阳气被遏，郁闭于内，不能外透布达于肢体，从而形成阴阳排斥，而格阴于外，表现为真热假寒的病机变化
		临床表现	除见身热、面红、气粗、烦躁等症状外，又突然出现四肢厥冷（但身热不恶寒）、脉象沉伏（但沉数有力）等假寒之象
阴阳亡失	概　述		是机体的阴液或阳气突然大量地亡失，导致生命垂危的一种病变状态，包括亡阴和亡阳两类
	亡　阳	概　念	指机体的阳气发生突然性脱失，而致全身功能突然严重衰竭的一种病机变化

（续表 2-36）

要　点	内　容		
阴阳亡失	亡　阳	临床表现	多见冷汗淋漓、神情淡漠、精神疲惫、肌肤手足逆冷，甚则见昏迷、脉微欲绝等症状
	亡　阴	概　念	指机体由于阴液发生突然性的大量消耗或丢失，而致阴精亏竭，滋养濡润功能丧失，全身功能严重衰竭的一种病机变化
		临床表现	多见汗出不止、汗热而黏、手足温热和喘渴烦躁，或身体干瘪、昏迷谵妄、目眶深陷、皮肤皱褶、脉疾躁无力等症

（三）气血失调

表 2-37　气血失调

要　点	内　容	
气失调	概　述	主要包括气虚和气机失调两方面的病机变化
	气　虚	系指元气耗损，功能失调，脏腑功能衰退，抗病能力下降的病机变化 气虚，则推动、营养、防御等功能减弱。若某一脏腑之气不足，则表现为该脏腑功能减弱的虚证
	气机失调	指气的升降出入运行失常，而引起的气滞、气逆、气陷、气闭和气脱等病机变化 气行失常，可涉及五脏六腑、四肢九窍、表里内外等各方面的多种病变。一般概括为：气滞、气逆、气陷、气闭和气脱等。气的运行不畅，或在局部郁滞不通，称作“气滞”。气的升降失常，若上升太过或下降不及，称作“气逆”；上升不及或下降太过，称作“气陷”。气的出入失常，若外出太过而不能内守，称作“气脱”；不能外达而郁结闭塞于内，称作“气闭”。
血失调	概　述	是指血虚和血行失常的病机变化
	血　虚	是指血液不足或血的濡养功能减退的病机变化。在血虚时，就会出现全身或局部的失荣失养，功能活动逐渐衰退等虚弱证候
	出　血	指血液不循常道，流出脉外的病机变化，其可由外伤出血、气虚失血、血热妄行等原因引起
	血　瘀	指血液的循行迟缓和不流畅的病机变化，气滞血行受阻，或气虚血运迟缓，或痰浊阻于脉络，或寒邪入血，或邪热煎熬血液等，均可形成血瘀，甚则血液瘀结而成瘀血
津液失调	概　述	指津液代谢障碍所产生的津液不足和输布排泄障碍的病机变化
	津液不足	指津液在数量上的亏少，进而导致内则脏腑，外而孔窍、皮毛，失其濡润滋养作用，因之产生一系列干燥失润的病机变化
	津液的输布、排泄障碍	指津液得不到正常的输布，导致津液在体内环流迟缓，或在体内某一局部发生滞留，因而津液不化，水湿内生、酿痰成饮

第十节　治未病与康复

一、治未病

治未病是指采取相应的措施，防止疾病的发生发展，包括未病先防、既病防变、愈后防复三方面。具体内容见表2-38。

表2-38　治未病

要　点	内　容		
未病先防	概　述	在疾病发生之前，做好各种预防工作，以防止疾病的发生	
	扶助正气，提高抗病能力	①重视精神调养 ③注意生活起居	②加强身体锻炼 ④人工免疫
	消灭病邪，防止邪气侵害	①药物杀灭 ③避免病邪侵害	②讲究卫生 ④防范各种外伤
既病防变	①早期诊治；②控制疾病的传变		
愈后防复	①调整阴阳平衡；②避免复发诱因		

二、康　复

康复，指综合地、协调地应用医学的、社会的、教育的、职业的措施，以减轻伤残者的身心和社会功能障碍，使其得到整体康复而重返社会。具体内容见表2-39。

表2-39　康　复

要　点	内　容		
原　则	形神共养	①养形：重在养精血保胃气 ②养神：重在调神护神	
	调整阴阳气血	①调整阴阳 ②调养气血	
	调养脏腑经络	①调理脏腑 ②疏通经络	
常用康复疗法	①药物康复和康复器械辅助疗法 ③体育娱乐康复法	②针灸推拿气功康复法 ④自然康复法	

第三章 中医诊断基础

知识导图

中医诊断基础
- 中医诊断学概述
- 四诊
- 辨证

第一节 中医诊断学概述

中医诊断学概述

表 3-1 中医诊断学概述

要　点	内　容
四　诊	是诊察疾病的四种基本方法，也称为诊法，包括望、闻、问、切
八　纲	寒热用以分辨疾病的属性；表里用以分辨疾病病位与病势的深浅；虚实用以分辨邪正的盛衰；阴阳是区分疾病类别的总纲
辨　证	八纲辨证是基础、是关键
诊　断	分为常见疾病诊断和证候诊断两个方面
基本原则	①审内察外，整体统一 ②四诊合参 ③辨证求因，审因论治

第二节 四　诊

四诊，包括望、闻、问、切四个内容，是中医诊察疾病的主要方法，又称为“诊法”。

一、望　诊

望诊，是对病人的神、色、形、态、舌象以及分泌物、排泄物的色、质异常变化进行有目的的观察，以测知内脏病变，了解疾病情况的一种诊断方法。

（一）望神的临床表现和意义

表 3-2　望神的临床表现和意义

要　点	临床表现和意义
神	是人体生命活动的总体外在表现，又指精神意识活动
望　神	就是观察病人的精神好坏、意识是否清楚、反应是否灵敏、动作是否矫健协调等方面的情况，以判断疾病的轻重预后和脏腑阴阳气血的盛衰，察眼神的变化是望神的重要内容之一
有　神	在疾病过程中，如患者神志清楚、两眼灵活、明亮有神、鉴识精明、反应灵敏、语言清晰，称为“有神”或“得神”，表示正气未伤，脏腑功能未衰，即使病情较重，预后亦多良好
失　神	在疾病过程中，如病人表现为精神萎靡，呼吸气微，目光晦暗，瞳仁呆滞，反应迟钝，甚至神识昏迷，循衣摸床，撮空理线，或猝倒而目闭口开、遗尿、手撒等，均称为“失神”或“无神”。表示正气已伤，病情严重，预后不良
假　神	往往见于重病、久病、精气极度衰弱的患者。如原来精神极度衰颓，意识不清，突然精神转“佳”者；原来面色十分晦暗，忽然两颧发红如妆者；原来不欲言语，语声低弱，时断时续，突然转为言语不休者，都属于假神，是为阴阳格拒，阴不敛阳，欲将离决的虚假现象，人们通常把它比喻为“回光返照”或“残灯复明”，应予以特别注意
神　乱	即神志异常，常见于癫、狂、痫的病人。如：闷闷不乐，表情淡漠，寡言少语，继则精神呆滞，哭笑无常的，多为痰气凝结、阻蔽心神的癫病；烦躁不宁，登高而歌，弃衣而走、呼号怒骂，打人毁物，不避亲疏，多属痰火扰心的狂病；若突然跌仆，四肢抽动，昏不知人、口吐涎沫，多属痰迷心窍、肝风内动的痫病

（二）望面色的临床表现和意义

表 3-3　望面色的临床表现和意义

要　点	临床表现和意义
望面色	指望面部的颜色与光泽。面部的色泽，是脏腑气血的外荣
白　色	主虚寒证、失血证。若白而虚浮，多属阳气不足；淡白而消瘦，多为营血亏损。若急性病突然面色苍白，常属阳气暴脱的证候
黄　色	主虚证、湿证。若面、目、身俱黄，属黄疸，其中色黄而鲜明如橘子色者，为阳黄，多属湿热；黄而晦暗如烟熏者，为阴黄，多属寒湿
赤　色	主热证。仅颜面部潮红，则多属阴虚而阳亢的虚热证。如久病、重病面色苍白却时而泛红如妆，多为戴阳证，是虚阳上越的危重证候
青　色	主寒证、痛证、瘀血证及惊风证。小儿高热，面部青紫，以鼻柱、两眉间及口唇四周最易察见，往往是惊风的先兆
黑　色	主肾虚、水饮证、瘀血证。目眶周围见黑色，多见于肾虚水泛的水饮病，或寒湿下注的带下证。若面黑而干焦，则多为肾精久耗

（三）望形体、头面的主要内容和临床意义

表 3-4 望形体、头面的主要内容和临床意义

要　点	主要内容和临床意义
望形体强、弱、肥、瘦	机体外形的强弱，与五脏功能的盛衰是统一的，内盛则外强，内衰则外弱 ①形体肥胖、肤白无华、精神不振者，即“形盛气虚”，多属阳气不足之证 ②形瘦肌削、面色苍黄、胸廓狭窄、皮肤干焦，多属阴血不足之证 ③“鸡胸”“龟背”多属先天禀赋不足，肺气耗散、脾胃虚弱、肾精亏损所致
望姿态异常	①坐而仰首，多是痰涎壅盛的肺实证 ②坐而俯首、气短懒言者，多属肺虚或肾不纳气之证 ③坐而不得卧、卧则气逆，多是心阳不足 ④水气凌心、咳逆倚息不得卧，每发于秋冬的，多是内有伏饮 ⑤眼睑、口唇或手指、足趾不时颤动，见于急性热病，为动风发痉先兆 ⑥四肢抽搐，多见于风病 ⑦足或手软弱无力、行动不灵，多为痿证 ⑧项背强直、角弓反张、四肢抽搐，则为痉病
望头形	主要观察头的形状及动态。囟门下陷，多属虚证；囟门高突，多属热证；囟门迟闭，头项软弱不能竖立者，多为肾气不足，发育不良；无论大人小儿，头摇不能自主的，皆为风证
望头发	主要望发的质和色的变化。一般发稀疏易落，或干枯不荣，多为精血不足之证；若突然出现片状脱发，多属血虚受风；年少落发，多属血热或肾虚
望　目	除观察眼神外，还应注意眼睛外形、颜色及动态等方面的变化。眼胞红肿，多为肝经风热；目胞浮肿，如卧蚕状，多为水肿；眼窝下陷，多是津液亏耗；目眦赤烂，多属湿热；小儿睡眼露睛，多属脾虚，气血不足；瞳孔散大，是为精气衰竭；白睛黄染，常见于黄疸；目眦淡白，属气血不足。两目上视或斜视、直视，多见于肝风，或为动风先兆
望耳鼻	①望耳应注意耳郭的色泽及耳内的情况。耳轮干枯焦黑，多是肾精亏耗，属危证；耳背有红络，耳根发凉，多是麻疹先兆；耳内流脓水，多为肝胆湿热所致 ②望鼻主要是望鼻内分泌物和鼻的外形。鼻流清涕，多为外感风寒；鼻流浊涕，则属风热；若见鼻头或周围充血或生红色丘疹，名酒渣鼻，多属肺胃有热；鼻柱溃烂塌陷，常见于麻风病或梅毒；鼻翼扇动，多见于肺热，或肺肾精气衰竭而出现的喘息
望　唇	应观察其颜色、润燥和形态的变化。若唇色淡白，多属气血两虚；唇色青紫，常为寒凝血瘀；颜色深红，则为热在营血。口角流涎（或睡时流），多属脾虚湿盛或胃中有热，亦见于虫积；口唇糜烂，多由脾胃蕴热上蒸；口歪斜，则为中风；撮口或抽掣不停，为肝风内动，或脾虚生风
望　齿	应注意色泽、润燥、形态几个方面。牙齿干燥，多是胃热炽盛、津液大伤；干燥如枯骨，多为肾精枯竭；牙齿松动稀疏、齿根外露者，多属肾虚或虚火上炎；睡中咬牙或啮齿，多属胃中有热或虫积

（续表 3-4）

要 点	主要内容和临床意义
望 龈	应注意其颜色及形态的变化。龈色淡白者，多是血虚不荣；红肿者，多属胃火上炎；牙龈出血而红肿者，为胃火伤络；不红而微肿者，为气虚或虚火伤络。
望咽喉	应注意其色泽及形态的异常改变。红肿溃烂，有黄白腐点，为肺胃热毒壅盛；若色鲜红娇嫩，疼痛不甚，多为阴虚火旺；如有灰白色假膜，擦之不去，重擦出血，且随即复生者，是为白喉，属肺热阴伤之证
望体表	主要是观察肤色及外形的变化： ①斑疹：点大成片，或红或紫，平铺于皮下，摸之不碍手者，谓之斑；色红疹点小如粟，高出于皮肤，摸之碍手，谓之疹。见于外感热病，多是邪热郁于肺胃不能外泄，内迫营血所致 ②白㾦：皮肤上出现的晶莹如粟的透明小疱疹，高出皮肤，擦破流水，以胸部及颈项部为多见，偶见于四肢，唯不见于面部，多系湿郁肌表、汗出不彻所致 ③痈疽疔疖：若发病局部范围较大，红、肿、热、痛，根盘紧束的为痈，属阳证；若漫肿无头，部位较深，皮色不变者为疽，属阴证；若范围较小、初起如粟、根角坚硬，或麻或痒或木，顶白而痛者，为疔；起于浅表，形圆而红、肿、热、痛，化脓即软者，为疖

（四）望舌质和舌苔的主要内容及临床意义

望舌质和舌苔，属望舌，是舌诊的主要内容，是望诊的重要组成部分，也是中医诊断疾病的重要依据之一。

正常舌象，是舌体柔软，活动自如，颜色淡红，舌面铺有薄薄的、颗粒均匀、干湿适中的白苔，常描写为“淡红舌、薄白苔”。

1. 望舌质的主要内容及临床意义

表 3-5 望舌质的主要内容及临床意义

要 点		主要内容及临床意义
望舌色	淡白舌	较正常舌色浅淡。主虚寒证，为阳气虚弱、气血不足之象
	红 舌	舌色深于正常舌。主热证，可以见于里实热证，亦可见于阴虚内热证
	绛 舌	舌色深红。主内热深重。外感热病，多属邪热深入营血，多见于热性病的极期。内伤杂病，多为久病、重病，多属阴虚火旺
	紫 舌	舌见紫色，主病有寒热之分，绛紫色深，干枯少津，多属邪热炽盛、阴液两伤、血气壅滞不畅之象；淡紫或青紫湿润，多因阴寒内盛、血脉瘀滞所致。舌上紫斑，多为血瘀之象
望舌形	概 述	①主要是观察舌质的荣枯老嫩以及形体的异常变化 ②首先应注意舌体的荣枯老嫩。同时还要观察舌体的胖瘦、大小，有无裂纹、齿痕及芒刺等情况

（续表 3-5）

要 点		主要内容及临床意义
望舌形	胖大舌	较正常舌体胖大。有胖嫩与肿胀之分。如： ①舌体胖嫩，色淡，多属脾肾阳虚、津液不化、水饮痰湿阻滞所致 ②舌体肿胀满口，色深红，多是心脾热盛 ③舌肿胖，色青紫而暗，多见于中毒
	瘦薄舌	舌体瘦小而薄，是阴血亏虚、舌体不充之象
	裂纹舌	舌面上有明显的裂沟，多由阴液亏损不能荣润舌面所致
	齿 痕	舌体的边缘见牙齿的痕迹。常与胖大舌同见，多属脾虚
	芒 刺	舌乳头增生、肥大，高起如刺，摸之棘手。若芒刺干燥，多属热邪亢盛，且热愈盛则芒刺愈多。舌尖有芒刺，多属心火亢盛；舌边有芒刺，多属肝胆火盛；舌中有芒刺，多属胃肠热盛
望舌态	概 述	主要是观察舌体运动的变化
	强 硬	即“舌强”。见于杂病中者，多为中风征兆；见于外感热病，多属热入心包、痰浊内阻，或高热伤津、邪热炽盛
	痿 软	即舌痿。多属气血虚极、阴液亏损、筋脉失养所致
	颤 动	外感热病中见之，多属热极生风或虚风内动之象；久病中见，则属气血两虚或阳气虚弱
	吐 弄	属心脾有热。吐舌可见于疫毒攻心，或正气已绝；弄舌多为动风先兆，或小儿智能发育不良
	歪 斜	多是中风或中风之先兆
	短 缩	多是危重证候的反映。舌淡或青而湿润短缩，多属寒凝筋脉；舌胖而短缩，属痰湿内阻；舌红绛干而短缩，多属热病津伤

2. 望舌苔的主要内容及临床意义

表 3-6 望舌苔的主要内容及临床意义

要 点		主要内容及临床意义
望苔色	白 苔	一般常见于表证、寒证
	黄 苔	主热证、里证
	灰 苔	主里证，可见于里热证，亦可见于寒湿证
	黑 苔	主里证，主热极又主寒盛
望苔质	厚 薄	观察舌苔的厚薄，能帮助了解病邪的轻重及病情的进退
	润 燥	①苔面有粗糙刺手感觉的，为糙苔，多为热盛津伤或阴液亏耗的病证 ②苔面水分过多、扪之滑利而湿，为滑苔，多是水湿内停之征

（续表 3-6）

要　点		主要内容及临床意义
望苔质	润　燥	③舌苔由燥转润，往往是热邪渐退或津液渐复之象，表示病情好转 ④若由润变燥，则表明津液已伤，热势加重，或邪从热化
	腻　腐	①腻苔，是舌面上覆盖着一层浊而滑腻的苔垢，颗粒细腻而致密，刮之难去，多见于湿浊、痰饮、食积等阳气被阴邪所抑的病变，如痰饮、湿温等病证 ②腐苔，苔质颗粒较大，松软而厚，形如豆腐渣堆积舌面，刮之易脱，多由阳热有余，蒸腾胃中腐浊邪气上升而成，常见于食积、痰浊等病
	剥　落	苔的有无与消长变化，是正邪斗争互为消长的表现。若舌苔剥落不全，剥脱处光滑无苔，称为“花剥苔”，也属胃的气阴两伤之候。若花剥而兼有腻苔者，说明痰浊未化，正气已伤，病情较为复杂。若舌苔骤然退去，不再复生，以致舌面光洁如镜，即为光剥舌，又叫“镜面舌”，是胃阴枯竭、胃气大伤的表现
	有根与无根	舌苔不着实，似浮涂在舌上，刮之即去，不像是从舌上生出来的，则为无根苔，又叫假苔；而舌苔坚敛而着实，紧贴着舌面，刮之难去，舌与苔如同一体，苔像从舌里长出来的，即为有根苔，又叫真苔。察舌苔之有根、无根，对辨邪正虚实、胃气的有无有重要意义。一般地说，无根的多见于虚证、寒证，表示胃气衰，有根的则多为实证、热证，表示有胃气

3. 望舌的注意事项

望舌时，一定要注意光线，伸舌的姿势，以及染苔等几个方面。一般来讲，应在充足的自然光线下，患者自然地将舌伸出口外，舌体放松，舌面平展，舌尖略向下，尽量张口充分暴露舌体，应注意询问其饮食及服药情况，以防染苔造成假象。

4. 舌诊的临床意义

舌质与舌苔的异常，可以从不同的方面反映病情的变化，因此，察舌质与舌苔，可以判断正气的盛衰、分辨病位的深浅、区别病邪的性质、推断病势的进退。一般地说，察舌质，重在辨内脏的虚实，察舌苔，则重在辨病邪的深浅与胃气的存亡。

（五）望排出物的主要内容及临床意义

表 3-7　望排出物的主要内容及临床意义

要　点	主要内容及临床意义
痰　涎	①痰色白而清稀，多为寒证 ②痰色黄或白而黏稠者，多属热证 ③痰少极黏，难以排出者，多属燥痰 ④痰白易咳而量多者，为湿痰
呕吐物	呕吐痰涎，其质清稀者，属于寒饮；呕吐物清稀而夹有食物、无酸臭味者，多为胃

（续表 3-7）

要　点	主要内容及临床意义
呕吐物	气虚寒。呕吐物色黄味苦，多属肝胆有热、胃失和降；呕吐物秽浊酸臭，多为胃热或食积；吐血鲜红或暗红，夹有食物残渣，多因肝火犯胃或瘀血内停。呕吐脓血、味腥臭者，多为内痈
大　便	①肠中有湿热：大便稀溏如糜，色深黄而黏 ②寒湿：便稀薄如水样，夹有不消化食物 ③便如黏胨，夹有脓血，为痢疾
小　便	小便清澈而量多者，多属虚寒；量少而黄赤者，多属热证。小便混浊不清，属湿浊下注或脾肾气虚；小便尿血，多是热伤血络；尿有砂石者为石淋，尿如膏脂者为膏淋

二、闻　诊

闻诊，包括听声音和嗅气味两个方面。

（一）语声、呼吸异常及咳嗽、呃逆、嗳气等声音变化的临床意义

表 3-8　语声、呼吸异常及咳嗽、呃逆、嗳气等声音变化的临床意义

要　点		临床意义
语声变化	语声强弱	一般来说，语声高亢洪亮，多言而躁动的，属实证、热证；语声低微无力、少言而沉静的，属虚证、寒证
	语言错乱	“言为心声”，语言错乱多属于心的病变。谵语：神识昏糊、胡言乱语、声高有力，常见于热扰心神的实证；郑声：神志不清、语言重复、时断时续、声音低弱，属于心气大伤、精神散乱的虚证；若言语粗鲁、狂妄叫骂、失去理智控制的为狂言，常见于狂证，是痰火扰心所致；喃喃自语、讲话无对象、见人便停止的是独语，常见于癫证，多是心气虚、精不养神的表现；而语言謇涩，则多属于风痰上扰的病变
呼吸异常变化	气微与气粗	气微指呼吸微弱，多是肺肾之气不足，属于内伤虚损；气粗指呼吸有力，声高气粗，多是热邪内盛、气道不利，属于实热证
	哮与喘	呼吸困难、短促急迫，甚则鼻翼扇动，或张口抬肩，不能平卧的称为喘。喘气时喉中有哮鸣声的称为哮
	少　气	呼吸微弱，气少不足以息的。多因气虚所致
	叹　息	古称太息。胸中郁闷不舒，发出长叹的声音。多因情志抑郁、肝失疏泄所致
咳嗽声音变化		咳声重浊，多属实证；咳声低微气怯，多属虚证。咳嗽有痰，则应分清痰色、痰量、痰质的变化，以辨别病证的性质。呈阵发性、咳而气急、连声不绝、终止时作鹭鸶叫声的，称为顿咳（百日咳）。咳声如犬吠，多为白喉
呃逆、嗳气声音变化	呃　逆	俗称“打呃”。属胃气上逆，呃声高亢而短，响亦有力，多属实热。呃声低沉而长，气弱无力，多属虚寒

（续表 3-8）

要　点		临床意义
呃逆、嗳气声音变化	嗳　气	又称噫气，俗名打嗝，多见于饱食后，亦属胃气上逆。食后嗳出酸腐气味，多为宿食停积，或消化不良；无酸腐气味的，则为肝胃不和或胃虚气逆所致

（二）口气、痰涕、二便气味异常的临床意义

口气臭秽，多属胃热，或消化不良，亦见于龋齿、口腔不洁等；口气酸臭，多是胃有宿食；口气腐臭，多是牙疳或有内痈。

排泄物与分泌物，包括二便、痰液、脓液、带下等，有恶臭者多属实热证；略带腥味者多属虚寒证。

三、问　诊

问诊，是医生对病人或其家属、亲友进行病情查询的一种诊察方法。

（一）问寒热的临床意义

寒热变化是机体病变所表现于外的症状，也是疾病中较为常见的症状。恶寒与发热的产生，主要决定于病邪的性质和机体的阴阳盛衰两个方面。一般来说，在邪气致病的时候，寒邪多致恶寒，热邪多致恶热。在机体阴阳失调时，阳盛则发热，阴盛则恶寒，阴虚阳盛者多热，阳衰阴盛者多寒。具体内容见表 3-9。

表 3-9　问寒热的临床意义

要　点		临床意义
恶寒发热同见	外感风寒	常表现为恶寒重发热轻
	外感风热	常表现为发热重恶寒轻
但寒不热		在疾病过程中，病人唯感畏寒而不发热，多属虚寒证
但热不寒		在疾病过程中，病人唯感有热而没有寒象，同时怕热，此类症状多属热证的表现。临床常见情况如下：
	壮　热	病人高热不退、不恶寒反恶热，称为壮热，多见于风寒入里化热，或风热内传的里实热证
	潮　热	发热如潮有定时、按时而发或按时而热更甚的（一般多在下午），即为潮热。临床常见有三种情况： ①阴虚潮热：每当午后或入夜即发热，属“阴虚生内热”，常以五心烦热为特征，甚至有热自深层向外透发的感觉，故又称“骨蒸潮热” ②湿温潮热：以午后热甚、身热不扬为特征，初扪之不觉很热，扪之稍久则觉灼手 ③阳明潮热：是由于胃肠燥热内结所致，因其常于日晡阳明旺时而热甚，故又称“日晡潮热”
	长期低热	指发热日期较长，而热度仅较正常体温稍高（一般不超过 38℃），或仅病人自觉发热而体温并不高者，如气虚发热

（续表 3-9）

要 点	临床意义
寒热往来	恶寒与发热交替发作，称为寒热往来，是半表半里证的特征。为邪气虽不太盛，正气却也不强，邪气既不能侵入于里，正气也不能祛邪使之出表，正邪交争，两不相下的表现。若寒战与壮热交替，发有定时，一日一次或二三日一次者，则为疟疾

（二）问汗出的临床意义

表 3-10 问汗出的临床意义

要 点	临床表现及意义
表证辨汗	表证无汗，多属外感寒邪，如伤寒表实证；表证有汗，多属外感风邪，如太阳中风证或外感风热
自 汗	经常汗出不止，活动后加重。多因气虚卫阳不固所致
盗 汗	入睡则汗出，醒后则汗止。多因阴虚而致
绝 汗	病情危重之时，大汗不止。若大汗淋漓，伴有呼吸喘促、神疲气弱、四肢厥冷、脉微欲绝等症，则为亡阳之汗。若病势危重，汗出而黏如油、躁扰烦渴、脉细数疾者，则为亡阴之汗
战 汗	先见全身恶寒战栗，而继之汗出。其发生是邪正相争、病变发展的转折点，如汗出热退、脉静身凉，是邪去正安的好转现象；若汗出而烦躁不安、脉来疾急，为邪胜正衰的危候

（三）问疼痛

表 3-11 问疼痛

要 点		性质特点及临床意义
疼痛性质	胀 痛	指疼痛伴有胀满或胀闷。多为气滞所致
	重 痛	疼痛并伴有沉重的感觉，称为重痛。多见于头部、四肢及腰部，多因湿邪困遏气血所致
	刺 痛	刺痛即疼痛如针刺。是瘀血疼痛的特点之一
	绞 痛	痛如绞割，为绞痛。多因有形实邪闭阻气机而成
	灼 痛	痛有灼热感而喜凉为灼痛。常见于两胁或胃脘部。多由于火邪窜络，或阴虚阳热亢盛所致
	冷 痛	痛有冷感而喜暖的为冷痛。常见于头、腰、脘腹部的疼痛，多因寒邪阻络或为阳气不足，脏腑、经络不得温养而成
	隐 痛	疼痛并不剧烈，可以忍耐，却绵绵不休，持续时间较长。一般多是气血不足，阴寒内生，气血运行滞涩而成
	掣 痛	抽掣或牵引而痛，即为掣痛，多由筋脉失养或阻滞不通所致，因肝主筋，故掣痛多与肝病有关

（续表 3-11）

要　点		性质特点及临床意义
不同部位疼痛	头　痛	某些外感邪气，如风、寒、暑、湿、火以及痰浊、瘀血阻滞或上扰清阳，所引起的头痛多为实证。气血津液亏损，不能上荣于头，致使脑海空虚，也可以发生头痛，则属于虚证 凡头痛之在于经脉者，可根据经络的分布，以确定其病位之所在
	胸　痛	胸为心肺所居，故心肺的病变，均可以导致胸部气机不畅，发生疼痛
	脘　痛	脘，指上腹，是胃所在部位，故又称“胃脘”。胃脘疼痛，可见于寒邪犯胃、食滞胃脘、肝气犯胃等病证
	胁　痛	胁为肝胆二经分布的部位
	腹　痛	腹部分大腹、小腹、少腹三部分。就其疼痛的不同部位，可以察知其所属的不同脏腑
	腰　痛	腰为肾之府，腰痛多见于肾的病变
	四肢痛	四肢疼痛，或在关节，或在肌肉，或在经络，多由风寒湿邪的侵袭，阻碍气血运行所引起

（四）问口渴与饮水、食欲与食量及口味

表 3-12　问口渴与饮水、食欲与食量及口味

要　点	临床意义
口渴与饮水异常变化	①口渴多饮，常见于热证，大渴喜冷饮——热盛伤津 ②渴喜热饮，饮量不多或口渴欲饮，水入即吐，小便不利——痰饮内停、水津不能上承之证 ③口渴而不多饮，常见于急性热病——热入营血 ④口干，但欲漱水不欲咽——瘀血 ⑤大渴引饮，小便量多——消渴
食欲与食量异常变化	食欲减退或不欲食，胃纳呆滞，多是脾胃功能失常的表现；厌油腻，身目发黄，胁肋胀痛，口苦咽干，多见于肝胆湿热；饥不欲食，多因胃阴不足、虚火上扰
口味异常	主要是询问患者口中的异常味觉与气味 ①口苦：多见于热证，特别是常见于肝胆实热的病变　②口甜而腻：脾胃湿热 ③口中泛酸：肝胃蕴热　④口中酸馊：食积内停 ⑤口淡乏味：脾虚不运

（五）问大小便的变化

表 3-13　问大小便的变化

要　点	临床意义
大便异常变化	大便干燥坚硬，排出困难，排便间隔时间长，便次减少，称为便秘，多是热结肠道，或气液两亏，或津亏液少，以致大肠燥化太过，传导不行所致。大便稀软不成形，甚则呈水样，便次增多，间隔时间相对缩短，称为溏泻或泄泻，常见于脾失健运。大便先干后溏，多属脾胃虚弱。大便时干时稀，多为肝郁脾虚、肝脾不和

（续表 3-13）

要　点	临床意义
小便异常变化	小便不畅、点滴而出为癃，小便不通、点滴不出为闭，一般统称为“癃闭”。癃闭因湿热下注，或瘀血、结石阻塞的，多属实证；若因肾阳不足，不能气化，或肾阴亏损，津液内虚的，多属虚证。小便短少，既可由于热盛津伤，或汗、吐、下太过损伤津液，以致化源不足所致，也常见于肺、脾、肾功能失常，气化不利，水湿内停的病证。尿量过多，其病在肾，多属虚寒，也常见于消渴证

（六）问睡眠

表 3-14　问睡眠

要　点	临床意义
失　眠	又称“不寐”或“不得眠”。是阳不入阴、神不守舍的病理表现。其致病原因常见的有两个方面：一是阴血不足、阳热亢盛；一是由于痰火食积诸邪气干扰所致
嗜　睡	睡意很浓，经常不自主地入睡，称为嗜睡。多见于阳虚阴盛、痰湿困滞的病证

（七）问耳鸣、耳聋、头晕、目眩的临床意义

表 3-15　问耳鸣、耳聋、头晕、目眩的临床意义

要　点	临床意义
耳　鸣	（1）概念 患者自觉耳内鸣响，如闻蝉鸣或潮水声，或左或右，或两侧同时鸣响，或时发时止，或持续不停 （2）临床分虚实 ①实证——若暴起耳鸣声大，用手按而鸣声不减，多因肝胆火盛所致 ②虚证——渐觉耳鸣，声音细小，以手按之，鸣声减轻，多与肾虚精亏、髓海不充、耳失所养有关
耳　聋	即病人听觉丧失的症状，可由耳鸣发展而成 ①新病突发耳聋多属实证，因邪气蒙蔽清窍、清窍失养所致 ②渐聋多属虚证，多因脏腑虚损而成
头　晕	临床常见风火上扰的头晕、阴虚阳亢的头晕、心脾血虚的头晕、中气不足的头晕，肾精不足的头晕和痰浊中阻的头晕等，临证可参考
目　眩	指视物昏花迷乱，或眼前有黑花闪烁、蚊虫飞行的感觉。多因肝肾阴虚、肝阳上亢，肝血不足或气血不足，目失所养而致

（八）问月经与带下的变化

表 3-16　问月经与带下的变化

要　点		临床意义
月经变化	经期异常变化	①月经先期：周期提前八九天以上者，多因邪热迫血妄行，或因气虚不能摄血，血行无制，属于肝郁或瘀血的亦较多见

（续表 3-16）

要　点		临床意义
月经变化	经期异常变化	②月经后期：周期错后八九天以上者，多因寒凝气滞，血不畅行，或因血少，任脉不充，也常见于痰阻或气滞血瘀。若经期错乱，或前或后，经行无定期，多因肝气郁滞，或因脾肾虚损，也有因瘀血积滞所致
	经量异常变化	①月经过多：经量超过了生理范围，多因血热、冲任受损，或气虚不能摄血所致 ②月经过少：经量少于正常量，多因血虚生化不足，或因寒凝、血瘀、痰湿阻滞等 ③闭经：停经超过三个月，而又未妊娠者，多因生化不足、气虚血少，或血瘀不通，或血寒凝滞等
	色质异常变化	①虚证：经色淡红质稀，多为血少不荣 ②实证：经色深红质稠，属血热内炽 ③血瘀：色紫暗有块，乃寒凝血滞，暗红有块
	行经腹痛	行经时腰腹作痛，甚至剧痛不能忍受，并随月经周期持续发作，称为痛经 ①经前或经期小腹胀痛者——气滞血瘀 ②小腹冷痛、遇暖则缓者——寒凝 ③行经或经后小腹隐痛、腰酸痛者——乃气血亏虚、胞脉失养所致
带下变化	①若带下量多色白，清稀如涕——脾虚湿注 ②带下色黄，黏稠臭秽或伴有外阴瘙痒疼痛——湿热下注 ③带下色赤，淋沥不断，微有臭味——肝经郁热 ④带下晦暗，质稀薄而多，腰腹酸冷——肾虚 总之，凡带下色白而清稀的，多属虚证、寒证；色黄或赤，稠黏臭秽的，多为实证、热证	

四、切　诊

切诊，包括脉诊和按诊两部分，是医者运用指端的触觉，在病者的一定部位进行触、摸、按、压，以了解病情的方法。

（一）切脉部位和寸口脉分候脏腑

表 3-17　切脉部位和寸口脉分候脏腑

要　点	内　容
脉诊的部位	①现代普遍选用的切脉部位是“寸口”，即切按病人桡动脉腕后表浅部位 ②“寸口”又称“气口”或“脉口”，分寸、关、尺三部。掌后高骨（桡骨茎突）的部位为“关”，关前（腕端）为“寸”，关后（肘端）为“尺”。两手各有寸、关、尺三部，共为六脉
寸口脉分候脏腑	现临床常用的划分方法是：右寸候肺，右关候脾胃，右尺候肾（命门）；左寸候心，左关候肝，左尺候肾

（二）常见病脉的脉象和主病

表 3-18　常见病脉的脉象和主病

要　点	脉　象	主　病
浮　脉	“举之有余，按之不足”。轻取即得，重取稍弱。特点是脉象显现部位表浅	**浮脉主表**。浮而有力为表实，浮而无力为表虚
沉　脉	轻取不应，重按始得。特点是脉象部位深在	**病邪在里**。有力为里实，无力为里虚
迟　脉	脉来迟慢，一息不足四至（相当于每分钟脉搏在 60 次以下）	**主寒证**。有力为冷积，无力为阳虚
数　脉	一息脉来五至以上（相当于每分钟脉搏在 90 次以上），“去来促急”	**主热证**。有力为实热，无力为虚热
虚　脉	三部脉举按皆无力，隐隐蠕动于指下，令人有一种软而空豁的感觉，是无力脉的总称	**气血两虚，尤多见于气虚**
实　脉	脉来去俱盛，三部举按皆较大而坚实有力，是有力脉的总称	**主实证**。邪气实而正气不虚，邪正相搏，气血壅盛之证
滑　脉	“往来流利，如盘走珠”，指下有一种圆滑感	**痰饮、食滞、实热等**。平人脉滑而冲和，是营卫充实之象。妇人妊娠亦常见滑象，是血气充盛而和调的表现
涩　脉	往来艰涩不畅，有如轻刀刮竹	**气滞、血瘀、精伤、血少**
细　脉	脉来细小如线，软弱无力，但应指明显	**气血两虚，诸虚劳损，又主湿病**
洪　脉	“洪脉极大，状如洪水，来盛去衰，滔滔满指”。即脉体阔大，充实有力，来的力量较去的力量为大	**邪热亢盛**。久病气虚，或虚劳、失血、久泄等病证而见洪脉，则多属邪盛正衰的危证
弦　脉	端直以长，如按琴弦	**肝胆病、痛证、痰饮等**。弦大兼滑，阳热为病；弦紧兼细，阴寒为病；虚劳内伤，中气不足，肝病乘脾，也常见弦脉；若弦而细劲，如循刀刃，即为全无胃气，病多难治
代　脉	脉来缓弱而有规则的歇止，间歇时间较长	**主脏气衰微**。风证、痛证、七情惊恐、跌仆损伤诸病而见代脉，多属因病而致脉气不能衔接，与脏气衰微或“一脏无气”的代脉有所不同
相兼脉	即由两个以上单一脉相兼并复合而成的脉象，又称“复合脉”	一般来说，等于组成该相兼脉的各单一脉主病的相合

（三）按肌肤、按脘腹的要点和临床意义

具体内容见表 3-19。

表 3-19　按肌肤、按脘腹的要点和临床意义

要　点	临床意义
按肌肤	主要审察肌表的寒热、荣枯、润燥以及肿胀等。按肌表可从冷暖知寒热，还可以从热的微甚、浅深而辨明表里虚实 在外科方面，触按病变部位，可辨别病证的阴阳及是否成脓
按脘腹	辨疼痛、痞满、积聚。主要是通过： ①轻触表面，察皮肤的润燥 ②触压局部，了解有无痛感 ③重手推按，审其软硬，以辨别脏腑虚实和病邪性质及其积聚的程度

第三节　辨　证

辨证是在中医基础理论指导下，对病人的临床资料进行分析、综合，对照各种证的概念，从而对疾病当前病理本质作出判断、确定具体证候的过程，是认识疾病、决定治疗的前提和依据。

一、八纲辨证

八纲，即指阴、阳、表、里、寒、热、虚、实八类证候。八纲辨证，即通过对四诊所取得的材料，进行综合分析，进而用阴、阳、表、里、寒、热、虚、实这八类证候归纳说明病变的部位、性质以及病变过程中正邪双方力量对比等情况的辨证方法。

（一）表证、里证的临床表现、相互关系及辨证鉴别要点

表里辨证是一种辨别病变部位和病势趋向的辨证方法。一般来说，病在皮毛、肌腠，部位浅在者属表证，病在脏腑、血脉、骨髓，部位深在者属里证。具体内容见表 3-20。

表 3-20　表证、里证的临床表现、相互关系及辨证鉴别要点

	表　证	里　证
临床表现	主症：以发热恶寒，或恶风，舌苔薄白，脉浮为主。兼症：头身疼痛、鼻塞、咳嗽等症状	包括的范围极广，其临床表现的具体内容，详见虚实寒热辨证及脏腑辨证等有关章节
辨证要点	起病急、病程短，有发热恶寒	无新起恶寒发热并见
二者的鉴别	辨别热性病的表证和里证，要辨清发热是否伴有恶寒，舌苔是白是黄，脉象是浮是沉	
二者的关系	表里证可以相互转化，即由表入里或由里出表。病邪由表入里，病势加重，如加强护理，人体抵抗力提高，病邪可由里出表，表示病势减轻	

（二）寒证、热证的临床表现、相互关系及辨证鉴别要点

寒热，是辨析疾病性质的两个纲领，是阴阳偏盛偏衰的具体表现。一般地说，寒证是机体阳气不足或感受寒邪所表现的证候，热证是机体阳气偏盛或感受热邪所表现的证候。具体内容见表 3-21。

表 3-21　寒证、热证的临床表现、相互关系及辨证鉴别要点

	寒　证	热　证
概　述	是感受寒邪，或阳虚阴盛，机体的功能活动衰减所表现的证候	多由外感火热之邪，或因七情过激，郁而化火，或饮食不节，积蓄为热，或房事劳倦，劫夺阴精，阴虚阳亢，或阳盛阴虚，表现为机体的功能活动亢进的证候
临床表现	常见恶寒喜暖、口淡不渴、面色苍白、肢冷蜷卧、小便清长、大便溏稀、舌淡苔白而润滑、脉迟或紧等症状	多见发热喜凉，口渴饮冷，面红目赤，烦躁不宁，小便短赤，大便燥结，舌红苔黄而干燥，脉数等症状
辨证要点	以寒为主，功能减退	以热为主，功能活动亢进
二者的鉴别	寒证属阴盛，多与阳虚并见；热证属阳盛，常有津液干涸的证候出现	
二者的关系	寒热证可以互相转化，一般由寒转化为热证，是人体正气尚盛，若由热转化为寒证，多属正不胜邪	

（三）虚证、实证的临床表现、相互关系及辨证鉴别要点

虚实辨证，是分析辨别邪正盛衰的两个纲领。具体内容见表 3-22。

表 3-22　虚证、实证的临床表现、相互关系及辨证鉴别要点

	虚　证	实　证
概　述	有阴、阳、气、血虚损的区分，皆为人体正气不足所表现的证候	是由邪气过盛所反映出来的一类证候
临床表现	有阴虚、阳虚、气虚、血虚等多种证候的不同，临床表现亦极不一致，很难概括全面。常见的有：面色苍白或萎黄，精神萎靡，身疲乏力，心悸气短，形寒肢冷或五心烦热，自汗盗汗，大便滑脱，小便失禁，舌上少苔无苔，脉虚无力等	因实邪的性质及所在部位的不同，故实证的临床表现亦极不一致。主要有：发热，腹胀痛拒按，胸闷烦躁甚至神昏谵语，呼吸喘粗，痰涎壅盛，大便秘结，小便不利，脉实有力，舌苔厚腻等
辨证要点	症状表现为不足、虚弱	症状表现为有余、亢盛
二者的鉴别	①虚指正气不足，虚证便是由正气不足所表现的证候 ②实指邪气过盛，实证便是由邪气过盛所表现的证候	
二者的关系	①虚实两类证候，它们不是孤立、不变的，而是互相联系、可变的 ②虚证和实证在一定的条件下可以相互转化，也可以同时并存 ③一般来说，虚证转为实证相对较少	

（四）阴证、阳证的临床表现和辨证鉴别要点

阴阳是八纲辨证的总纲，用以统括其余的六个方面。具体内容见表 3-23。

表 3-23 阴证、阳证的临床表现和辨证鉴别要点

	阴 证	阳 证
概 念	中医学用阴阳对立统一的关系，概括说明人体一切生理、病理现象。因此，阴阳是辨证的总纲，可以归纳表、里、寒、热、虚、实的六种证候。表、热、实证属阳证，如气病属阳，腑病属阳，而阳热证则指实热证	
临床表现	①阴证的形成：多由于年老体衰，或内伤久病，或外邪内传五脏，以致阳虚阴盛，功能衰减，脏腑功能降低，常见于里证的虚寒证 ②临床常见表现：无热恶寒、四肢逆冷、息短气乏、身体沉重、精神不振、但欲卧寐、呕吐、下利清谷、小便色白、爪甲色青、面白舌淡、脉沉微等症状	①阳证的形成：多由于邪气盛而正气未衰，正邪斗争处于亢奋阶段，常见于里证的实热证 ②临床常见表现：身热、恶热不恶寒、心烦口渴，躁动不安、气高而粗、口鼻气热、目睛了了不寐，目睛视物模糊或目赤多眵、面唇色红，爪甲色红、小便红赤、大便或秘或干、舌质红绛、脉滑数有力等症状
辨证要点	见寒象	见热象
二者的鉴别	一般来说，①阳证必见热象，多见身热、恶热、烦渴、脉数；②阴证必见寒象，多见身寒肢冷、无热恶寒、精神萎靡、脉沉微无力	

第3章

二、脏腑辨证

（一）心病主要证候的临床表现及辨证要点

心病主要证候有心气虚证与心阳虚证、心血虚证与心阴虚证、心血瘀阻证与心火亢盛证。

表 3-24 心病主要证候的临床表现及辨证要点

要 点	临床表现及辨证要点
心气虚证与心阳虚证	①心阳虚与心气虚的共有症状：心悸，气短，自汗，活动或劳累后加重 ②心气虚证的临床表现，除上述共有症状外，兼见体倦乏力，面色白，舌质淡，舌体胖嫩，苔白，脉虚。心阳虚证的临床表现，除上述共有症状外，兼见面色苍白，心胸憋闷，形寒肢冷，舌淡或紫暗脉细弱或结代。如出现心阳虚脱，除有心阳虚的症状外，兼见口唇青紫，四肢厥冷，呼吸微弱，大汗淋漓，脉微欲绝 ③心气虚与心阳虚，往往由于年老脏气日衰，或由其他疾病的转变，或者由于汗、下太过以及各种损伤气血的原因而形成。心气虚证以心本脏及全身功能活动衰弱为辨证要点。心阳虚证以在心气虚证的基础上出现虚寒症状为辨证要点
心血虚证与心阴虚证	①心血虚与心阴虚的共同症状：心悸，心烦，易惊，失眠，健忘 ②心血虚证的临床表现，除上述症状外，兼见眩晕，唇舌色淡，面色不华，脉细弱。心阴虚证的临床表现，除上述症状外，兼见低热，盗汗，口干，舌红少津，五心烦热，脉细数 ③心血虚与心阴虚，或由于血的生化之源不足，或继发于失血之后，如崩漏、外伤出血、产后失血过多等，亦可由过度劳神，致阴精暗耗，营血亏虚所引起。心血虚证以心的常见症状与血虚证共见为辨证要点。心阴虚证以心的常见症状与阴虚证共见为辨证要点

（续表 3-24）

要　点	临床表现及辨证要点
心血瘀阻证与心火亢盛证	①心血瘀阻证的临床表现，多见心悸，心前区刺痛或闷痛，并常引臂内侧疼痛，尤以左臂痛厥为多见，一般痛势较剧，时作时止，重者并有面、唇、指甲青紫，舌质暗红，四肢逆冷，或见紫色斑点，苔少，脉微细或涩。心血瘀阻证一般以胸部憋闷疼痛，痛引肩背内臂，时发时止为辨证要点 ②心火亢盛证的临床表现，多见心中烦热，急躁失眠，口渴，舌红，脉数，口舌糜烂疼痛，甚则发生吐血、衄血。心火亢盛证以心及舌、脉等有关组织出现实火内炽的症状为辨证要点

（二）肺病主要证候的临床表现及辨证要点

肺病主要证候有肺气虚证、肺阴虚证、风寒犯肺证、风热犯肺证、燥热犯肺证、痰浊阻证肺证。具体内容见表 3-25。

表 3-25　肺病主要证候的临床表现及辨证要点

要　点	临床表现及辨证要点
肺气虚证	临床表现常见气短懒言，咳喘无力，声音低微，或语言断续无力，稍一用力则自汗出、面色白，气吁而喘，周身乏力，舌质淡嫩，脉虚弱等。一般以咳喘无力，气少不足以息和全身功能活动减弱为辨证要点
肺阴虚证	临床表现常见咳嗽较重，干咳无痰，或声音嘶哑，身体消瘦，舌红少津，脉细无力，或痰少而黏，并有咽喉干痒。阴虚火旺还可见午后发热，盗汗，咳痰带血，干渴思饮，两颧发红，舌质红，脉细数。以在肺病常见症状的基础上伴见阴虚内热为辨证要点
风寒犯肺证	临床表现常见咳嗽或气喘，咳痰稀薄，色白而多泡沫，口不渴，常伴有鼻流清涕，或发热恶寒，头痛身酸楚。舌苔薄白，脉浮或弦紧。一般以咳嗽兼见风寒表证为辨证要点
风热犯肺证	临床表现常见咳嗽，咳黄稠痰，不易咳出，甚则咳吐脓血臭痰，一般还伴鼻流浊涕，咽喉疼痛，口干欲饮等，舌尖红，脉浮数。病重者可见烦躁不安，气喘鼻扇。一般以咳嗽与风热表证共见为辨证要点
燥热犯肺证	临床表现常见干咳无痰，或痰少而黏，缠喉难出，舌尖红，鼻燥咽干，苔薄白少津，脉浮细而数。并常伴有胸痛或发热头痛，身酸楚等症状。一般以肺系症状表现干燥少津为辨证要点
痰浊阻肺证	临床表现常见咳嗽，痰量多，色白而黏，容易咳出，或见胸满，气喘，呕恶等症。舌苔白腻，脉象多滑。一般以咳嗽痰多质黏、色白易咳为辨证要点

（三）脾病主要证候的临床表现及辨证要点

脾病的主要证候有脾气虚证与脾阳虚证、寒湿困脾证与脾胃湿热证。具体内容见表 3-26。

表 3-26　脾病主要证候的临床表现及辨证要点

要　点		临床表现及辨证要点
脾气虚证	脾失健运证	常见食纳减少，食后作胀，或肢体浮肿，小便不利，或大便溏泻，时

（续表 3-26）

要　点		临床表现及辨证要点
脾气虚证	脾失健运证	息时发，并伴有身倦无力，气短懒言，面色萎黄，舌质淡嫩，苔白，脉缓弱的临床表现。以运化功能减退和气虚证共见为辨证要点
	脾虚下陷证	常见子宫脱垂，脱肛，胃下垂，慢性腹泻，并见食纳减少，食后作胀，少腹下坠，体倦少气，气短懒言，舌淡苔白，脉虚的临床表现。一般以脾气虚和内脏下垂为辨证要点
	脾不统血证	常见面色苍白或萎黄，饮食减少，倦怠无力，气短，肌衄，便血以及妇女月经过多，或崩漏，舌质淡，脉细弱的临床表现。一般以在脾气虚的基础上和出血共见为辨证要点
脾阳虚证		临床表现常见在脾失健运症状的基础上，同时出现腹中冷痛，腹满时减，得温则舒，口泛清水，四肢不温，气怯形寒。妇女则见白带清稀，小腹下坠，腰酸沉等症。脉沉迟而舌淡苔白。一般以脾运失健的基础上伴有寒象为辨证要点
寒湿困脾证		常见脘腹胀满，头身困重，食纳减少，泛恶欲吐，口不渴，便溏稀薄，小便不利，妇女带下，舌苔白腻或厚，脉迟缓而濡。一般以脾的运化功能障碍为基础，同时又有寒湿中遏的表现为辨证要点
脾胃湿热证		常见面目皮肤发黄，鲜明如橘色，脘腹胀满，不思饮食，厌恶油腻，恶心呕吐，体倦身重，发热，口苦，尿少而黄。舌苔黄腻，脉濡数。一般以脾的运化功能障碍和湿热内阻的症状为辨证要点

（四）肝病主要证候的临床表现及辨证要点

肝病主要证候有肝气郁结证、肝火上炎证、肝阴虚证、肝阳上亢证、肝血虚证、肝风内动证、肝胆湿热证、寒滞肝脉证。具体内容见表 3-27。

表 3-27　肝病主要证候的临床表现及辨证要点

要　点	临床表现及辨证要点
肝气郁结证	临床表现常见胁肋胀痛，胸闷不舒，善太息，神情沉默，不欲饮食，或见口苦善呕，头目眩晕，脉弦，舌苔白滑。在妇女则有月经不调，痛经或经前乳房作胀等症。一般以情志抑郁，肝经所过部位发生胀闷疼痛，妇女月经不调等作为辨证要点
肝火上炎证	临床表现常见头痛眩晕，耳聋耳鸣，面红目赤，口苦，尿黄，甚则咯血、吐血、衄血，舌红苔黄，脉弦数。一般以肝脉循行所过的头、目、耳、胁部位见到实火炽盛症状作为辨证要点
肝阴虚证	临床表现常见眩晕耳鸣，胁痛目涩，面部烘热，五心烦热，潮热盗汗，口咽干燥，手足蠕动，舌红少津，脉弦细数。一般以肝病症状和阴虚证共见为辨证要点
肝阳上亢证	临床表现常见头痛、头胀、眩晕，时轻时重，耳鸣耳聋，口燥咽干，两目干涩，失眠健忘，腰膝酸软，舌红少津，脉多弦而有力。一般以肝阳亢于上而肾阴亏于下的症状表现作为辨证要点
肝血虚证	临床表现常见眩晕耳鸣，面白无华，爪甲不荣，夜寐多梦，视力减退或雀目，或见肢体麻木，关节拘急不利，手足震颤，肌肉瞤动，妇女常见月经量少、色淡，甚则经闭。舌淡苔白，脉弦细。一般以筋脉、爪甲、两目、肌肤等失去血的濡养以及全身血虚的表现为辨证要点

（续表 3-27）

要　点		临床表现及辨证要点
肝风内动证		风有内风、外风之分，一般所称肝风，均指内风而言。其症状主要以眩晕抽搐、震颤等为主
	肝阳化风	临床表现常见眩晕欲仆，头胀头痛，肢麻或震颤，舌体歪斜，舌红脉弦，甚则猝然昏倒、舌强、言语不利，或半身不遂。一般根据患者平素具有肝阳上亢的现象结合突然出现肝风内动的症状为辨证要点
	热极生风	临床表现常见高热，肢体抽搐，项强，两眼上翻，甚则角弓反张，神志昏迷，舌红脉弦数。多以高热与肝风共见为辨证要点
	血虚生风	临床表现常见头目眩晕，视物模糊，面色萎黄，肢体麻木或震颤，手足拘急，肌肉瞤动，脉弦细，舌淡少苔。一般以筋脉、爪甲、两目、肌肤等失去血的濡养的症状，以及全身血虚为辨证要点
肝胆湿热证		临床表现常见胁肋满闷疼痛，黄疸，小便短赤，或小便黄而浑浊，或带下色黄腥臭，外阴瘙痒，或睾丸肿痛，红肿灼热，舌苔黄腻，脉弦数。一般以胁肋胀痛，身目发黄或阴部瘙痒，带下黄臭，舌红苔黄腻为辨证要点
寒滞肝脉		临床表现常见少腹胀痛，牵引睾丸，或睾丸胀大下坠，或阴囊冷缩。舌润苔白，脉多沉弦。一般以少腹牵引阴部坠胀冷痛为辨证要点

（五）肾病主要证候的临床表现及辨证要点

肾病的主要证候有肾阳虚证、肾阴虚证、肾精不足证、肾气不固证、肾不纳气证。具体内容见表 3-28。

表 3-28　肾病主要证候的临床表现及辨证要点

要　点	临床表现及辨证要点
肾阳虚证	临床表现常见形寒肢冷，精神不振，腰膝酸软，或阳痿不举。舌淡苔白，脉沉迟或两尺无力。一般以全身功能低下伴见寒象为辨证要点
肾阴虚证	临床表现常见头晕目眩，耳鸣耳聋，牙齿松动，失眠遗精，口燥咽干，五心烦热，盗汗，腰膝酸痛，舌红，脉细数。一般以肾病的主要症状和阴虚内热症状同见为辨证要点
肾精不足证	临床表现常见男子精少不育，女子经闭不孕，性功能减退。小儿发育迟缓，身材矮小，智力和动作迟钝，囟门迟闭，骨骼痿软。成人早衰，发脱齿摇，耳鸣耳聋，健忘恍惚，动作迟缓，足痿无力，精神呆钝等。一般以小儿生长发育迟缓，成人早衰，生殖功能减退的表现为辨证要点
肾气不固证	临床表现常见滑精早泄，尿后余沥，小便频数而清，甚则不禁，腰脊酸软，面色淡白，听力减退，舌淡苔白，脉细弱。一般以肾及膀胱不能固摄表现的症状为辨证要点
肾不纳气证	临床表现常见气虚喘促，呼多吸少，动则喘甚，汗出，四肢不温，恶风寒，面部虚浮，脉虚弱，舌质淡。一般以久病咳喘，呼多吸少，气不得续，动则加重为主，伴见肺肾气虚表现为辨证要点

（六）六腑病变主要证候的临床表现及辨证要点

具体内容见表 3-29。

表 3-29　六腑病变主要证候的临床表现及辨证要点

要　点	临床表现及辨证要点
胃寒证	临床表现常见胃脘疼痛，轻则绵绵不已，重则拘急剧痛，阵阵发作，遇寒则重，得热则缓，呕吐清水，舌苔白滑，脉沉迟或沉弦。一般以胃脘疼痛和寒象同见为辨证要点
胃热（火）证	临床表现常见胃脘灼热而疼痛，烦渴多饮或渴欲冷饮，消谷善饥，牙龈肿痛，口臭，泛酸嘈杂，舌红苔黄，脉滑数。一般以胃病常见症状和热象共见为辨证要点
食滞胃脘证	临床表现常见脘腹胀满，呕吐酸腐，嗳气反酸，或矢气酸臭，不思饮食，泄泻或秘结，舌苔厚腻，脉滑。一般以胃脘胀闷疼痛，嗳腐吞酸为辨证要点
胃阴虚证	临床表现常见口咽发干，多以睡后明显，不思饮食，或知饥不食，并有心烦、低热、大便不调、干呕作呃，舌红少苔或无苔，脉细数。一般以胃病常见症状伴见阴虚为辨证要点
大肠湿热证	临床表现常见腹痛下利，里急后重，或便脓血，肛门灼热，小便短赤，舌苔黄腻，脉多弦滑而数。一般以腹痛、排便次数增多，或下痢脓血，或下黄色稀水为辨证要点
大肠液亏证	临床表现常见大便秘结干燥，难于排出，往往数日一次，可兼见头晕、口臭等症。脉涩或细，舌红少津或可见黄燥苔。一般以大便干燥难于排出为辨证要点
膀胱湿热证	膀胱湿热证临床表现，常见小便不畅，尿频尿急，尿痛或小便淋沥，尿色浑浊，或有脓血或有砂石。舌苔黄腻，脉数。一般以尿频，尿急，尿痛，尿黄为辨证要点

（七）脏腑兼病主要证候的临床表现及辨证要点

表 3-30　脏腑兼病主要证候的临床表现及辨证要点

要　点	临床表现及辨证要点
心肺两虚证	临床常见久咳不已，气短心悸，面色白，甚者可见口唇青紫。舌淡，脉细弱。一般以心悸咳喘与气虚证共见为辨证要点
心脾两虚证	临床常见心悸怔忡，失眠多梦，健忘，食纳减少，腹胀，大便溏泻，倦怠乏力，舌质淡嫩，脉细弱。心脾两脏病变常互相影响，辨证时必须抓住矛盾主要方面。如因心而影响脾的，见症重点当在心悸、气短，治当以益心为主；如因脾而影响心的，见症重点应在食少腹胀、便溏乏力，治以补脾为主。一般以心悸失眠，面色萎黄，神疲食少，腹胀便溏为辨证要点
肺脾两虚证	临床常见久咳不已，短气乏力，痰多清稀，食纳减少，腹胀便溏，甚则足面浮肿。苔白舌淡，脉细弱。一般以咳喘，纳少、腹胀便溏为主，伴见气虚症状为辨证要点
心肾不交证	临床常见虚烦失眠，心悸健忘，头晕耳鸣，咽干，腰膝酸软，多梦遗精，潮热盗汗，小便短赤。舌红无苔，脉细数。心阴虚，神失所养，故见虚烦失眠、心悸健忘。肾阴虚，则腰膝酸软。肾之阴精不足，不能上养清窍，故见头晕耳鸣。虚火内扰，精关不固，则多梦遗精。潮热盗汗、咽干、小便短赤、舌红无苔、脉细数，均属阴虚内热之象。一般以失眠，伴见心火亢而肾水虚的症状为辨证要点
肝火犯肺证	临床常见胸胁窜痛，咳嗽阵作，甚则咯吐鲜血，性急善怒，烦热口苦，头眩目赤。

（续表 3-30）

要 点	临床表现及辨证要点
肝火犯肺证	舌苔薄，舌质红，脉弦数。一般以胸胁灼痛，急躁易怒，目赤口苦，咳嗽为辨证要点
肺肾阴虚证	临床常见咳嗽痰少，动则气促，间或咯血，腰膝酸软，消瘦，骨蒸潮热，盗汗遗精，颧红，舌红苔少，脉细数。一般以久咳痰血，腰膝酸软，遗精等症与阴虚症状同见为辨证要点
肝胃不和证	临床常见胸胁胀满，善太息，胃脘胀满作痛，嗳气吞酸，嘈杂或呕恶，苔薄黄，脉弦。一般以脘胁胀痛，吞酸嘈杂为辨证要点
脾肾阳虚证	临床常见畏寒肢冷，气短懒言，身体倦怠，大便溏泻或五更泄泻，或见浮肿，甚则腹满膨胀。舌质淡，苔白润，脉细弱。一般以腰膝、下腹冷痛，久泻不止，浮肿等与寒证并见为辨证要点
肝肾阴虚证	临床常见头晕目眩，耳鸣，胁痛，腰膝酸软，咽干，颧红，盗汗，五心烦热，男子或见遗精，女子或见月经不调。舌红无苔，脉细数。一般以胁痛，腰膝酸软，耳鸣，遗精与阴虚内热症状同见为辨证要点

三、气血津液辨证

（一）气病主要证候的临床表现及辨证要点

气的病变很多，一般可概括为气虚、气陷、气滞、气逆四种。具体内容见表 3-31。

表 3-31　气病主要证候的临床表现及辨证要点

要 点	临床表现及辨证要点
气虚证	临床常见头晕目眩，少气懒言，疲倦乏力，自汗，活动时诸症加剧。舌淡，脉虚无力。一般以全身功能活动低下为辨证要点
气陷证	临床常见头目昏花，少气倦怠，腹部有坠胀感，脱肛或子宫脱垂等。舌淡苔白，脉弱。一般以内脏下垂为主要诊断要点
气滞证	临床常见胀闷疼痛，妇女乳房胀痛。一般以胀闷疼痛为辨证要点
气逆证	临床表现，肺气上逆可见咳嗽喘息；胃气上逆，则见呃逆，嗳气，恶心呕吐；肝气升发太过，则见头痛，眩晕，昏厥，呕血等。一般以气机逆而向上的症状为辨证要点

（二）血病主要证候的临床表现及辨证要点

血的病证颇多，概括起来主要有血虚、血瘀、血热、血寒四个方面。具体内容见表 3-32。

表 3-32　血病主要证候的临床表现及辨证要点

要 点	临床表现及辨证要点
血虚证	临床常见面色苍白或萎黄，唇色淡白，头晕眼花，心悸失眠，手足发麻，妇女经行量少、愆期甚或经闭，舌质淡，脉细无力。一般以面色、口唇、爪甲失其血色及全身虚弱为辨证要点

（续表 3-32）

要　点	临床表现及辨证要点
血瘀证	临床常见局部肿胀疼痛，痛如针刺，拒按，痛处固定不移，且常在夜间加重，一般伴有面色晦暗、口唇色紫、舌有瘀斑、口干但欲漱水不欲咽等症状。**一般以痛如针刺，痛有定处，拒按，肿块，唇舌爪甲紫暗，脉涩等为辨证要点**
血热证	临床常见心烦，或躁扰发狂，口干不喜饮，身热，以夜间为甚，脉细数，舌红绛，或见各种出血证，妇女月经先期、量多等。**一般以出血和全身热象为辨证要点**
血寒证	临床常见疼痛喜暖，得暖痛减，形寒肢冷，舌淡而暗，脉沉迟涩。妇女常见少腹冷痛、畏寒肢冷，月经愆期，经色暗淡有血块等症。**一般以手足、腹部等局部冷痛，肤色紫暗为辨证要点**

（三）气血同病常见证候的临床表现及辨证要点

表 3-33　气血同病常见证候的临床表现及辨证要点

要　点	临床表现及辨证要点
气滞血瘀证	临床常见胸胁胀满走窜疼痛，性情急躁，并兼见痞块刺痛拒按，舌紫暗或有瘀斑等。妇女还可见月经闭止，或痛经、经色紫暗有块，乳房胀痛等症状。**一般以病程较长和肝经循行部位的疼痛痞块为辨证要点**
气血两虚证	临床常见少气懒言，乏力自汗，面色苍白或萎黄，心悸失眠，舌淡而嫩，脉细弱等。**多以气虚与血虚的症状同见为辨证要点**
气不摄血证	临床常见出血的同时，见有气短，倦怠乏力，面色苍白，脉软弱细微、舌淡等气虚的症状。**多以出血和气虚症状同见为辨证要点，**脾有统摄血液在脉中运行和运化水谷精微的功能，所以气不摄血证，也常可见到脾虚的症状
气随血脱证	临床常见大量出血的同时，见面色白，四肢厥冷，大汗淋漓，甚至晕厥，脉微细或弱等症。**多以大量出血时，随即出现气脱的症状为辨证要点**

（四）津液不足、水肿的临床表现及辨证要点

表 3-34　津液不足、水肿的临床表现及辨证要点

要　点	临床表现及辨证要点
津液不足证	临床常见口渴咽干，唇燥舌干少津或无津，皮肤干燥，甚或干瘪，或见下肢痿弱，或小便短少，大便干结，脉多细数。若因高热灼伤津液，并见心烦、渴饮、舌红、苔黄、脉细数等症状。若气阴两伤，则并见气短、神疲、舌色较淡、苔少或光剥无苔、脉虚无力的症状。**多以皮肤、口唇、舌咽干燥及尿少便干为辨证要点**
水　肿	临床表现常见下肢浮肿，甚或一身面目悉肿，或单纯腹大如鼓，脉象沉弦，舌淡苔白滑或舌质胖大的症状。水肿有阳水和阴水的区别，**一般阳水以发病急，来势猛，先见眼睑头面，上半身肿甚者为辨证要点。阴水以发病较缓，足部先肿，腰以下肿甚，按之凹陷不起为辨证要点**

第四章 常用医学检查指标及其临床意义

知识导图

常用医学检查指标及其临床意义
- 血常规检查、尿常规检查
- 粪常规检查、肝功能检查
- 肾功能检查、常用血液生化检查
- 乙型肝炎病毒标志物检测

第一节 血常规检查

一、白细胞计数（WBC）

（一）参考值

成人：（4 ～ 10）×10^9/L。

6 个月至 2 岁：（11 ～ 12）×10^9/L。

新生儿：（15 ～ 20）×10^9/L。

（二）临床意义

表 4-1 临床意义

要点		内容
白细胞增多	生理性	主要见于月经前、妊娠、分娩、哺乳期妇女和剧烈运动、兴奋激动、饮酒、进餐后等；新生儿和婴儿高于成人
	病理性	**主要见于各种细菌感染、严重组织损伤或坏死、白血病、恶性肿瘤、尿毒症、糖尿病酮症酸中毒以及有机磷农药、催眠药等化学药物的急性中毒**，应用某些升白细胞的化学药物也会促使白细胞升高
白细胞减少	疾病	主要见于流行性感冒、再生障碍性贫血、白血病等
	用药	应用磺胺药、解热镇痛药、部分抗生素、抗甲状腺制剂和抗肿瘤药等
	特殊感染	如革兰阴性菌感染（伤寒、副伤寒）、结核分枝杆菌感染、病毒感染（风疹、肝炎）和寄生虫感染（疟疾）等
	其他	放射线、化学品（苯及其衍生物）等的影响

二、白细胞分类计数（DC）

（一）参考值

表 4-2 参考值

	绝对值	百分数
中性粒细胞	（2.0 ～ 7.0）×10^9/L	50% ～ 70%
嗜酸性粒细胞	（0.05 ～ 0.5）×10^9/L	0.5% ～ 5%
嗜碱性粒细胞	＜ 0.1×10^9/L	0% ～ 1%
淋巴细胞	（0.8 ～ 4.0）×10^9/L	20% ～ 40%
单核细胞	（0.12 ～ 0.8）×10^9/L	3% ～ 8%

（二）临床意义

表 4-3 临床意义

	增 多	减 少
中性粒细胞	①急性感染或化脓性感染所致 ②中毒所致 ③出血和其他疾病所致	①疾病所致：伤寒、副伤寒、疟疾等 ②中毒或损伤所致：重金属或有机物中毒等 ③用药所致：抗肿瘤药、抗病毒药等
嗜酸性粒细胞	①过敏性疾病所致 ②皮肤病与寄生虫病所致 ③血液病所致	①疾病或创伤所致：伤寒、副伤寒、大手术后等 ②用药所致：长期应用肾上腺皮质激素等
嗜碱性粒细胞	①疾病所致：慢性粒细胞白血病、慢性溶血、真性红细胞增多症、罕见嗜碱性粒细胞白血病、骨髓纤维化或转移癌等 ②创伤及中毒所致：铅中毒及注射疫苗等	①疾病所致：速发性过敏反应如荨麻疹等 ②用药所致：促肾上腺皮质激素应用过量等
淋巴细胞	①传染病所致：百日咳、风疹等 ②血液病所致 ③肾移植术后发生排斥反应期	传染病的急性期、放射病、细胞免疫缺陷病、长期应用肾上腺皮质激素后或接触放射线等
单核细胞	①传染病或寄生虫病 ②血液病 ③其他疾病：如亚急性细菌性心内膜炎等	—

三、红细胞计数（RBC）

（一）参考值

男性：（4.0 ～ 5.5）×10^{12}/L。 女性：（3.5 ～ 5.0）×10^{12}/L。

新生儿：（6.0 ～ 7.0）×10^{12}/L。

（二）临床意义

表 4-4　临床意义

要　点	内　容		
红细胞增多	相对性增多	见于严重呕吐、腹泻、排尿过多、休克、多汗、大面积烧伤	
	绝对性增多	生理性增多	如机体缺氧和高原生活、胎儿、新生儿、剧烈运动或体力劳动、骨髓释放红细胞速度加快等
		病理代偿性和继发性增多	常继发于如**慢性肺心病、肺气肿、高山病和肿瘤**（肾癌、肾上腺肿瘤）
		真性红细胞增多	为原因不明的慢性骨髓功能亢进，红细胞计数可达（7.0～12.0）$\times 10^{12}$/L
红细胞减少	①造血物质缺乏　②骨髓造血功能低下 ③红细胞破坏或丢失过多　④**继发性贫血**		

四、血红蛋白（Hb）

血红蛋白减少是诊断贫血的重要指标，但不能确定贫血的类型，需结合其他检测指标综合分析。

（一）参考值

男性：120～160g/L。　女性：110～150g/L。　新生儿：170～200g/L。

（二）临床意义

表 4-5　临床意义

要　点	内　容
血红蛋白增多	①疾病所致：高原病、慢性肺源性心脏病等 ②**创伤所致：大量失水、严重烧伤等**
血红蛋白减少	①出血所致 ②其他疾病所致：**如缺铁性贫血、胃肠肿瘤等**

五、血小板计数（PLT）

（一）参考值

（100～300）$\times 10^{9}$/L。

（二）临床意义

表 4-6　临床意义

要　点	内　容	
血小板减少	血小板生成减少	**骨髓造血功能障碍、再生障碍性贫血**、各种急性白血病、骨髓转移瘤、骨髓纤维化、多发性骨髓瘤、巨大血管瘤、系统性红斑狼疮、恶性贫血、巨幼细胞贫血

（续表 4-6）

要　点		内　容
血小板减少	血小板破坏过多	特发性血小板减少性紫癜、肝硬化、脾功能亢进、体外循环等
	血小板分布异常	脾肿大、各种原因引起的血液稀释
	其他疾病	弥散性血管内凝血、阵发性睡眠血红蛋白尿症、某些感染（如伤寒、黑热病、麻疹、出血热多尿期前、传染性单核细胞增多症、粟粒性结核和败血症）、出血性疾病（如血友病、坏血病、阻塞性黄疸、过敏性紫癜等）
	用　药	药物中毒或过敏
血小板增多	①创伤 ②其他疾病所致：原发性血小板增多症、溃疡性结肠炎等	

六、红细胞沉降率（ESR）

红细胞沉降率是指红细胞在一定的条件下、在单位时间内的沉降距离，简称血沉。

（一）参考值

魏氏（Westergren）法：男性：0 ～ 15mm/h；女性：0 ～ 20mm/h。

（二）临床意义

表 4-7　临床意义

	生理性增快	病理性增快
血沉增快	见于女性月经期、妊娠 3 个月以上（至分娩后 3 周内）	①炎症 ②组织损伤及坏死 ③恶性肿瘤 ④各种原因所致的高球蛋白血症

第二节　尿常规检查

一、尿液酸碱度（pH）

（一）参考值

新鲜尿液多呈弱酸性，随机尿 pH4.5 ～ 8.0，晨尿 pH 值约 6.5。

（二）临床意义

具体内容见表 4-8。

表 4-8　临床意义

	疾　病	用　药
pH 升高	代谢性碱中毒、感染性膀胱炎、长期呕吐、肾小管性酸中毒等	应用碱性药物
pH 降低	代谢性酸中毒、糖尿病酮症酸中毒、痛风、高热、低钾性代谢性碱中毒、严重腹泻及饥饿状态	应用酸性药物

二、尿比重（SG）——临床意义

表 4-9　尿比重（SG）——临床意义

要　点	内　容
尿比重升高	急性肾小球肾炎、肾病综合征、糖尿病、血容量不足等
尿比重降低	大量饮水、慢性肾炎、肾小球间质疾病、慢性肾衰竭、急性肾衰多尿期及尿崩症等

三、尿蛋白（PRO）——临床意义

表 4-10　尿蛋白（PRO）——临床意义

要　点		内　容
生理性蛋白尿		由剧烈运动、发热、低温刺激、精神紧张导致，持续时间短，诱因解除后消失。妊娠期妇女也会有轻微蛋白尿
病理性蛋白尿	肾小球性蛋白尿	为最常见的一种蛋白尿。见于急性和慢性肾小球肾炎、肾盂肾炎、肾病综合征、肾肿瘤、糖尿病肾小球硬化症、狼疮性肾炎、过敏性紫癜性肾炎、肾动脉硬化、肾静脉血栓形成、心功能不全等
	肾小管性蛋白尿	常见于活动性肾盂肾炎、间质性肾炎、肾小管性酸中毒、肾小管重金属（汞、铅、镉）损伤
	混合性蛋白尿	肾小球、肾小管同时受损。见于慢性肾炎、慢性肾盂肾炎、肾病综合征、糖尿病肾病、狼疮性肾炎等
	溢出性蛋白尿	见于多发性骨髓瘤、原发性巨球蛋白血症出现的本－周蛋白尿；或骨骼肌严重损伤及大面积心肌梗死时的肌红蛋白尿
	药物肾毒性蛋白尿	应用氨基糖苷类抗生素（庆大霉素）、多肽类抗生素（多黏菌素）、抗肿瘤药（甲氨蝶呤）、抗真菌药（灰黄霉素）、抗精神病药（氯丙嗪）等

四、尿葡萄糖（GLU）

尿糖阳性见于表 4-11。

表 4-11　尿糖阳性

要　点	内　容
疾　病	糖尿病、内分泌疾病、垂体和肾上腺疾病如肢端肥大症、肾上腺皮质功能亢进、功能性 α 或 β 细胞胰腺肿瘤、嗜铬细胞瘤、甲状腺功能亢进症、肝脏疾病、糖原累积症、胰腺炎等
饮食性糖尿	健康人短时间内过量进食糖类，以及妊娠末期或哺乳期妇女可有一时性生理性糖尿
暂时性和持续性糖尿	暂时性糖尿见于剧烈运动后、头部外伤、脑出血、癫痫发作、各种中毒、肾上腺皮质激素用量过大等；而持续性糖尿多见于原发型糖尿病、甲状腺功能亢进症、内分泌疾病、嗜铬细胞瘤等
其　他	烧伤、感染、骨折、应用药物（肾上腺皮质激素、口服避孕药、蛋白同化激素）也可引起尿糖阳性

五、尿胆红素（BIL）

尿胆红素阳性多见于如下疾病。

1. 肝细胞性黄疸：病毒性肝炎、肝硬化、酒精性肝炎、药物性肝损伤。

2. 阻塞性黄疸：如化脓性胆管炎、胆囊结石、胆道肿瘤、胰腺肿瘤、原发性肝癌、手术创伤所致的胆管狭窄等。

六、尿隐血（BLD）

尿中出现血红蛋白是血管内溶血的证据之一，因此尿 Hb 测定有助于血管内溶血疾病的诊断。引起溶血的疾病有以下因素：红细胞破坏；生物因素；动植物导致的溶血；微血管性溶血性贫血；服用氧化剂药物；免疫因素。

七、尿中白细胞（LEU）

尿中白细胞增多见于泌尿系统感染、慢性肾盂肾炎、膀胱炎、前列腺炎等。女性白带混入尿液时，也可发现较多的白细胞。

八、尿沉渣管型——临床意义

表 4-12　尿沉渣管型——临床意义

要　点	内　容
急性肾小球肾炎	可见较多透明管型及颗粒管型，还可见红细胞管型
慢性肾小球肾炎	可见较多细、粗颗粒管型，也可见透明管型，偶见脂肪管型、蜡样管型和宽大管型
肾病综合征	常见有脂肪管型，容易见细、粗颗粒管型，也可见有透明管型
急性肾盂肾炎	可见少量白细胞管型，偶见有颗粒管型
慢性肾盂肾炎	可见较多白细胞管型、粗颗粒管型

九、尿沉渣结晶

临床意义

1. 磷酸盐结晶常见于pH值碱性的感染尿液。
2. 尿酸盐结晶常见于痛风。大量的尿酸和尿酸盐结晶提示核蛋白更新增加。
3. 大量的草酸盐结晶提示严重的慢性肾病，或乙二醇、甲氧氟烷中毒。
4. 胱氨酸结晶可见于胱氨酸尿的患者。
5. 酪氨酸和亮氨酸结晶常见于有严重肝病患者的尿液中。
6. 胆红素结晶见于黄疸、急性肝萎缩、肝癌、肝硬化、磷中毒等患者的尿液中。
7. 脂肪醇结晶见于膀胱尿潴留、下肢麻痹、慢性膀胱炎、前列腺增生、慢性肾盂肾炎患者的尿液中。
8. 服用磺胺药、氨苄西林、巯嘌呤、扑痫酮等药物，可出现结晶尿。

十、尿酮体（KET）——临床意义

表4-13　尿酮体（KET）——临床意义

要　点	内　容
非糖尿病酮尿	①见于婴儿、儿童急性发热，伴随有呕吐、腹泻中毒 ②新生儿如有严重酮症酸中毒应疑为遗传性代谢性疾病 ③也可见于寒冷、剧烈运动后紧张状态、妊娠期、低糖性食物、禁食、呕吐、甲状腺功能亢进症、恶病质、麻醉后、糖原累积病、活动性肢端肥大症及生长激素、肾上腺皮质激素、胰岛素分泌过度等
糖尿病酮尿	见于糖尿病酮症酸中毒，尿液中酮体，常早于血液中酮体的升高

十一、尿淀粉酶（UAMY）——临床意义

表4-14　尿淀粉酶（UAMY）——临床意义

要　点	内　容
尿淀粉酶升高	①急性胰腺炎发作期尿淀粉酶活性上升稍晚于血清淀粉酶（发病后12～24小时开始升高），且维持时间稍长 ②其他疾病，如胰头癌、流行性腮腺炎、胃溃疡穿孔也可见尿淀粉酶升高
尿淀粉酶减少	主要见于重症肝炎、肝硬化、糖尿病等

第三节　粪常规检查

一、粪外观——临床意义

表4-15　粪外观——临床意义

要　点	内　容
稀糊状或水样粪便	①常由肠蠕动亢进、水分吸收不充分所致，见于各种肠道感染性或非感染性腹泻，或急性胃肠炎

（续表 4-15）

要　点	内　容
稀糊状或水样粪便	②若出现大量的黄绿色稀便并含有膜状物则应考虑伪膜性肠炎症 ③大量水样便也可见于艾滋病患者的肠道孢子虫感染
米泔水样便	由于肠道受刺激，大量分泌水分所致，常见于霍乱、副霍乱等
黏液便	由于肠道受刺激分泌黏液过多所致，见于小肠炎症、大肠炎症等
胨状便	主要见于过敏性肠炎、慢性细菌性痢疾等
脓血便	为下段肠道疾病的表现，主要见于细菌性痢疾、溃疡性结肠炎、直肠或结肠癌、阿米巴痢疾等
乳凝便	为脂肪或酪蛋白消化不良的表现，常见于儿童消化不良等
鲜血便	主要见于痔疮、肛裂、息肉等下消化道出血等
柏油便	粪便黑色有光泽，为上消化道出血（大于 50ml）后，红细胞被胃肠液消化所致
白陶土便	因胆汁减少或缺乏，使粪胆素减少或缺乏所致，常见于阻塞性黄疸等
细条便	为直肠狭窄的表现，主要见于直肠癌等

二、粪隐血——临床意义

表 4-16　粪隐血——临床意义

要　点	内　容
消化道溃疡	胃、十二指肠溃疡者的隐血阳性率可达 40%～70%，可呈间歇性阳性
消化道肿瘤	胃癌、结肠癌者的隐血阳性率可达 87%～95%，并呈持续性阳性
其他疾病	见于肠结核、克罗恩病、溃疡性结肠炎；全身性疾病如紫癜、急性白血病、伤寒、回归热、钩虫病；对于老年人则有助于早期发现消化道恶性肿瘤等

三、粪胆原——临床意义

1. 粪胆原增加：在溶血性黄疸时明显增加；也可见于阵发性睡眠性血红蛋白尿症。
2. 粪胆原减少：在阻塞性黄疸时明显减少。

四、粪便细胞显微镜检查——临床意义

表 4-17　粪便细胞显微镜检查——临床意义

要　点	内　容
白细胞	正常粪便中不见或偶见白细胞。白细胞增多见于肠道炎症（常伴有脓细胞）、细菌性痢疾（以中性粒细胞增多为主）、溃疡性结肠炎、阿米巴痢疾、出血性肠炎和肠道反应性疾病（还可伴有嗜酸性细胞和浆细胞增多）
红细胞	正常粪便中无红细胞。出现红细胞可见于痢疾、溃疡性结肠炎、结肠癌等
吞噬细胞	主要见于急性肠炎和痢疾

第4章

（续表 4-17）

要　点	内　容
上皮细胞	为肠壁炎症的特征，见于结肠炎、伪膜性肠炎等
真　菌	大量或长期应用广谱抗生素可致菌群失调，引起真菌感染

第四节 肝功能检查

一、血清丙氨酸氨基转移酶（ALT）

表 4-18　血清丙氨酸氨基转移酶

要　点	内　容
参考值	速率法：成人 5 ~ 40U/L
临床意义	ALT 的测定可反映肝细胞的损伤程度。ALT 升高常见于以下疾病： ①肝胆疾病 ②其他疾病：急性心肌梗死（AMI）、心肌炎、心力衰竭所致的肝脏淤血、骨骼疾病、传染性单核细胞增多症、胰腺炎、外伤、严重烧伤、休克等 ③用药所致：如氯丙嗪、异烟肼等

二、血清天门冬氨酸氨基转移酶（AST）

表 4-19　血清天门冬氨酸氨基转移酶（AST）

要　点	内　容
参考值	速率法：成人 8 ~ 40U/L
临床意义	AST 的测定可反映肝细胞损伤程度。AST 升高常见于以下疾病： ①急性心肌梗死（AMI） ②肝脏疾病 ③其他疾病：如皮肌炎、肺栓塞、坏疽等 ④用药所致：与 ALT 类相同

三、血清 γ-谷氨酰转移酶（GGT）——临床意义

1. 肝胆疾病。
2. 胰腺疾病。
3. 其他疾病：心肌梗死、前列腺肿瘤。
4. 用药所致：如苯巴比妥、苯妥英钠等。

四、血清碱性磷酸酶（ALP）——临床意义

1. 肝胆疾病。
2. 骨骼疾病。
3. 用药所致：羟甲戊二酰辅酶 A 还原酶抑制剂。

五、血清总蛋白、清蛋白和球蛋白——临床意义

表 4-20　血清总蛋白、清蛋白和球蛋白——临床意义

	增　高	降　低
血清总蛋白	①各种原因脱水所致的血液浓缩 ②血清蛋白合成增加	①各种原因引起的血清蛋白质丢失和摄入不足 ②血清水分增加 ③其他疾病所致：如结核、肿瘤等
血清清蛋白	见于严重失水而致的血浆浓缩	①营养不良　②消耗增加　③合成障碍
血清球蛋白	①炎症或慢性感染性疾病 ②自身免疫性疾病 ③某些恶性肿瘤	主要是合成减少 ①生理性减少（出生后至 3 岁） ②免疫功能抑制 ③低 γ 球蛋白血症

六、血清总胆红素、非结合胆红素、结合胆红素

1. 血清总胆红素（STB）由非结合胆红素（UCB）和结合胆红素（CB）组成。

2. 临床意义

表 4-21　临床意义

要　点	内　容
反映黄疸程度	① STB17.1 ～ 34.2μmol/L 为隐性黄疸 ② STB34.2 ～ 171μmol/L 为轻度黄疸 ③ STB171 ～ 342μmol/L 为中度黄疸 ④ STB ＞ 342μmol/L 为重度黄疸
推断黄疸病因	① STB ＜ 85.5μmol/L 考虑溶血性黄疸 ② STB17.1 ～ 171μmol/L 考虑肝细胞性黄疸 ③ STB171 ～ 342μmol/L 考虑不完全梗阻性黄疸 ④ STB ＞ 342μmol/L 考虑完全性梗阻性黄疸
鉴别黄疸类型	① STB 与 UCB 升高：溶血性黄疸 ② STB 与 CB 升高：阻塞性黄疸 ③ STB、UCB 和 CB 均升高：肝细胞性黄疸
CB/STB 比值变化	① CB/STB ＜ 0.2，为溶血性黄疸 ② CB/STB 0.2 ～ 0.5，为肝细胞性黄疸 ③ CB/STB ＞ 0.5，为阻塞性黄疸

第五节　肾功能检查

一、血清尿素氮（BUN）

具体内容见表 4-22。

表 4-22　血清尿素氮（BUN）

要　点		内　容
参考值	成　人	3.2 ～ 7.1mmol/L
	婴儿、儿童	1.8 ～ 6.5mmol/L
临床意义	各种肾脏疾病都可以使 BUN 升高，而且常受肾外因素的影响 ①肾脏疾病：慢性肾炎、严重的肾盂肾炎等 ②其他泌尿系统疾病 ③其他：脱水、腹水、中毒性肝炎等	

二、血清肌酐（Cr）

表 4-23　血清肌酐（Cr）

要　点		内　容
参考值	男　性	53 ～ 106μmol/L
	女　性	44 ～ 97μmol/L
临床意义	早期或轻度损害时，血清 Cr 浓度可以表现为正常，仅有当 CFR 下降到正常人的 30% ～ 50% 时，血清 Cr 数值才明显上升。在正常肾血流条件下，血清 Cr 升高至 176 ～ 355μmol/L 时，提示有中度至严重肾损害	

三、血尿酸（UA）

表 4-24　血尿酸（UA）

要　点		内　容
参考值	男　性	150 ～ 416μmol/L
	女　性	89 ～ 357μmol/L
临床意义	升　高	①诊断痛风的主要实验室依据 ② UA 排泄障碍：如急慢性肾炎、肾结石、尿道阻塞等 ③生成增加：如慢性白血病、多发性骨髓瘤、真性红细胞增多症等 ④进食高嘌呤饮食过多 ⑤药物影响：长期使用吡嗪酰胺、小剂量阿司匹林等
	降　低	见于重症肝炎、尿酸生成有关酶缺乏等

第六节　常用血液生化检查

一、淀粉酶（AMY）——临床意义

表 4-25　淀粉酶（AMY）——临床意义

要　点	内　容
活性升高	①诊断胰腺炎

（续表 4-25）

要　点	内　容
活性升高	②胰腺癌早期 ③其他：见于急腹症（病变累及胰腺）、乙醇中毒、肾衰竭（肾排泄 AMY 减少）
活性降低	慢性胰腺炎、胰腺癌

二、血清肌酸激酶及其同工酶——临床意义

表 4-26　血清肌酸激酶及其同工酶——临床意义

要　点	内　容	
血清 CK 升高	心脏疾病 [CK 为早期诊断急性心肌梗死（AMI）的灵敏指标之一]、肌肉疾病、药物性肌损、其他	
血清 CK 同工酶升高	CK-MB 升高	①诊断 AMI ②其他心肌损伤
	CK-MM 升高	血清 CK-MM 是骨骼肌损伤的特异指标
	CK-BB 升高	①神经系统疾病 ②恶性肿瘤

三、心肌肌钙蛋白 I（cTnI）

（一）概　述

肌钙蛋白（cTn）是诊断心肌坏死最特异和敏感的首选标志物，cTnI 是其中之一，其生理作用是抑制肌动蛋白中的 ATP 酶活性，使肌肉松弛，防止肌纤维收缩。当心肌损伤时，cTnI 可以释放入血，血清 cTnI 浓度变化可以反映心肌损伤的程度。血清 cTnI 升高有临床意义。

（二）临床意义

表 4-27　临床意义

要　点	内　容
诊断急性心肌梗死（AMI）	AMI 发病后 3 ～ 6 小时，cTnI 即可升高，14 ～ 20 小时达峰值，5 ～ 7 天恢复正常。cTnI 升高诊断 AMI 的特异性为 93% ～ 96%
判断微小心肌损伤	不稳定型心绞痛患者出现 cTnI 升高，表示心肌微小损伤
其　他	急性心肌炎患者也可出现 cTnI 低水平升高

四、空腹血糖（FBG）和口服葡萄糖耐量试验（OGTT）

表 4-28　空腹血糖（FBG）和口服葡萄糖耐量试验（OGTT）

要　点	内　容
参考值	①空腹血糖（FBG）：3.9 ～ 6.1mmol/L

（续表 4-28）

<table>
<tr><th>要　点</th><th colspan="3">内　容</th></tr>
<tr><td>参考值</td><td colspan="3">② OGTT：FBG 3.9 ～ 6.1mmol/L；服糖后 2 小时血糖≤ 7.8mmol/L</td></tr>
<tr><td rowspan="5">临床意义</td><td rowspan="2">空腹血糖升高</td><td>生理性或暂时性高血糖</td><td>见于情绪紧张时或注射葡萄糖后等情况下</td></tr>
<tr><td>病理性高血糖</td><td>①胰岛素分泌不足
②升血糖激素分泌增加
③应激状态
④肝糖原代谢异常
⑤胰腺病变
⑥药物影响
⑦脱水引起轻度高血糖</td></tr>
<tr><td rowspan="2">空腹血糖降低</td><td>生理性或暂时性低血糖</td><td>见于运动后、饥饿时，或妊娠、哺乳期等</td></tr>
<tr><td>病理性低血糖</td><td>①胰岛素分泌过多
②降糖药过量
③升高血糖激素分泌减少
④肝糖原储存不足
⑤其他：特发性低血糖、服用水杨酸等药物</td></tr>
<tr><td>糖尿病诊断标准</td><td colspan="2">FBG ≥ 7.0mmol/L；或 OGTT 2 小时血糖≥ 11.1mmol/L；或任何时间血糖（随机血糖）≥ 11.1mmol/L</td></tr>
</table>

五、糖化血红蛋白（HbA_1c）

表 4-29　糖化血红蛋白（HbA_1c）

要　点	内　容	
参考值	4% ～ 6%	
临床意义	①评价糖尿病控制程度	②鉴别高血糖
	③预测血管并发症	④ HbA_1c 降低提示贫血

六、总胆固醇（TC）

表 4-30　总胆固醇（TC）

要　点	内　容
参考值	①合适水平：＜ 5.20mmol/L ②边缘水平：5.18 ～ 6.20mmol/L ③升高：＞ 6.20mmol/L

（续表 4-30）

要　点	内　容	
临床意义	升　高	①血脂异常：高胆固醇血症或混合型高脂血症 ②其他疾病：糖尿病、甲状腺功能减退症、肾病综合征以及阻塞性黄疸等 ③应用某些药物 ④长期高脂饮食
	降　低	见于甲状腺功能亢进症、严重贫血、急性感染及消耗性疾病等

七、三酰甘油（TG）

表 4-31　三酰甘油（TG）

要　点	内　容	
参考值	①合适水平：0.56 ～ 1.70mmol/L ②边缘水平：1.70 ～ 2.30mmol/L ③升高：＞ 2.30mmol/L	
临床意义	升　高	①血脂异常：高甘油三酯血症或混合型高脂血症 ②其他疾病：糖尿病、痛风、肾病综合征及阻塞性黄疸等 ③其他
	降　低	原发性 β- 脂蛋白缺乏症、其他疾病

八、高密度脂蛋白（HDL）

表 4-32　高密度脂蛋白（HDL）

要　点	内　容	
参考值	① 1.03 ～ 2.07mmol/L ②合适水平：＞ 1.04mmol/L ③减低：≤1.00mmol/L	
临床意义	升　高	饮酒或长期足量运动可使 HDL 升高
	降　低	①血脂异常：低高密度脂蛋白血症 ②其他疾病：糖尿病、代谢综合征等 ③其他：高糖和素食、吸烟等

九、低密度脂蛋白（LDL）

表 4-33　低密度脂蛋白（LDL）

要　点	内　容
参考值	①合适水平：≤ 3.4mmol/ L ②边缘水平：3.4 ～ 4.1mmol/ L ③升高：＞ 4.1mmol /L

（续表 4-33）

要点		内容
临床意义	升高	①**血脂紊乱：高胆固醇血症或混合型高脂血症** ②其他疾病：甲状腺功能减退症、肾病综合征、肥胖症、阻塞性黄疸等 ③药物影响：使用糖皮质激素、β 受体阻滞剂等
	降低	见于甲状腺功能亢进症、肝硬化、低脂饮食或吸收不良等

第七节 乙型肝炎病毒标志物检测

乙型肝炎病毒（HBV）是乙型肝炎的病原体，属嗜肝 DNA 病毒。其标志物包括 6 项：乙型肝炎病毒表面抗原与抗体（HBsAg 与抗 -HBs）、乙型肝炎病毒核心抗原与抗体（HBcAg 与抗 -HBc）以及乙型肝炎病毒 e 抗原与抗体（HBeAg 与抗 -HBe）。

一、乙肝病毒标志物六项

（一）参考值（ELISA 法或化学发光法）

1. HBsAg 与抗 -HBs：HBsAg 阴性；抗 -HBs 阴性。
2. HBeAg 与抗 -HBe：HBeAg 阴性；抗 -HBe 阴性。
3. 抗 -HBc：抗 -HBc 阴性。

（二）临床意义

表 4-34　临床意义

要点	内容
HBsAg 阳性	**是感染 HBV 的标志。**见于： ①乙型肝炎潜伏期和急性期 ②慢性肝炎、肝硬化和肝癌 ③慢性 HBsAg 携带者
抗 -HBs 阳性	表示对 HBV 有免疫力。见于： ①**乙型肝炎恢复期** ②**曾经感染过 HBV** ③**接种乙型肝炎疫苗后**
HBeAg 阳性	①**表示 HBV 在复制，传染性强** ②持续阳性表示肝细胞损害严重，可转化为慢性乙型肝炎或肝硬化
抗 -HBe 阳性	①其出现于 HBeAg 转阴之后，称为“HBeAg 血清学转换”（即 HBeAg 转阴而抗 -HBe 阳性），**说明 HBV 被清除或抑制，复制减少，传染性降低** ②急性乙型肝炎恢复期，表现为 HBsAg（+）、HBeAg（-）、抗 -HBs（-）、抗 -HBe（+）、抗 -HBc（+） ③其他：见于部分慢性乙型肝炎、肝硬化、肝癌等

（续表 4-34）

要　点	内　容
抗 HBc-IgM 阳性	提示 HBV 复制活跃且传染性强。见于： ①急性肝炎 ②慢性肝炎急性发作 ③慢性活动性乙型肝炎
抗 HBc-IgG 阳性	①高滴度：表示现正在感染，常与 HBsAg 并存 ②低滴度：表示过去感染，常与抗 -HBs 并存
“大三阳”	即在乙型病毒性肝炎患者检出：HBsAg（+）、HBeAg（+）、抗 -HBc（+）
“小三阳”	即在乙型病毒性肝炎患者检出：HBsAg（+）、抗 -HBe（+）、抗 -HBc（+）

二、乙肝病毒 DNA

乙型肝炎病毒 DNA（HBV-DNA）是诊断乙型肝炎的直接证据，比血清免疫学检查更灵敏，特异性更强。具体内容见表 4-35。

第4章

表 4-35　乙肝病毒 DNA

要　点	内　容
参考值	荧光定量 PCR 法：定性阴性
临床意义	①诊断乙型病毒性肝炎的直接依据（定性阳性或定量升高） ② HBV-DNA 阳性是诊断乙肝的佐证，表明 HBV 复制及有传染性 ③疗效判定（转阴性或定量降低） ④耐药分析和病毒基因变异检测

第五章 治则与治法

知识导图

治则与治法：
- 治疗原则
- 治法

第一节 治疗原则

一、扶正祛邪

表 5-1 扶正祛邪

要 点	内 容
扶正与祛邪的概念	①概念：所谓扶正，即是扶助正气、增强体质、提高机体抗邪能力。所谓祛邪，即是祛除病邪，使邪去正安 ②关系：扶正与祛邪，两者相互为用，相反相成。扶正使正气增强，有助于机体抵御和祛除病邪；祛邪能够排除病邪的侵害和干扰，使邪去正安，有利于正气的保存和恢复
扶正祛邪的运用	①扶正：适用于以正气虚为主要矛盾，而邪气也不盛的虚性病证；如补法 ②祛邪：适用于以邪实为主要矛盾，而正气未衰的实性病证；如汗法、吐法、清法等 ③扶正与祛邪兼用：又称攻补兼施，适用于正虚邪实病证，而且两者同时兼用，则扶正不留邪，祛邪又不会伤正 ④先祛邪后扶正：适用于虽为邪盛正虚，但正气尚能耐攻，或同时兼顾扶正反会助邪的病证，应先祛邪而后扶正 ⑤先扶正后祛邪：适用正虚邪实，以正虚为主的病证。因正气过于虚弱，若兼以攻邪，则反而更伤正气，故应先扶正而后祛邪

二、正治反治

正治，又称逆治，是指采用方药的性质与疾病的证候性质相反的治疗法则；反治，又称从治，是指顺从疾病证候的外在假象而治的治疗法则。具体内容见表 5-2。

表 5-2 正治与反治

治 则	治 法	用药原理	适应证
正 治（逆治）	寒者热之	寒性病证出现寒象，用温热方药来治疗，以热治寒	寒 证

（续表 5-2）

治则	治法	用药原理	适应证
正治（逆治）	热者寒之	热性病证出现热象，用寒凉方药来治疗，以寒治热	热证
	虚则补之	虚损性病证出现虚象，用具有补益作用的方药来治疗	虚证
	实则泻之	实性病证出现实象，用攻逐邪实的方药来治疗	实证
反治（从治）	热因热用	以热治热，即用热性药物治疗具有假热症状的病证	真寒假热证
	寒因寒用	以寒治寒，即用寒性药物治疗具有假寒症状的病证	真热假寒证
	塞因塞用	以补开塞，即用补虚药物治疗具有闭塞不通症状的病证	真虚假实证（脾虚腹胀、血虚经闭）
	通因通用	以通治通，即用通利药物治疗具有通泄症状的病证	真实假虚证（热结旁流、湿热淋证、瘀血崩漏）

三、标本缓急

标本缓急，是指针对疾病过程中各种矛盾的主次关系、轻重缓急的复杂病变，采取不同的治疗法则。标本缓急的治疗法则，既有原则性，又有灵活性。临床应用或先治本，或先治标，或标本兼治，应视病情变化适当掌握，最终目的在于抓住疾病的本质，有的放矢，正确治疗。

1. 急则治标，指在疾病过程中出现某些急重症状、病情严重，不及时救治可能危及生命，必须要采取紧急措施，如鼓胀患者，应先利水、逐水以改善症状，待腹水减轻，再调理肝脾以治本病；大出血患者无论何种原因，均应先止血以治标。又如慢性病患者若复感外邪，新病较急的时候，亦应先治新病以治其标。

2. 缓则治本，指在病情缓和、病势迁延、暂无急重症状的情况下，抓住疾病的本质进行治疗。如肺痨咳嗽，其本多为肺肾阴虚，应滋养肺肾之阴以治其本。又如在治疗急性热病时，后期伤阴，则应养胃滋肾进行治疗。

3. 标本兼治，指在标本俱急或标本俱缓时，当标本同时进行治疗。如大便燥结，证属邪热里结，阴液受伤者，标本俱急，治当标本兼顾。又如虚人感冒，治宜益气解表，益气为治本，解表即是治标。

四、调整阴阳

表 5-3　调整阴阳

要点	内容
损其有余	①对于阴阳偏盛，即阴邪或阳邪过盛有余的病证，应采用“损其有余”之法。如

（续表 5-3）

要　点	内　容
损其有余	阳热亢盛的实热证，应采用“热者寒之”之法，以清泻其阳热；阴寒内盛的实寒证，应采用“寒者热之”之法，以温散其阴寒 ②在阴阳偏盛的病变中，一方的偏盛，可导致另一方的不足。阴寒偏盛易于损伤阳气，阳热亢盛易于耗伤阴液，即所谓“阴胜则阳病，阳胜则阴病”。故在治疗时，应兼顾其不足，配合以扶阳或益阴之法
补其不足	对于阴阳偏衰，即阴液或阳气的一方虚损不足的病证，当采用“补其不足”之法。如阴虚不能制阳，常表现为阳气偏亢的虚热证，应滋阴以制阳，即“阳病治阴”。因阳虚不能制阴而表现出虚寒证，应助阳以抑阴，即“阴病治阳”。另外因阴阳互根互用，治疗时还应注意“阴中求阳”“阳中求阴”以增强疗效。对阴阳两虚证，则采用阴阳并补治法。对于阴阳亡失的治疗，亡阳者，当回阳以固脱；亡阴者，当救阴以固脱

五、调和脏腑

（一）顺应脏腑生理特性

1. 实则泻腑：六腑之实自当泻腑以逐邪，如阳明腑实证之胃肠热结，用承气汤以荡涤胃肠之实热；而五脏之实亦可泻腑以祛邪，如肝经湿热，可借清泄肠道，渗利小便，使湿热从二便而出。

2. 虚则补脏：五脏之虚自当补虚以扶正，如脾气虚证以四君子汤补脾益气，肾阳虚证以金匮肾气丸温阳补肾等；而六腑之虚亦可借补脏以扶正，如膀胱气化无权而小便频多，甚则遗溺，多从补肾固摄而治，小肠泌别清浊功能低下，多从脾肾治之等。

3. 脏腑同治：脏腑病变，虽可脏病治腑，腑病治脏，但临床上多脏腑同治。

（二）调理脏腑阴阳气血

调理脏腑阴阳气血是调理脏腑的基本原则。

（三）调理脏腑相互关系

1. 补母泻子：滋水涵木法、益火补土法、培土生金法、金水相生法。

2. 抑强扶弱：抑木扶土法、培土制水法、佐金平木法、泻南补北法。

六、调理气血津液

表 5-4　调理气血津液

要　点	内　容
调　气	气虚宜补、气滞宜疏、气陷宜升、气逆宜降、气脱宜固、气闭宜开
调　血	血虚宜补、血瘀宜行、血寒宜温、血热宜凉、出血宜止
调津液	滋养津液、祛除水湿痰饮
调理精气血津液的关系	气病治血；血病治气；补气生津、行津、摄津；行气利水、祛痰

第5章

七、三因制宜

表 5-5　三因制宜

要　点	内　容
因时制宜	根据不同季节气候特点，来考虑治疗用药的原则，即为“因时制宜”，如用温远温、用热远热、用凉远凉、用寒远寒
因地制宜	根据不同地域的地理特点，来考虑治疗用药的原则，即为“因地制宜”
因人制宜	根据病人年龄、性别、体质、生活习惯等不同特点，来考虑治疗用药的原则，叫作“因人制宜”

第二节　治　法

治法是从属于一定治则的基本治法、具体治法及治疗措施，针对性较强，是治则理论在临床实践中的具体运用。治法有不同层次：基本治法是治法中的较高层次，清代程钟龄《医学心悟·医门八法》归纳为汗、吐、下、和、温、清、消、补“八法”，适应范围相对较广，对具体治法及治疗措施有一定指导作用。基本治法介绍如表 5-6。

表 5-6　基本治法介绍

要　点	内　容
汗　法	汗法主要适用于表证，通过发汗解表以祛邪；还有和阴阳、通表里、调脏腑的作用。可分为辛温解表法、辛凉解表法、透疹解表法、扶正解表法等 【应用注意事项】 ①以遍身微汗为宜，不宜汗出过多、大汗淋漓；以汗出邪去为度，以免损伤津液，耗散元气 ②应避风寒，忌食油腻厚味及辛辣食物 ③对于表邪已解、麻疹已透、疮疡已溃，不宜再汗 ④半表半里证、里证、虚证等，不宜使用汗法 ⑤自汗、盗汗、失血、吐泻、热病后期津亏、妇女月经期，不宜使用汗法 ⑥体质虚弱而感受外邪，确需发汗解表时，应配合益气、养血、滋阴、助阳等药同用
吐　法	又称“涌吐法”，是针对停蓄在咽喉、胸膈、胃脘的痰涎、宿食、毒物而拟定的治法。适用于中风、癫狂、喉痹之痰涎壅盛、阻塞咽喉；或宿食停滞胃脘；或误食毒物，为时不久，毒物尚留胃中者等。吐法根据体质强弱、病情轻重等情况，可分为峻吐法、缓吐法等 【应用注意事项】 ①得吐即止，不可连续使用 ②要注意调养胃气，用稀粥调养，忌食不易消化的食物 ③对病势危笃、年老体弱、气血不足、孕妇、产后、幼儿以及各种血证、喘证、脾胃虚弱、阴液不足等病证，不宜使用吐法

（续表 5-6）

要　点	内　容
下　法	运用具有泻下作用的药物，通泻大便，逐邪外出的治疗方法。适用于胃肠实热内结或寒积、宿食积滞、水饮、痰湿、瘀血等停留体内的里实证。可分为温下法、寒下法、润下法、泻下逐水法、攻补兼施法五种。下法又有缓急之分，峻下适用于病势急迫、体质尚强者；缓下适用于病势轻缓、体质较弱者 【应用注意事项】 ①以邪去为度，不可过量或久用，以防正气受损 ②对于邪在表者、邪在半表半里者、阳明病腑未实者，不可使用下法。若表邪未解而里实证已具时，宜先解表后攻里，或表里双解 ③对于高龄津枯便秘，或素体虚弱、阳气衰微者，以及新产后营血不足而大便难下者，皆不宜用峻下法 ④妇人行经期、妊娠期及脾胃虚弱者，均应慎用或禁用下法
和　法	通过调和、和解的方法，使半表半里之邪，或脏腑、阴阳、表里失和之证得以解除的治法。有和解少阳法、调和肝脾法、调和肠胃法等 【应用注意事项】 凡病邪在表而尚未入少阳者，或邪气入里、阳明热盛之实证者，或三阴寒证者，均不宜使用和法
温　法	是使用温热药治疗寒证的治法。适用于里寒证，分为温中祛寒法、回阳救逆法、温经散寒法三种。此外，临床常用的温肺化饮法、温化寒痰法、温肾利水法、温经暖肝法、温胃理气法等，皆属温法范畴 【应用注意事项】 ①温热药物久用或用量较大时，应避免耗血伤津 ②凡素体阴虚、血虚以及血热妄行的出血证，不宜使用温法。内热火炽，阴虚火旺，夹热下痢，神昏液脱，以及热盛于里而见手足厥冷的真热假寒证，均不宜使用温法 ③孕产妇应慎用温法
清　法	运用寒凉性质的方药，通过其泻火、解毒、凉血等作用，以解除热邪的治法。清法适用于里热证。由于热邪有虚实、病位及间夹他邪的不同，清热法又分为清热泻火法、清热凉血法、清热燥湿法、清热解毒法、清退虚热法等。此外，清泄脏腑、清热解暑、清热生津、清热养阴、清热开窍、清热止血等，亦属于清法范畴 【应用注意事项】 ①应避免用药过量，以免损伤脾胃之气，或损伤人体阳气 ②凡体质阳虚、脏腑本寒者，表邪未解、阳气被郁而发热者，气虚或血虚导致虚热者，以及阴寒内盛、格阳于外的真寒假热证，均不宜使用清法
消　法	消散体内有形积滞以祛除病邪的治法。凡由气、血、痰、湿、食等壅滞而形成的积滞痞块，均可用消法，有消食导滞法、消痞散积法，软坚散结法等 【应用注意事项】 ①虚实夹杂证，如正气虚而邪实者，应补法与消法同用

（续表 5-6）

要　点	内　容
消　法	②纯虚无实之证应禁用 ③凡气滞中满之鼓胀、脾虚失于健运之腹痛腹胀、妇人血枯经闭等，不宜使用消法
补　法	用补益药物补养人体气血阴阳不足、改善衰弱状态，治疗各种虚证的治法。补法适用于脏腑、气血、阴阳等各种虚证。分为补气法、补血法、补阴法、补阳法等。根据各脏腑不同的虚证，也可以采用不同的补法。如补心、补肝、补肺、补脾、补肾等治法，其中补脾、补肾在补法中占有重要地位 【应用注意事项】 ①无虚之人，不可妄用 ②对于邪实正虚而以邪气偏盛者，应慎用补法，以免“闭门留寇” ③“大实有羸状”，不宜使用补法

第六章 中医内科常见病的辨证论治

知识导图

中医内科常见病的辨证论治
- 感冒、咳嗽、喘证、肺胀
- 心悸、胸痹、不寐、胃痛
- 泄泻、便秘、头痛、眩晕
- 胁痛、中风、汗证、消渴
- 淋证、癃闭、水肿、腰痛
- 郁证、虚劳、痹证、中暑
- 内伤发热、积聚

第一节 感　冒

一、概　述

感冒是感受风邪或时行病毒，卫表失和而导致的常见外感疾病，临床表现以头痛、发热、鼻塞、喷嚏、流涕、恶寒、全身不适、脉浮等为特征。相当于西医学中普通感冒（伤风）、流行性感冒（时行感冒）及其他上呼吸道感染。

由于感冒为邪在肺卫，治疗应采用解表祛邪的方法。时行感冒重在清热解毒，体虚感冒应扶正解表。

二、辨证论治

（一）风寒感冒

表 6–1　风寒感冒

要　点	内　容
症　状	恶寒重，发热轻，无汗头痛，肢体酸痛，或鼻塞声重，或鼻痒喷嚏，流涕清稀，咽痒，咳嗽，咳痰稀白。舌苔薄白，脉浮紧
治　法	辛温解表，宣肺散寒
方剂应用	荆防败毒散（前胡、柴胡、荆芥、防风、羌活、独活、川芎、茯苓、枳壳、桔梗、甘草）加减

（续表 6-1）

要　点		内　容
中成药应用		①荆防颗粒：外感风寒夹湿所致感冒 ②感冒清热颗粒：外感风寒或内有郁热所致感冒 ③感冒软胶囊：外感风寒所致感冒 ④九味羌活丸：外感风寒湿邪所致感冒，恶寒发热，肢体酸楚疼痛 ⑤葛根汤颗粒：风寒袭表所致感冒，项背强急不舒
合理用药与用药指导	方剂	①荆芥、柴胡、甘草生用；枳壳麸炒 ②羌活、桔梗可能导致恶心呕吐，脾胃虚弱者可酌情减量 ③煎煮时，不宜久煎，煎煮后宜趁温热服，服后避风覆被取汗。若汗后热退，诸症减轻，不必尽剂
	中成药	①风热感冒，或湿热证，或寒郁化热明显，或温病内热口渴者，均慎用 ②高血压、心脏病患者慎用葛根汤颗粒、感冒软胶囊 ③感冒清热颗粒与环孢素 A 同用，可能引起后者血药浓度升高

（二）风热感冒

表 6-2　风热感冒

要　点		内　容
症　状		身热较著，微恶风，头胀痛，或咳嗽少痰，或痰出不爽，咽痛咽红，口渴。舌边尖红，苔薄白或微黄，脉浮数
治　法		辛凉解表，宣肺清热
方剂应用		银翘散（金银花、连翘、竹叶、荆芥、牛蒡子、薄荷、桔梗、淡豆豉、甘草）加减
中成药应用		银翘解毒丸、双黄连口服液、桑菊感冒片、感冒清胶囊、柴银口服液
合理用药与用药指导	方剂	①荆芥选用荆芥穗；平素便溏者牛蒡子宜清炒；薄荷选用薄荷叶以发汗解表；甘草生用 ②用芦根入煎，薄荷后下
	中成药	孕妇慎用银翘解毒丸；风寒感冒慎用银翘解毒丸、双黄连口服液、感冒清胶囊、桑菊感冒片；脾胃虚寒者宜温服柴银口服液；感冒清胶囊因含马来酸氯苯那敏，用药期间不宜驾驶车辆、操作机器及高空作业

（三）时行感冒

表 6-3　时行感冒

要　点	内　容
症　状	突然发热，高热不退，甚则寒战，周身酸痛，无汗，咳嗽，口干，咽喉疼痛，伴明显全身症状，呈现流行性发作。舌红，苔黄，脉浮数
治　法	清热解毒，凉血泻火

（续表 6-3）

<table>
<tr><th colspan="2">要　点</th><th>内　容</th></tr>
<tr><td colspan="2">方剂应用</td><td>清瘟败毒饮（石膏、生地、犀角、栀子、丹皮、黄连、桔梗、黄芩、知母、赤芍、玄参、连翘、竹叶、甘草）加减</td></tr>
<tr><td colspan="2">中成药应用</td><td>①清瘟解毒片：风热毒邪所致时行感冒
②连花清瘟胶囊：瘟热毒邪引起的时行感冒
③维 C 银翘片：外感风热所致时行感冒
④银翘伤风胶囊：外感风温热邪所致时行感冒</td></tr>
<tr><td rowspan="2">合理用药与用药指导</td><td>方剂</td><td>①石膏、知母、栀子选用生品，若脾胃虚弱，用炒栀子
②原方中，石膏、生地、黄连、犀角四味药物有大剂、中剂、小剂三个剂量档，若患者症状重且脉沉细而数则用大剂，若患者脉沉而数则用中剂，若患者脉浮大而数者则用小剂
③水煎温服，每日 2 ～ 3 次，餐后服用。煎煮时间不宜过长，以免降低疗效，但石膏应捣碎后先煎。犀角目前多用水牛角代替，可选镑片先煎或浓缩粉冲服</td></tr>
<tr><td>中成药</td><td>孕妇慎用银翘伤风胶囊、维 C 银翘片。风寒感冒者慎用上述诸药。维 C 银翘片含对乙酰氨基酚，不宜与同样含有对乙酰氨基酚的西药感冒药联用，如氨麻美敏片（Ⅱ）氨咖黄敏胶囊，可能导致患者肝功能损害</td></tr>
</table>

（四）气虚感冒

表 6-4　气虚感冒

<table>
<tr><th colspan="2">要　点</th><th>内　容</th></tr>
<tr><td colspan="2">症　状</td><td>发热，恶寒较甚，无汗，头痛鼻塞，身楚倦怠，咳嗽，咳痰无力。舌淡，苔白，脉浮无力</td></tr>
<tr><td colspan="2">治　法</td><td>益气解表</td></tr>
<tr><td colspan="2">方剂应用</td><td>参苏饮（人参、甘草、茯苓、苏叶、葛根、前胡、半夏、枳壳、桔梗、陈皮、木香）加减</td></tr>
<tr><td colspan="2">中成药应用</td><td>①参苏丸：身体素虚，复感风寒所致感冒
②败毒散：正气不足，外感风寒湿邪所致感冒</td></tr>
<tr><td rowspan="2">合理用药与用药指导</td><td>方剂</td><td>①半夏可选姜半夏，治疗脾虚痰涎壅盛或寒痰咳逆者；亦可选用清半夏，宜用于体弱痰多、寒湿较轻者；剂量为 3 ～ 9g。人参用生晒参，枳壳麸炒，甘草生用
②加生姜三片，大枣三枚，水煎，每日 2 ～ 3 次，餐后热服，以被盖卧，连进数服，以微汗为宜</td></tr>
<tr><td>中成药</td><td>孕妇及风热感冒者慎用参苏丸</td></tr>
</table>

三、健康指导

1. 忌用补敛之品，忌辛辣、生冷、油腻。服药时中病即止，不可过剂或久服。

2. 重视预防，服用防治方药：

（1）冬春风寒：贯众、紫苏、荆芥各 10g，甘草 3g，水煎，顿服，连服 3 天；

（2）夏月暑湿：藿香、佩兰各 5g，薄荷 2g，煮汤以代饮料；

（3）时邪毒盛：贯众 10g、板蓝根 12g，生甘草 3g，煎服，日 1 剂。

3. 注意防寒保暖，患者不应到公共场所活动，防止交叉感染。

4. 中药饮片多为辛散轻扬之品，一般不宜久煎，趁温热服。发汗以遍身微汗为佳，出汗后应避风保暖。

第二节　咳　嗽

一、概　述

咳嗽是指肺失宣降，肺气上逆作声，或伴咳吐痰液，为肺系疾病的主要表现之一。西医学中急慢性支气管炎、部分支气管扩张症、慢性咽炎、咳嗽变异性哮喘等以咳嗽为主要表现时，可参考此内容辨证论治。

二、辨证论治

（一）风寒袭肺证

表 6–5　风寒袭肺证

要　点		内　容
症　状		咳嗽声重，气急，咽痒，咳痰稀薄色白，常伴鼻塞，流清涕，头痛，肢体酸楚，或见恶寒、发热、无汗等风寒表证。舌苔薄白，脉浮或浮紧
治　法		疏散风寒，宣肺止咳
方剂应用		三拗汤（麻黄、杏仁、甘草）合止嗽散（桔梗、荆芥、甘草、白前、陈皮、百部、紫菀）加减
中成药应用		①通宣理肺丸：风寒束表，肺气不宣所致感冒咳嗽 ②风寒咳嗽丸：外感风寒，肺气不宣所致咳喘 ③三拗片：风寒袭肺所致咳嗽 ④杏苏止咳糖浆：风寒外束，肺气壅滞，宣降失常所致咳嗽
合理用药与用药指导	方剂	①选用生甘草、生荆芥，生麻黄用量不宜过大，2～10g，苦杏仁有小毒，宜炒用，5～10g；白前、紫菀、百部均为蜜炙品，以增强润肺止咳的功效 ②水煎温服，每日 2～3 次，餐后服用。煎煮时间不宜过长。炒杏仁宜捣碎，后下。本方含有麻黄，运动员禁用，心脏病、高血压患者慎用，表虚自汗、阴虚盗汗及肾虚咳喘者忌服
	中成药	①孕妇慎用通宣理肺丸、风寒咳嗽丸 ②儿童、年老体弱者及过敏体质者慎用三拗片 ③心脏病、高血压、青光眼患者慎用通宣理肺丸、风寒咳嗽丸、三拗片

第6章

（续表 6-5）

要 点		内 容
合理用药与用药指导	中成药	④风热或痰热咳嗽、阴虚干咳者均当慎用通宣理肺丸、风寒咳嗽丸、杏苏止咳糖浆

（二）风热犯肺证

表 6-6 风热犯肺证

要 点		内 容
症 状		**咳嗽频剧，气粗**，或咳声嗄哑，咳痰不爽，**痰黏稠或稠黄**，喉燥咽痛，口渴，鼻流黄涕，头痛，肢楚，**恶风身热**。舌边尖红，苔薄黄，**脉浮数**
治 法		**疏风清热，宣肺止咳**
方剂应用		**桑菊饮**（桑叶、苦杏仁、芦根、菊花、甘草、连翘、薄荷、桔梗）加减
中成药应用		①**桑菊感冒片**：风热客肺，肺气不宣所致咳嗽 ②**急支糖浆**：外感风热或痰热壅肺所致咳嗽 ③**羚羊清肺颗粒**：外感时邪，肺胃热盛，肺失宣肃所致咳嗽 ④**风热咳嗽胶囊**：外感风热，邪犯于肺，肺失宣降而致咳嗽
合理用药与用药指导	方剂	①选用黄菊花，因其疏散风热，泻火解毒之力较强。薄荷用叶，甘草生用。苦杏仁有小毒，选用炒制品，5～10g ②水煎温服，每日 2～3 次，餐后服用。薄荷宜后下。杏仁宜捣碎，后下
	中成药	**运动员禁用急支糖浆**。孕妇及心脏病、高血压患者慎用急支糖浆。外感风寒或寒痰咳嗽者慎用上述诸药，服用风热咳嗽胶囊偶有恶心、呕吐

（三）风燥伤肺证

表 6-7 风燥伤肺证

要 点		内 容
症 状		**干咳，无痰或痰少而黏**，不易咳出，或痰中带血丝，并见咽喉干痛，唇鼻干燥。舌红少津，脉浮数
治 法		**疏风清肺，润燥止咳**
方剂应用		**桑杏汤**（桑叶、苦杏仁、沙参、象贝、香豉、栀子、梨皮）加减
中成药应用		①**蜜炼川贝枇杷膏**：外感燥邪，入里犯肺，肺失宣肃，其气上逆而致咳嗽 ②**二母宁嗽丸**：燥热犯肺所致咳嗽 ③**雪梨止咳糖浆**：燥痰阻肺所致咳嗽
合理用药与用药指导	方剂	①苦杏仁有小毒，炒后用，5～10g，选用南沙参，长于清肺祛痰，养阴润肺。若患者平素脾胃较弱，栀子可使用炒栀子，亦可用栀子皮 ②本方煎煮一次，顿服，病情较重者可再次使用
	中成药	①外感风寒咳嗽慎用蜜炼川贝枇杷膏、二母宁嗽丸 ②痰湿蕴肺者慎用雪梨止咳糖浆

（四）痰湿蕴肺证

表 6–8　痰湿蕴肺证

<table>
<tr><th>要　点</th><th colspan="2">内　容</th></tr>
<tr><td>症　状</td><td colspan="2">咳嗽反复发作，咳声重浊，痰黏腻，或稠厚成块，痰多易咳，早晨或食后咳甚痰多，进甘甜油腻物加重，胸闷脘痞，呕恶，食少，体倦，大便时溏。舌苔白腻，脉滑</td></tr>
<tr><td>治　法</td><td colspan="2">健脾燥湿，化痰止咳</td></tr>
<tr><td>方剂应用</td><td colspan="2">二陈平胃散（陈皮、半夏、茯苓、甘草、苍术、厚朴）合三子养亲汤（紫苏子、白芥子、莱菔子）加减</td></tr>
<tr><td>中成药应用</td><td colspan="2">①二陈丸：痰湿停滞所致咳嗽
②橘贝半夏颗粒：痰气阻肺，肺失宣肃所致咳嗽
③蛇胆陈皮胶囊：痰浊阻肺所致咳嗽</td></tr>
<tr><td rowspan="2">合理用药与用药指导</td><td>方剂</td><td>①方中选用法半夏、炒苍术；厚朴本方宜生用，其燥湿消痰，下气除满，药力较强；三子养亲汤中各药均宜炒用
②水煎温服，每日 2 ～ 3 次，餐后服用。炒紫苏子、炒白芥子、炒莱菔子皆宜捣碎后入煎</td></tr>
<tr><td>中成药</td><td>①二陈丸不宜长期服用，且肺阴虚所致的燥咳、咯血慎用
②孕妇以及心脏病、高血压患者慎用橘贝半夏颗粒</td></tr>
</table>

（五）痰热郁肺证

表 6–9　痰热郁肺证

<table>
<tr><th>要　点</th><th colspan="2">内　容</th></tr>
<tr><td>症　状</td><td colspan="2">咳嗽，气息粗促，或喉中有痰声，痰多，质黏稠色黄，或有腥味，难咳，胸胁胀满，或咳时引痛，面赤，或有身热，口干而黏，欲饮水。舌红，苔黄腻，脉滑数</td></tr>
<tr><td>治　法</td><td colspan="2">清热肃肺，豁痰止咳</td></tr>
<tr><td>方剂应用</td><td colspan="2">清金化痰汤（黄芩、栀子、桔梗、麦冬、桑白皮、贝母、知母、瓜蒌仁、橘红、茯苓、甘草）加减</td></tr>
<tr><td>中成药应用</td><td colspan="2">①清肺化痰丸：痰邪壅肺，肺失宣降所致咳嗽
②清肺抑火丸：痰热阻肺，肺失宣肃所致咳嗽
③复方鲜竹沥液：感受外邪，入里化热，肺失宣肃，痰浊内生所致咳嗽</td></tr>
<tr><td rowspan="2">合理用药与用药指导</td><td>方剂</td><td>①选用生栀子、生桑白皮、浙贝母
②桔梗用量最大，其次是黄芩、栀子，但因苦寒较甚，易伤中气，若患者平素脾胃较弱，可适当减少用量
③水煎温服，每日 2 ～ 3 次，餐后服用</td></tr>
<tr><td>中成药</td><td>①清肺化痰丸运动员禁用，高血压、心脏病患者慎用
②孕妇及风寒咳嗽、脾胃虚弱者慎用上述诸药</td></tr>
</table>

（六）肺阴亏耗证

表 6-10　肺阴亏耗证

<table>
<tr><th>要　点</th><th colspan="2">内　容</th></tr>
<tr><td>症　状</td><td colspan="2">咳嗽日久，干咳少痰，或痰中带血，午后咳甚，或伴五心烦热，颧红，耳鸣，消瘦，神疲。舌红少苔，脉细数</td></tr>
<tr><td>治　法</td><td colspan="2">滋阴润肺，止咳化痰</td></tr>
<tr><td>方剂应用</td><td colspan="2">沙参麦冬汤（沙参、玉竹、生甘草、冬桑叶、麦冬、生扁豆、天花粉）加减</td></tr>
<tr><td>中成药应用</td><td colspan="2">①二冬膏：肺阴不足所致咳嗽
②养阴清肺膏：阴虚肺燥所致咳嗽
③百合固金丸：肺肾阴虚所致燥咳</td></tr>
<tr><td rowspan="2">合理用药与用药指导</td><td>方剂</td><td>①选用南沙参，生玉竹，生甘草，生扁豆
②水煎温服，每日 2 ～ 3 次，餐后服用</td></tr>
<tr><td>中成药</td><td>①孕妇慎用养阴清肺膏
②脾虚便溏、痰多湿盛的咳嗽慎用上述诸药</td></tr>
</table>

三、健康指导

1. 外感咳嗽忌用敛肺、收涩的镇咳药；内伤咳嗽宜选用祛邪兼补正之品，忌用宣散之品；慢性咳嗽若反复发作，可根据病情适当选择食梨、萝卜、山药、百合、荸荠、枇杷等食物。

2. 初患咳嗽，如发热等全身症状明显，应注意休息，同时避免服用温补性中药；内伤咳嗽缓解期间，应补虚固本以图根治。

3. 预防咳嗽，应注意防寒保暖，戒烟酒，饮食宜清淡，避免接触刺激性气体。适当参加体育锻炼，以增强体质，提高抗病能力。

第三节　喘　证

一、概　述

临床表现以呼吸困难，甚至张口抬肩，鼻翼扇动，不能平卧为特征者，谓之喘证。相当于西医学的肺炎、支气管炎、肺气肿、肺源性心脏病、心源性哮喘以及癔病等发生呼吸困难者。

实喘治肺，以祛邪利气为主，区分寒、热、痰的不同，分别采用温化宣肺、清化肃肺、化痰理气的方法；虚喘以培补摄纳为主；至于虚实夹杂、寒热互见者，则当根据具体情况分清主次，权衡标本，辨证选方用药。

二、辨证论治

（一）风寒闭肺证

具体内容见表 6-11。

表 6-11　风寒闭肺证

<table>
<tr><th>要　点</th><th colspan="2">内　容</th></tr>
<tr><td>症　状</td><td colspan="2">喘咳气逆，呼吸急促，胸部胀闷，痰多色白稀薄而带泡沫，兼头痛鼻塞、无汗、恶寒、发热。舌苔薄白而滑，脉浮紧</td></tr>
<tr><td>治　法</td><td colspan="2">宣肺散寒平喘</td></tr>
<tr><td>方剂应用</td><td colspan="2">麻黄汤（麻黄、杏仁、桂枝、炙甘草）合华盖散（麻黄、杏仁、桑白皮、紫苏子、茯苓、陈皮）加减</td></tr>
<tr><td>中成药应用</td><td colspan="2">①小青龙胶囊：风寒束表，水饮内停所致喘证
②风寒咳嗽颗粒：风寒外束，肺失宣降，痰浊阻肺所致喘证
③苓桂咳喘宁胶囊：风寒客肺，肺气不宣所致喘证
④桂龙咳喘宁胶囊：外感风寒，痰湿阻肺，肺气上逆所致喘证</td></tr>
<tr><td rowspan="2">合理用药与用药指导</td><td>方剂</td><td>①选用生麻黄，炙甘草，炒紫苏子，蜜桑白皮；炒苦杏仁
②麻黄中所含麻黄碱具有兴奋中枢神经系统的作用，其用量最大，注意观察用药后的反应
③煎煮时间不宜过长，炒杏仁宜捣碎后下。本方含有麻黄，运动员禁用，心脏病、高血压患者慎用，表虚自汗、阴虚盗汗及肾虚咳喘者忌服</td></tr>
<tr><td>中成药</td><td>①儿童、孕妇及哺乳期妇女、肝肾功能不全者、运动员，禁用小青龙胶囊。运动员禁用风寒咳嗽颗粒
②内热咳喘、虚喘者，以及高血压、青光眼者慎用小青龙胶囊、风寒咳嗽颗粒。风热、痰热咳嗽、阴虚干咳者及孕妇慎用上述诸药</td></tr>
</table>

（二）痰热壅肺证

表 6-12　痰热壅肺证

<table>
<tr><th>要　点</th><th colspan="2">内　容</th></tr>
<tr><td>症　状</td><td colspan="2">喘咳气涌，胸部胀痛，痰稠黏色黄，或夹血痰，伴胸中烦闷、身热、有汗、口渴喜冷饮、咽干、面红、尿赤、便秘。舌质红，苔薄黄腻，脉滑数</td></tr>
<tr><td>治　法</td><td colspan="2">清热化痰，宣肺平喘</td></tr>
<tr><td>方剂应用</td><td colspan="2">桑白皮汤（桑白皮、半夏、苏子、苦杏仁、贝母、黄芩、黄连、栀子）加减</td></tr>
<tr><td>中成药应用</td><td colspan="2">①清肺消炎丸：痰热阻肺，肺失宣降所致喘证
②葶贝胶囊：痰热壅肺，肺失宣降所致喘证</td></tr>
<tr><td rowspan="2">合理用药与用药指导</td><td>方剂</td><td>①选用生栀子、生桑白皮、浙贝母、炒苦杏仁、清半夏
②苦杏仁有小毒，常规用量为5～10g。生半夏有毒，常规使用剂量为3～9g
③水煎温服，每日2～3次，餐后服用。炒苏子、苦杏仁、栀子均宜捣碎后入煎</td></tr>
<tr><td>中成药</td><td>①运动员禁用清肺消炎丸
②孕妇，体弱年迈者，以及高血压、青光眼、心功能不全者慎用清肺消炎丸、葶贝胶囊
③风寒表证咳嗽者慎用清肺消炎丸
④脾虚便溏者慎用葶贝胶囊</td></tr>
</table>

（三）痰浊阻肺证

表 6–13　痰浊阻肺证

要　点	内　容
症　状	喘而胸满闷塞，甚则胸盈仰息，咳嗽，痰多黏腻色白，咳吐不利，兼有呕恶，食少，口黏不渴。舌苔白腻，脉滑或濡
治　法	祛痰降逆，宣肺平喘
方剂应用	二陈汤（陈皮、半夏、茯苓、甘草、生姜、乌梅）合三子养亲汤（紫苏子、白芥子、莱菔子）加减
中成药应用	橘红痰咳颗粒：痰浊阻肺所致喘证 祛痰止咳颗粒：脾胃虚弱，痰浊内生，上犯阻肺所致喘证
合理用药与用药指导	①孕妇禁用祛痰止咳颗粒 ②阴虚燥咳者慎用橘红痰咳颗粒和祛痰止咳颗粒 ③外感咳嗽、肾虚作喘及体弱年迈者慎用祛痰止咳颗粒，且中病即止，不宜过量、久用

（四）肾不纳气证

表 6–14　肾不纳气证

要　点		内　容
症　状		喘促日久，动则喘甚，呼多吸少，气不得续，小便常因咳甚而失禁，或尿后余沥，形瘦神疲，汗出肢冷，面唇青紫，或有跗肿，舌淡苔薄，脉沉弱；或见喘咳，面红烦躁，口咽干燥，足冷，汗出如油。舌红少津，脉细数
治　法		补肾纳气平喘
方剂应用		肾气丸（桂枝、附子、熟地、山萸肉、山药、茯苓、丹皮、泽泻）合参蛤散（蛤蚧、人参）加减
中成药应用		补金片：肾不纳气所致喘证
合理用药与用药指导	方剂	①选用炮附片，温肾暖脾。选用生晒参，偏重于补气生津，安神；选用生蛤蚧，补肺益精，纳气定喘 ②附子有毒，3～15g，用量不宜过大。人参，另煎兑服，3～9g，或研粉吞服，一次 2g，一日 2 次。蛤蚧常用剂量为 3～9g ③水煎温服，每日 2～3 次，餐后服用。附子宜先煎，久煎。蛤蚧多入丸散或酒剂
	中成药	肺热咳嗽、感冒者慎用补金片

三、健康指导

1. 饮食宜清淡易消化，禁食肥甘、厚味、辛辣、过咸食物，可常吃白萝卜、花生、百合、银耳、猪肺、梨、核桃仁等食物。

2. 反复发作者可取冬病夏治，用中药扶正固本，如平时适当使用冬虫夏草、灵芝等，根据节气可用敷贴疗法，或口服玉屏风散、补中益气汤等。

3. 劝导患者戒烟酒，平时避免接触刺激性气味及灰尘、花粉等，慎起居，适寒温，注意休息，防止过劳，适当加强体育锻炼，以增强体质，提高机体的抗病能力，如练气功、太极拳、平地行走等。

第四节　肺　胀

一、概　述

肺胀是多种肺系疾患反复发作，迁延不愈，导致肺气胀满，不得敛降的疾病，临床表现为胸部膨满，憋闷如塞，喘息上气，咳嗽痰多，烦躁，心悸，面色晦暗，或唇甲青紫，脘腹胀满，肢体浮肿等。西医学中慢性阻塞性肺疾病、慢性肺源性心脏病有上述表现者，可参考此内容辨证论治。

治疗应抓住标本两个方面，祛邪与扶正兼施。标实者以降气化痰为主，需分辨痰的寒热性质；本虚则以补益肺肾为主。

二、辨证论治

（一）痰浊阻肺证

表 6–15　痰浊阻肺证

要　点	内　容	
症　状	**胸膺满闷，短气喘息，稍劳即著，咳嗽痰多**，色白黏腻或呈泡沫，畏风易汗，脘痞纳少，倦怠乏力。舌暗，**苔薄腻或浊腻，脉小滑**	
治　法	**化痰降气，健脾益肺**	
方剂应用	**苏子降气汤**（紫苏子、半夏、前胡、厚朴、陈皮、甘草、当归、生姜、大枣、肉桂）**合三子养亲汤**（紫苏子、白芥子、莱菔子）加减	
中成药应用	①**苏子降气丸**：痰涎壅盛，肾不纳气所致肺胀 ②**理气定喘丸**：久咳伤肺，痰浊壅阻所致肺胀	
合理用药与用药指导	方剂	选用清半夏，生厚朴。苏子、半夏用量最大。水煎温服，每日 2 ～ 3 次，餐后服用
	中成药	外感痰热咳喘者及孕妇慎用苏子降气丸和理气定喘丸

（二）痰热郁肺证

具体内容见表 6–16。

表 6–16　痰热郁肺证

<table>
<tr><th>要　点</th><th colspan="2">内　容</th></tr>
<tr><td>症　状</td><td colspan="2">咳逆，喘息气粗，胸满，目胀睛突，痰黄或白，黏稠难咳，烦躁，口渴欲饮，尿赤，大便干。舌边尖红，苔黄或黄腻，脉数或滑数</td></tr>
<tr><td>治　法</td><td colspan="2">清肺化痰，降逆平喘</td></tr>
<tr><td>方剂应用</td><td colspan="2">越婢加半夏汤（麻黄、石膏、生姜、大枣、甘草、半夏）或桑白皮汤（桑白皮、半夏、苏子、杏仁、贝母、黄芩、黄连、山栀）加减</td></tr>
<tr><td>中成药应用</td><td colspan="2">①止咳平喘糖浆：痰浊阻肺，肺失宣降所致肺胀
②清肺消炎丸：痰热阻肺，肺失宣降所致肺胀</td></tr>
<tr><td rowspan="2">合理用药与用药指导</td><td>方剂</td><td>①选用生麻黄、生栀子、生桑白皮、浙贝母、炒苦杏仁、清半夏
②石膏用量最大，其次是麻黄。麻黄常规使用剂量为 2 ～ 10g，注意观察用药后的反应。黄芩、栀子苦寒，若患者平素脾胃较弱，可适当减少用量
③水煎温服，每日 2 ～ 3 次，餐后服用。石膏宜先煎。因含有麻黄，表虚自汗、阴虚盗汗及肾虚咳喘者忌服，运动员禁用，心脏病、高血压患者慎用</td></tr>
<tr><td>中成药</td><td>运动员禁用，孕妇及寒痰阻肺咳喘者慎用止咳平喘糖浆和清肺消炎丸，二药均含麻黄，高血压、青光眼、心功能不全者慎用</td></tr>
</table>

（三）肺肾气虚证

表 6–17　肺肾气虚证

<table>
<tr><th>要　点</th><th colspan="2">内　容</th></tr>
<tr><td>症　状</td><td colspan="2">胸部膨满，呼吸浅短难续，声低气怯，甚则张口抬肩，不能平卧，咳嗽，痰白如沫，咳吐不利，胸闷心慌，形寒汗出，腰膝酸软，小便清长，或尿有余沥。舌淡或暗紫，脉沉细无力，或结、代</td></tr>
<tr><td>治　法</td><td colspan="2">补肺摄纳，降气平喘</td></tr>
<tr><td>方剂应用</td><td colspan="2">平喘固本汤（党参、五味子、冬虫夏草、胡桃肉、沉香、灵磁石、脐带、苏子、款冬花、法半夏、橘红）合补肺汤（人参、黄芪、熟地黄、五味子、紫菀、桑白皮）加减</td></tr>
<tr><td>中成药应用</td><td colspan="2">①参茸黑锡丸：肺病日久及肾，肺失敛降，肾失摄纳所致肺胀
②百令胶囊：肺肾两虚所致肺胀</td></tr>
<tr><td rowspan="2">合理用药与用药指导</td><td>方剂</td><td>①选用生晒参、蜜五味子、生黄芪、法半夏、煅磁石；紫菀、款冬花、桑白皮均选用蜜炙品
②剂量建议：人参，常规使用剂量为 3 ～ 9g，另煎兑服；也可研粉吞服，一次 2g，一日 2 次。半夏有毒，常规使用剂量为 3 ～ 9g
③水煎温服，每日 2 ～ 3 次，餐后服用。磁石宜打碎先煎。沉香不可久煎，当以研末或磨汁后冲服</td></tr>
<tr><td>中成药</td><td>孕妇禁用，实热证、阴虚内热证慎用参茸黑锡丸，本品含有附子、硫黄、黑锡，不宜过量、久用。外感实证咳喘者慎用百令胶囊</td></tr>
</table>

三、健康指导

1. 合理膳食，增加营养的摄入，饮食宜清淡易消化，禁忌烟酒及恣食辛辣、生冷、咸、甜之品，可常吃白萝卜、百合、银耳、猪肺、核桃仁等食物。有水肿者应进低盐或无盐饮食。

2. 在预防方面，应重视原发病的治疗，防止反复感冒、内伤咳嗽迁延发展成为慢性咳喘，是预防形成本病的关键。患病之后，注意保暖，及时治疗。

3. 劝导患者戒烟酒，平时避免接触刺激性气味及灰尘、花粉等。另外可加强呼吸锻炼。

第五节　心　悸

一、概　述

心悸是患者自觉心中悸动，惊惕不安，甚则不能自主的疾病，临床一般多呈反复发作性，每因情志波动或劳累而发作，且常伴胸闷、气短、失眠、健忘、眩晕、耳鸣等症状。西医学中心律失常以及各种心脏病等出现上述症状时，可参考此内容辨证论治。

心悸的治疗，需在辨证的基础上，给予补气、养血、滋阴、温阳、行瘀等治法。基于心悸心神不宁的病机特点，治疗时应酌情配合安神宁心或镇心之法。

二、辨证论治

（一）心脾两虚证

表 6-18　心脾两虚证

要　点		内　容
症　状		心悸气短，头晕目眩，失眠健忘，面色无华，倦怠乏力，纳呆食少。舌淡红，脉细弱
治　法		补血养心，益气安神
方剂应用		归脾汤（人参、黄芪、白术、茯神、龙眼肉、酸枣仁、木香、当归、远志、甘草、生姜、大枣）加减
中成药应用		①人参归脾丸（大蜜丸）：思虑过度，劳伤心脾，或脾胃虚弱，气血生化之源不足，心失所养所致心悸 ②复方扶芳藤合剂：心脾两虚，生化乏源，气血不足，心失所养所致心悸 ③益气养血口服液：脾胃虚弱，气血化生不足，心失所养，神无所附所致心悸 ④消疲灵颗粒：禀赋不足，或饮食劳倦，或思虑过度，或年高体迈，气血亏虚，心失所养所致心悸
合理用药与用药指导	方剂	①人参在脾肺气虚严重时，宜选用生晒参；脾虚便溏者，可用党参代人参。蜜炙黄芪，专走里，补益肺脾之力更强。白术在治脾虚纳差时，宜用麸炒；在治脾虚湿困，腹胀泄泻时，宜用土炒；在治脾虚食滞时，宜用炒焦。选用炒酸枣仁、煨木香、炒木香。当归在治血虚兼血瘀时，宜用酒炒；在治心脾两虚有大便稀溏时，宜用土炒。甘草炙用，健脾益气力较强

（续表 6-18）

要点	内容	
合理用药与用药指导	方剂	②水煎温服，每日 2 ～ 3 次，宜餐后 1 小时服用；失眠者，宜在中午及晚上临睡前各服用一次。人参宜另炖，兑入其他药液；酸枣仁宜捣碎后入煎剂，亦可研末吞服，每次 1.5 ～ 3g；大枣宜擘开后入煎剂。宜“先武火后文火”煎煮，文火煎煮时间宜长，以出药液量约为加水量的一半以下为度
	中成药	①心悸兼有脾不统血之便血、崩漏、带下者，宜选用人参归脾丸。心悸兼脾胃虚弱明显者，宜选用复方扶芳藤合剂。心悸兼气血不足严重者，宜选用益气养血口服液。心悸兼血瘀之四肢酸痛者，宜选用消疲灵颗粒 ②孕妇、月经期及有出血倾向者慎用益气养血口服液。因含有肉桂，孕妇慎服消疲灵颗粒。周岁以内婴儿及外感发热患者禁用复方扶芳藤合剂。阴虚、痰湿壅盛者慎用人参归脾丸。阴虚内热、肝阳上亢、痰火内盛之心悸不寐者慎用复方扶芳藤合剂。湿热内盛，痰火壅盛者慎用益气养血口服液。体实有热者、感冒者慎服消疲灵颗粒

（二）阴虚火旺证

表 6-19　阴虚火旺证

要点	内容	
症　状	心悸易惊，心烦失眠，**五心烦热，口干，盗汗**，思虑劳心则症状加重，伴耳鸣腰酸，头晕目眩，急躁易怒。**舌红少津，苔少或无，脉细数**	
治　法	滋阴清火，养心安神	
方剂应用	**天王补心丹**（人参、玄参、丹参、茯苓、五味子、远志、桔梗、当归、天冬、麦冬、柏子仁、酸枣仁、生地黄、朱砂）加减	
中成药应用	①**天王补心丸（水蜜丸）**：心肾阴虚，心失所养所致心悸 ②**朱砂安神片**：心阴（血）不足，心火偏亢所致心悸 ③**宁神补心片**：心肾阴虚，心失所养所致心悸 ④**安神补心丸**：肝肾亏虚，阴血不足所致心悸	
合理用药与用药指导	方剂	（1）选用人参、蒸玄参、生丹参、炒桔梗 ①北五味子，有蜜炙五味子、酒五味子、醋五味子。一般认为，蜜炙可增强补益之功，酒炙滋肾之力较胜，醋炙则长于收敛，此处可根据组方的侧重点而区别选择三种炮制品 ②远志可选用炙远志、蜜远志、朱远志，若素有胃疾，胃气虚弱者，宜选用炙远志；若兼有心血不足之失眠多梦，宜选用蜜远志；若入丸散，为增强安神定志的作用，宜选用朱远志 ③当归选用酒炒当归、酒洗当归，其活血之力大增，适用于血瘀兼血虚之证，然酒炒当归之功略逊于酒洗当归 ④选用生天冬，既可养阴清热、滋阴降火，又能润燥滑肠，为阴伤有热、便结而硬者所宜；若肺肾阴虚、虚火内扰而现烦躁不寐、心神不宁之证，宜选用朱天冬 ⑤麦冬宜用去心，麦冬生用长于养阴润肺，益胃生津，去心（心能令人烦）

（续表 6-19）

要　点		内　容
合理用药与用药指导	方剂	后又能清心除烦；若心阴不足而见烦躁狂乱、谵语等证者，宜选用朱麦冬，其镇惊安神之力尤佳 ⑥在阴虚烦热失眠兼便秘时，宜选用生柏子仁；若失眠健忘，心悸怔忡或阴虚盗汗兼大便溏泻者，宜选用柏子仁霜，可免滑肠致泻，并增强宁心安神，养阴止汗的作用 ⑦选用生酸枣仁，其味甘而润性偏凉，对心肾不足，阴虚火旺所致的心悸、健忘、失眠、便秘者佳；若阴虚心悸、盗汗明显，兼脾胃虚弱者，宜选用炒酸枣仁 ⑧宜用生干地黄，长于滋阴养血；细生地功同干地黄，然气味较薄，宜用于滋阴养血而又恐胃弱易腻者 ⑨朱砂宜选用水飞加工后的细粉，即飞朱砂，其毒性降低便于运用，内服可镇心安神 （2）朱砂有毒，每日 0.1 ～ 0.5g，多入丸散服，不宜入煎剂；不宜大量服用，也不宜少量久服；外用适量 （3）水煎温服，每日 2 ～ 3 次，宜餐后 1 小时服用；失眠者，宜在中午及晚上临睡前各服用一次。若制成丸剂，宜空心白滚汤或龙眼肉汤送服。若制成汤剂，上方多质柔味厚之品，宜“先武火后文火”煎煮，文火煎煮时间宜偏长；五味子、柏子仁、酸枣仁宜捣碎后入煎剂
	中成药	①孕妇慎用天王补心丸、朱砂安神丸，因含有朱砂，不宜长期服用。孕妇、哺乳期妇女禁用宁神补心片。肝肾功能不全者禁用天王补心丸。脾肾阳虚脾胃虚寒、大便稀溏及感冒发热者不宜服用宁神补心片。宁神补心片宜饭前服用，在首次使用时应监测患者皮肤的变化 ②天王补心丸与朱砂安神丸含有朱砂，不建议同时使用。宁神补心片与安神补心丸不建议同时使用，因属重复用药

（三）心阳不振证

表 6-20　心阳不振证

要　点		内　容
症　状		心悸不安，胸闷气短，动则尤甚，**面色苍白，形寒肢冷，舌淡苔白**。脉虚弱或沉细无力
治　法		**温补心阳，安神定悸**
方剂应用		桂枝甘草龙骨牡蛎汤（桂枝、甘草、龙骨、牡蛎）合参附汤（人参、熟附子）加减
中成药应用		①**参仙升脉口服液**：心肾阳虚，寒凝血脉所致心悸 ②**心宝丸**：心肾阳虚，无力运血，心脉瘀阻所致心悸 ③**芪苈强心胶囊**：阳气虚乏，络瘀水停所致心悸
合理用药与用药指导	方剂	（1）选用蜜炙甘草（炙甘草）、生龙骨、生牡蛎、红参 ①原方“桂枝”可在肉桂、桂心、炒桂枝中选择，肉桂补火助阳，温通经脉；桂心味厚燥性较小，可助心阳交心肾；桂枝经炒制后辛散之力减弱，而温通之功增强

（续表 6-20）

要点	内容	
合理用药与用药指导	方剂	②熟附子宜选用白附片、黑顺片、黄附片、明附片、制附片、淡附片、炮附子，其中白附片、黑顺片、黄附片、明附片与淡附片相比，燥性较大，药力稍猛，不若淡附片缓和；淡附片毒性极微，应用安全，药力缓和，由散转守，常用于温肾壮阳；炮附子毒性较白附片大，除温补以外，尚常用于回阳救逆，散寒祛湿 （2）原方中龙骨、牡蛎、甘草用量最大，其次是桂枝。参附汤中附子用量较大，其次是人参。附子有毒，每日 3 ～ 15g （3）水煎温服，每日 2 ～ 3 次，宜餐后服用。生龙骨、生牡蛎宜打碎，先煎；熟附子宜先煎，久煎
	中成药	①孕妇、哺乳期妇女、运动员、合并高血压及严重心脏病者，均慎用参仙升脉口服液。肝阳上亢、湿热内盛者禁用参仙升脉口服液；病态窦房结综合征中的慢-快综合征及病态窦房结综合征病情需安装起搏器者，均不宜使用参仙升脉口服液 ②孕妇、经期妇女、青光眼患者禁用心宝丸。阴虚内热、肝阳上亢、痰火内盛者不宜使用心宝丸。正在服用洋地黄类药物者慎用心宝丸，不宜过量服用及久服 ③孕妇慎用芪苈强心胶囊。芪苈强心胶囊宜饭后服用

（四）瘀阻心脉证

表 6-21　瘀阻心脉证

要点	内容	
症状	心悸不安，胸闷不舒，心痛时作，**痛如针刺，唇甲青紫**。舌质紫暗或有瘀斑，脉涩或结或代	
治法	**活血化瘀，理气通络**	
方剂应用	**桃仁红花煎**（丹参、赤芍、桃仁、红花、乳香、香附、延胡索、青皮、当归、川芎、生地）**合桂枝甘草龙骨牡蛎汤**（桂枝、甘草、龙骨、牡蛎）加减	
中成药应用	①**血府逐瘀口服液**：气滞血瘀，心神失养所致心悸 ②**七叶神安片**：心气不足，心血瘀阻所致心悸 ③**稳心颗粒**：气阴两虚，心脉瘀阻所致心悸 ④**参松养心胶囊**：气阴两虚，心络瘀阻所致心悸	
合理用药与用药指导	方剂	（1）饮片选择 ①生丹参适用于温热病中见瘀阻心脉之心悸者；炒丹参适用于血虚或瘀血内停而无热象之心悸 ②炒赤芍适用于血瘀兼脾胃虚寒者，酒赤芍适用于瘀阻心脉之心悸者 ③乳香生用活血止痛效佳，但对胃有刺激性，故内服剂量不宜过大；醋制乳香可减少恶心之弊，增强入肝经之效，适用于肝经气郁血瘀之胸胁疼痛 ④香附可选用醋香附、酒香附、制香附；醋香附消积聚、理气止痛力强；

第6章

（续表 6-21）

要　点		内　容
合理用药与用药指导	方剂	酒香附活血，通行经络力强；制香附（四制香附）比单用酒、醋炮制者，疏肝理气、止痛、止呕的作用增强 ⑤醋延胡索可提高疗效，增强行气止痛的作用；酒延胡索则增强行血祛瘀之功 ⑥青皮生用时性猛烈，破气散积力胜，易损人真气，不宜久用和过量；酒青皮辛散之力增强，适宜与行气活血药合用，治疗气滞血瘀或癥瘕积聚等 ⑦选用酒当归、酒川芎，则活血之力增强 ⑧生地，在血瘀有热时宜选用大生地；一般情况下，血瘀诸证用药不宜寒凉，此时可选用炒生地或酒炒生地 （2）水煎温服，每日 2 ～ 3 次，宜餐后服用。桃仁宜捣碎后入煎。治疗冠心病心绞痛、胸闷等症状时，延胡索宜生品打粉和酒服
	中成药	①孕妇禁用血府逐瘀口服液、七叶神安片、参松养心胶囊。气虚血瘀者慎用血府逐瘀口服液。孕妇慎用稳心颗粒。七叶神安片宜饭后服用 ②不建议将参松养心胶囊与生脉饮等组成重复的中成药同时使用，因属重复用药

三、健康指导

1. 平素饮食忌过饱、过饥，戒烟酒浓茶，宜低脂低盐饮食。

2. 心气阳虚者忌过食生冷，心气阴虚者忌辛辣炙煿，痰浊、瘀血者忌过食肥甘，水饮凌心者宜少食盐。心悸病势缠绵，治疗获效后应注意巩固治疗，可服人参等补气药，改善心气虚症状，增强抗病能力。

3. 应经常保持心情愉快，精神乐观，情绪稳定，避免情志为害，减少发病。尤其心虚胆怯、心火内动及痰火扰心等引起的心悸，应避免惊恐及忧思恼怒等不良刺激。注意寒暑变化，避免外邪侵袭而诱发或加重心悸。注意生活规律，劳逸结合。

第六节　胸　痹

一、概　述

胸痹是指以胸部闷痛，甚则胸痛彻背，短气、喘息不得卧为主症的疾病。西医学的冠心病（心绞痛或心肌梗死）、其他原因引起的心绞痛（如主动脉瓣狭窄、梗阻性肥厚型心肌病）、心包炎以及肺源性心脏病等以上述表现为主者，可参考此内容辨证论治。

基于本病的基本病机，治疗应先治其标，再治其本，必要时标本兼顾同治。针对气滞、血瘀、寒凝、痰浊给予理气、活血、温通、豁痰，尤重活血通脉法；针对本虚，给予益气、养阴之法。

二、辨证论治

（一）气虚血瘀证

具体内容见表 6-22。

表 6–22　气虚血瘀证

<table>
<tr><th>要　点</th><th colspan="2">内　容</th></tr>
<tr><td>症　状</td><td colspan="2">胸痛隐隐，遇劳则发，神疲乏力，气短懒言，心悸自汗。舌胖有齿痕，色淡暗，苔薄白，脉弱而涩，或结、代</td></tr>
<tr><td>治　法</td><td colspan="2">益气活血，通脉止痛</td></tr>
<tr><td>方剂应用</td><td colspan="2">补阳还五汤（黄芪、川芎、当归、赤芍、桃仁、地龙、红花）加减</td></tr>
<tr><td>中成药应用</td><td colspan="2">①芪参益气滴丸：心气不足，心血瘀滞，心脉痹阻所致胸痹
②参桂胶囊：心阳不振，气虚血瘀所致胸痹
③心力丸：心气不足，心阳不振，瘀血闭阻所致胸痹
④活心丸：心气不足，心血瘀阻，心脉痹塞，胸阳失宣所致胸痹</td></tr>
<tr><td rowspan="2">合理用药与用药指导</td><td>方剂</td><td>①选用当归尾、生黄芪、桃仁泥或炒桃仁；炒赤芍适用于血瘀兼脾胃虚寒者；酒赤芍适用于气虚血瘀之胸痹
②原方中黄芪用量最大，其次是当归尾。一般情况下，黄芪的用量应控制在 30 ～ 60g 之间；气虚程度较甚，同时又无其他禁忌时，可逐渐增加至 60g 以上，但连续用量不宜超过 120g
③水煎温服，每日 2 ～ 3 次，宜餐前服用。桃仁宜捣碎后入煎</td></tr>
<tr><td>中成药</td><td>①胸痹以胸部刺痛，固定不移，入夜更甚，遇冷加重者，宜用参桂胶囊。若胸痹心痛、心悸、气短，脉细，平素缓急救治，宜选用芪参益气滴丸、心力丸、活心丸中的任一种
②孕妇禁用心力丸、活心丸；慎用参桂胶囊、芪参益气滴丸。胸痹属阴虚证者及经期妇女慎用心力丸、活心丸。正在服用洋地黄类药物的患者慎用心力丸、活心丸，因其含有具强心作用的蟾酥。心力丸、活心丸皆宜饭后服用</td></tr>
</table>

（二）气滞血瘀证

表 6–23　气滞血瘀证

要　点	内　容
症　状	心胸疼痛，如刺如绞，痛有定处，入夜为甚，重者心痛彻背，背痛彻心，或痛引肩背，伴有胸闷，日久不愈，可因暴怒、劳累而加重。舌质紫暗，有瘀斑，苔薄，脉弦细
治　法	理气活血，通脉止痛
方剂应用	血府逐瘀汤（当归、生地、桃仁、红花、枳壳、赤芍、柴胡、川芎、牛膝、桔梗、甘草）加减
中成药应用	①血府逐瘀口服液：气滞血瘀，心脉闭塞所致胸痹 ②复方丹参滴丸：气滞血瘀，阻塞心脉所致胸痹 ③速效救心丸：气滞血瘀，心脉闭阻所致胸痹 ④冠心丹参滴丸：气滞血瘀，心脉痹阻所致胸痹 ⑤银丹心脑通软胶囊：气滞血瘀所致胸痹

（续表 6-23）

要　点		内　容
合理用药与用药指导	方剂	①选用酒当归、生枳壳、醋柴胡、生桔梗、川牛膝或酒牛膝。酒赤芍适用于血脉凝涩之疼痛；醋赤芍适用于胸痹疼痛日久者。对胃弱津伤之年老体弱者宜选用炒桔梗 ②水煎温服，每日 2～3 次，宜餐后服用。方中桃仁宜捣碎后入煎剂
	中成药	①胸痹兼血瘀阻络头痛，心悸，失眠及内热烦躁者，宜选用血府逐瘀口服液。胸痹兼有饮食积滞者，或兼有高脂血症、脑动脉硬化、中风者，宜选用银丹心脑通软胶囊。胸痹患者因胃肠道不适而不能长期服用冰片者，宜选用冠心丹参滴丸 ②孕妇禁用血府逐瘀口服液、速效救心丸；慎用复方丹参滴丸、冠心丹参滴丸 ③气虚血瘀者慎用血府逐瘀口服液。气阴两虚、心肾阴虚之胸痹心痛者，有过敏史者及伴重度心力衰竭的心肌缺血者慎用速效救心丸；寒凝血瘀胸痹心痛者、脾胃虚寒者慎用复方丹参滴丸；因含冰片，服药后胃脘不适者，宜饭后服用。月经期及有出血倾向者禁用冠心丹参滴丸，寒凝血瘀、气虚血瘀、阴虚血瘀之胸痹心痛者不宜单用此药

（三）痰浊痹阻证

表 6-24　痰浊痹阻证

要　点		内　容
症　状		胸闷重而心痛微，痰多气短，肢体沉重，形体肥胖，遇阴雨天而易发作或加重，伴有倦怠乏力，纳呆便溏，咳吐痰涎。舌体胖大且边有齿痕，苔浊腻或白滑，脉滑
治　法		通阳泄浊，豁痰宣痹
方剂应用		瓜蒌薤白半夏汤（瓜蒌、薤白、半夏、白酒）合涤痰汤（制半夏、制南星、陈皮、枳实、茯苓、人参、石菖蒲、竹茹、甘草、生姜）加减
中成药应用		①血滞通胶囊：痰凝闭阻，阳气被遏所致胸痹 ②丹蒌片：痰瘀互结所致胸痹 ③舒心降脂片：气滞血瘀，痰浊阻络，胸阳痹阻所致胸痹 ④降脂通络软胶囊：气滞血凝，痰浊阻滞所致胸痹
合理用药与用药指导	方剂	①原方选用全瓜蒌，既可清肺胃热而化痰散结，又能润大肠燥而滑肠通便；若患者便溏，宜选用瓜蒌皮，无滑肠之弊。薤白生用，治疗胸痹心痛配伍全瓜蒌效佳；炒薤白则适用于脾胃素弱或消化道溃疡病者。本方半夏与涤痰汤之制半夏宜选用法半夏、清半夏；选用麸炒枳实，姜竹茹，炙甘草 ②生半夏、制天南星有毒，每日 3～9g ③水煎温服，每日 3 次，宜餐后服用。人参宜另煎后兑服。竹茹用量较大时，可煎汤代水
	中成药	①高脂血症之血瘀痰阻证有胸闷者，宜选用血滞通胶囊。高脂血症之血瘀气滞证有胸痛、胸闷者，宜选用降脂通络软胶囊

（续表 6-24）

<table>
<tr><th>要 点</th><th colspan="2">内 容</th></tr>
<tr><td>合理用药
与
用药指导</td><td>中成药</td><td>②孕妇禁用丹蒌片、舒心降脂片。便溏、泄泻者慎用丹蒌片。气虚血瘀、阴虚血瘀、寒凝血瘀胸痹者及湿热内蕴、肝胆湿热、肝肾阴虚之高脂血症者，均慎用舒心降脂片；有文献报道服用此药后出现过敏反应。腹胀、腹泻者慎用降脂通络软胶囊。血滞通胶囊有蒜臭，味微辣，不建议拆开胶囊服用，避免对胃的刺激性</td></tr>
</table>

（四）寒凝心脉证

表 6-25　寒凝心脉证

<table>
<tr><th>要 点</th><th colspan="2">内 容</th></tr>
<tr><td>症 状</td><td colspan="2">猝然心痛如绞，心痛彻背，喘不得卧，多因气候骤冷或骤感风寒而发病或加重，伴形寒，甚则手足不温，冷汗自出，胸闷气短，心悸，面色苍白。舌质紫暗，或有瘀斑瘀点，苔薄，脉沉紧或沉细</td></tr>
<tr><td>治 法</td><td colspan="2">辛温散寒，宣通心阳</td></tr>
<tr><td>方剂应用</td><td colspan="2">枳实薤白桂枝汤（枳实、厚朴、薤白、桂枝、瓜蒌实）合当归四逆汤（当归、桂枝、芍药、细辛、通草、炙甘草、大枣）加减</td></tr>
<tr><td>中成药
应用</td><td colspan="2">①宽胸气雾剂：阴寒凝滞，胸阳不振，气机郁闭所致胸痹
②苏合香丸：胸阳不振，痰瘀互阻，气机不畅所致胸痹
③冠心苏合滴丸：寒凝心脉，阳气不运，闭阻气机所致胸痹
④神香苏合丸：又名庆余救心丸，阴寒凝滞，心脉不通，气机不畅所致胸痹</td></tr>
<tr><td rowspan="2">合理用药
与
用药指导</td><td>方剂</td><td>①选用麸炒枳实、生厚朴。当归选用全当归，补血和血；若寒凝血瘀，疼痛明显者，宜选用酒炒当归、酒洗当归；若寒伤脾阳，大便稀溏者，宜选用土炒当归。赤芍选用炒赤芍、酒赤芍，两者寒性已缓，酒炒赤芍适用于血脉凝涩之病证
②薤白蒜味重，气虚无滞、胃弱纳呆及不耐蒜味者，用量不宜过大。细辛内服剂量每日 1 ～ 3g，入散剂每次 0.5 ～ 1g
③水煎温服，每日 3 次，宜餐后服用。枳实薤白桂枝汤宜先煎枳实、厚朴，去滓取滤液，再煎煮其他药物。大枣宜擘开后入煎剂；细辛用量大时，煎煮时间宜适当延长</td></tr>
<tr><td>中成药</td><td>①胸痹心痛发作缓解疼痛时，宜选用宽胸气雾剂。胸痹兼有痰瘀互阻，气机不畅症见舌淡、苔白腻，脉滑者，宜选用苏合香丸。
胸痹属寒凝气滞血瘀，且心痛遇寒则发，形寒肢冷者，宜选用冠心苏合滴丸。
胸痹兼有寒凝心脉，气机不畅所致室性早搏或慢性充血性心力衰竭者，宜选用神香苏合丸
②孕妇禁用苏合香丸、冠心苏合滴丸。孕妇及经期妇女禁用神香苏合丸。
孕妇及儿童慎用宽胸气雾剂。热病、阳闭、脱证不宜使用苏合香丸，本品含有朱砂，不宜久服，胸痹心气不足者慎用；有文献报道使用苏合香丸引起过敏性皮疹、过敏性休克和过量使用中毒。阴虚血瘀所致胸痹，胃炎、</td></tr>
</table>

（续表 6-25）

要　点		内　容
合理用药与用药指导	中成药	胃溃疡、食管炎及肾脏疾病者慎用冠心苏合滴丸；冠心苏合滴丸剂宜饭后服用，丸剂须嚼碎服，胶囊可在临睡或发病时服用，软胶囊可在急症时嚼碎服；其组成含有土木香，不宜长期服用；有文献报道服用冠心苏合丸出现过敏性药疹和肾脏损害。阴虚及脾胃虚弱者慎用本品

（五）气阴两虚证

表 6-26　气阴两虚证

要　点		内　容
症　状		胸闷隐痛，时作时止，心悸气短，伴倦怠懒言，易汗出，头晕，失眠多梦。舌红或淡红，舌体胖且边有齿痕，苔薄白或少，脉细缓或结代
治　法		益气养阴，活血通脉
方剂应用		生脉散（人参、麦冬、五味子）合人参养荣汤（人参、熟地黄、当归、白芍、白术、茯苓、黄芪、陈皮、五味子、桂心、远志、炙甘草）加减
中成药应用		①益心胶囊：气阴两虚，瘀血阻脉所致胸痹 ②益心舒胶囊：气阴两虚，瘀血阻脉所致胸痹 ③益心通脉颗粒：气阴两虚，瘀血阻脉所致胸痹 ④冠心生脉口服液：气阴不足，心脉瘀阻所致胸痹 ⑤洛布桑胶囊：心气不足，心阴亏虚，心血瘀阻所致胸痹
合理用药与用药指导	方剂	（1）饮片选择 ①人参亦可选用生晒参，补气生津力雄 ②选用连心麦冬，养阴生津而通血脉；若患者热象不著且胃纳较差，宜选用炙麦冬 ③选用北五味子，且以炙五味子为佳，根据临床情况，可酌情选用蜜炙五味子、酒五味子、醋五味子，其中蜜炙可增强补益之功，酒制滋肾之力较胜，醋制则长于收敛。当归选用全当归，补血和血 ④白芍选用生白芍、酒炒白芍，生白芍养血柔肝，滋阴抑肝力强；酒炒白芍寒性与酸收之性已缓，且具行血活血之功，更适合益气养阴，活血通脉 ⑤选用蒸白术（制白术），蒸制后燥性减弱，补脾益气之力较胜，药性纯和而无燥竭脾家津液之弊 ⑥选用蜜炙黄芪，功专走里，能补中益气，升提清气，尚能润燥，对血虚脾燥者适宜 ⑦选用广陈皮、炒陈皮，炒陈皮辛烈之性已缓，温健之力增强 ⑧桂心宜选用肉桂心，味厚且燥性较小，专温营分，多用于助心阳，交心肾 ⑨选用炒远志、炙远志，炒远志毒性减小，可避免药后呕吐之弊；炙远志为甘草水制后，既可减弱毒性，又可调中和胃，适用于素有胃疾、胃气虚弱者 （2）水煎温服，每日 2～3 次，宜餐前服用。人参宜另煎后兑服；五味子、桂心宜捣碎后再入煎；桂心不宜久煎

（续表 6-26）

要点	内容	
合理用药 与 用药指导	中成药	①益心胶囊、益心舒胶囊、冠心生脉口服液均含有人参、麦冬、五味子，均可用于气阴两虚之胸痹见失眠、心悸、汗出明显者。气阴两虚之胸痹兼有咽喉干燥者，宜选用益气通脉颗粒。胸痛时作，胸闷气短明显者，宜选用冠心生脉口服液。胸闷兼有倦怠懒言、头晕目眩、面色少华者，宜选用洛布桑胶囊 ②孕妇及月经期妇女慎用益心舒胶囊。孕妇慎用益心通脉颗粒、冠心生脉口服液。服冠心生脉口服液期间切忌气恼劳累过度，如有口干苦咽痛者，可服少量清火药或停药数日，即可解除。洛布桑胶囊宜饭后服用

三、健康指导

1. 饮食宜清淡低盐，食勿过饱。多吃水果及含纤维素高的食物。保持大便通畅。另外，烟酒等刺激之品，有碍脏腑功能，应禁止。

2. 避免情绪波动，保持心情愉快。注意生活起居，寒温适宜。注意劳逸结合，坚持适当活动。发作期应立即卧床休息，缓解期要注意适当休息，做到动中有静。

第七节 不寐

一、概论

不寐是以经常不能获得正常睡眠为特征的疾病。相当于西医学的神经症，以及多种心脑血管疾病、贫血、肝病等疾病以失眠为主要表现者。

不寐的治疗以补虚泻实、调整脏腑阴阳为原则。实证泻其有余，如疏肝泻火、清化痰热；虚证补其不足，如益气养血、健脾益肾。在此基础上，兼以安神定志。

二、辨证论治

（一）肝火扰心证

表 6-27 肝火扰心证

要点	内容	
症状	不寐多梦，甚则彻夜不眠，**急躁易怒**，伴头晕头胀，目赤耳鸣，口干而苦，不思饮食，便秘溲赤。**舌红苔黄，脉弦而数**	
治法	**疏肝泻火，镇心安神**	
方剂应用	**龙胆泻肝汤**（龙胆、泽泻、木通、车前子、当归、柴胡、生地黄、黄芩、栀子、生甘草）加减	
中成药选用	①**泻肝安神丸**：肝火亢盛，心神不宁所致不寐 ②**复方罗布麻颗粒**：肝阳上亢，肝热扰心，心神不宁所致不寐	
合理用药 与 用药指导	方剂	①选用酒炒龙胆草、酒当归、酒炒生地、生甘草；炒黄芩可免苦寒伐胃；酒炒黄芩清上焦湿热之力强。选用炒栀子、姜栀子，可缓其寒性 ②龙胆草、木通、栀子、黄芩皆为苦寒之药，易损伤胃气，应注意用量。

（续表 6-27）

要　点	内　容	
合理用药 与 用药指导	方剂	龙胆草、木通内服剂量为每日 3 ～ 6g ③水煎温服，每日 2 ～ 3 次，宜餐前或空腹服用，服药后宜进食辛香可口、易消化之品。车前子宜包煎；栀子宜捣碎后入煎
	中成药	①泻肝安神丸的重镇安神之力较强，适用于不寐兼有头晕目眩，耳鸣耳聋者。复方罗布麻颗粒的平肝潜阳之力较强，适用于肝阳上亢，肝火上炎之高血压不寐者 ②孕妇及脾胃虚寒、体弱、虚寒便溏者慎用复方罗布麻颗粒

（二）痰热扰心证

表 6–28　痰热扰心证

要　点	内　容	
症　状	心烦不寐，**胸闷脘痞，泛恶嗳气**，伴口苦，头重，目眩。舌质偏红，**苔黄腻，脉滑数**	
治　法	**清化热痰，和中安神**	
方剂应用	**黄连温胆汤**（半夏、茯苓、陈皮、甘草、枳实、竹茹、黄连、大枣）加减	
中成药 应用	①**心速宁胶囊**：痰火扰心所致不寐 ②**礞石滚痰丸**：痰热扰心所致不寐 ③**补脑丸**：精血亏虚，痰热扰心所致不寐	
合理用药 与 用药指导	方剂	①选用黄连，偏清心火；炒黄连则寒性已缓，免伤脾胃之阳气，炒后尚可入血分，有凉血解毒之功。选用姜竹茹、广陈皮、生甘草、法半夏，亦可选用竹沥半夏，燥湿化痰、降逆止呕之力增强。痰火便秘严重者，宜选用生枳实；若恐生枳实破气伤正，宜选用麸炒枳实 ②水煎温服，每日 2 ～ 3 次，宜餐后或临睡前服用。竹茹用量较大时，可煎汤代水
	中成药	①不寐兼心悸轻症，尤其是冠心病、心肌炎等引起的室性早搏见痰火扰心者，宜选用心速宁胶囊。不寐兼惊惕重症，尤其是合并老痰实火之癫狂、咳嗽、喘证、便秘者，宜选用礞石滚痰丸。不寐兼有精血亏虚之心悸、头晕耳鸣、五心烦热等虚热症状者，宜选用补脑丸 ②孕妇禁用礞石滚痰丸、补脑丸。体虚及小儿虚寒成惊者慎用礞石滚痰丸；心速宁胶囊组方中含常山，使用时应注意监测不良反应；有胃病者宜饭后服用

（三）心脾两虚证

表 6–29　心脾两虚证

要　点	内　容
症　状	不易入睡，多梦易醒，心悸健忘，**神疲食少**，伴头晕目眩，四肢倦怠，**腹胀便溏**，面色少华。舌淡苔薄，脉细无力

（续表 6-29）

要　点	内　容
治　法	补益心脾，养血安神
方剂应用	归脾汤（人参、黄芪、白术、茯神、龙眼肉、酸枣仁、木香、当归、远志、甘草、生姜、大枣）加减
中成药应用	①北芪五加片：心脾两虚所致不寐 ②眠安宁口服液：心脾两虚，心神不宁所致不寐 ③脑力静糖浆：心气不足，脾气虚弱所致不寐
合理用药与用药指导	①不寐兼体虚乏力，食欲不振者，宜选用北芪五加片。不寐兼面色少华，心悸不安者，宜选用眠安宁口服液。心脾不足郁证见失眠、自汗者，宜选用脑力静糖浆 ②孕妇慎用眠安宁口服液。热证、实证、阴虚火旺证不寐者均不适用北芪五加片。脑力静糖浆中含维生素 B_1、维生素 B_2、维生素 B_6、甘油磷酸钠（50%）等西药成分，应避免重复联合用药 ③不建议将脑力静糖浆与甘麦大枣汤同时使用，因属重复用药

（四）心肾不交证

表 6-30　心肾不交证

要　点		内　容
症　状		心烦不寐，入睡困难，心悸多梦，伴头晕耳鸣，腰膝酸软，潮热盗汗，五心烦热，咽干少津，男子遗精，女子月经不调。舌红少苔，脉细数
治　法		滋阴降火，交通心肾
方剂应用		六味地黄丸（熟地黄、山茱萸、山药、泽泻、茯苓、丹皮）合交泰丸（黄连、肉桂）加减
中成药应用		①乌灵胶囊：心肾不交所致不寐 ②滋肾宁神丸：素体阴虚，或房劳过度，或肝肾阴虚，心肾不交，或久病年迈，精血亏虚，心失所养所致不寐
合理用药与用药指导	方剂	①选用蒸山茱萸、生山药、盐泽泻、炒丹皮，选用川黄连，盐水炒制缓其燥性，选用肉桂末（即肉桂面），无须入煎剂，用药汁冲服即可，其辛香之气未散，药力较足 ②交泰丸原方中川黄连与肉桂用量比例为 10∶1 ③水煎温服，每日 2～3 次，宜餐前空腹服用或中午、晚上临睡前各服用 1 次。肉桂宜捣碎后入煎，煎煮时间不宜过长，也可研粉冲服。若制成丸剂服用，宜空腹淡盐水送服
	中成药	①不寐兼心烦、心悸者，宜选用乌灵胶囊。不寐兼腰腿酸软，头晕耳鸣等肝肾阴虚较重者，宜选用滋肾宁神丸 ②患者在服用乌灵胶囊时，偶见恶心、腹泻、呕吐、皮疹、头晕等。滋肾宁神丸宜餐后服，外感发热及痰火实热者忌服，过敏体质者慎用 ③心肾不交之不寐还可选用天王补心丸、五味子糖浆等

第6章

（五）心胆气虚证

表 6–31　心胆气虚证

<table>
<tr><th>要　点</th><th colspan="2">内　容</th></tr>
<tr><td>症　状</td><td colspan="2">虚烦不眠，触事易惊，终日惕惕，胆怯心悸，伴气短自汗，倦怠乏力。舌淡，脉弦细</td></tr>
<tr><td>治　法</td><td colspan="2">益气镇惊，安神定志</td></tr>
<tr><td>方剂应用</td><td colspan="2">安神定志丸（人参、茯苓、茯神、菖蒲、远志、龙齿、朱砂）合酸枣仁汤（酸枣仁、知母、川芎、茯苓、甘草）加减</td></tr>
<tr><td>中成药应用</td><td colspan="2">柏子养心丸：心气虚寒，心神失养所致不寐</td></tr>
<tr><td rowspan="2">合理用药
与
用药指导</td><td>方剂</td><td>（1）饮片选择
①选用生晒参、石菖蒲、炒酸枣仁、炒川芎
②若入丸散，宜选用朱茯苓、朱茯神；若入汤剂则用茯苓、茯神
③远志炮制后对胃的刺激性缓解，可选用炙远志、蜜远志、朱远志，若素有胃疾，胃气虚弱者，宜选用炙远志；若兼有心血不足之失眠多梦，宜选用蜜远志；若入丸散，为增强安神定志的作用，宜选用朱远志
④龙齿生用则性偏凉，安神镇惊之力较强，并具有一定的清热除烦作用；煅龙齿收敛之力较生用稍增
⑤选用生知母，清热泻火，滋阴生津力强；若患者虚热或素体脾胃偏弱，宜选用炒知母，若患者津伤血燥或虚不受攻，宜选用蜜炙知母
（2）水煎温服，每日 2 ～ 3 次，宜餐前空腹服用或临睡前服用。安神定志丸原方剂型为蜜丸，以朱砂为衣，加强安神定志的作用。若改为汤剂，人参宜另煎兑服；龙齿宜捣碎后先煎。酸枣仁宜捣碎后入煎</td></tr>
<tr><td>中成药</td><td>①肝肾功能不全者禁用柏子养心丸；因其含有朱砂，不可过量、久服
②应该避免将柏子养心丸和溴咖合剂、三溴合剂等含溴化物的制剂及含碘化物的制剂同时服用</td></tr>
</table>

三、健康指导

1. 晚餐不宜过饱，忌饮浓茶、喝咖啡及吸烟。

2. 平时可以选用玫瑰花、龙眼肉、酸枣仁、百合、莲子肉等药食两用的食物代茶饮或煮粥喝。

3. 积极进行心理情志调整，克服不良情绪，保持精神舒畅。建立有规律的作息制度，养成良好的睡眠习惯。

第八节　胃　痛

一、概　述

胃痛又称胃脘痛，是以上腹胃脘部近心窝处疼痛为主要表现的疾病。西医学的胃炎、消化性溃疡、功能性消化不良等疾病以上腹部疼痛为主要表现者，可参考此内容辨证论治。

胃痛的治疗以理气和胃止痛为主。邪实以祛邪为急，正虚以扶正为先，虚实夹杂者应祛邪扶正并举。

二、辨证论治

（一）寒邪客胃证

表 6–32　寒邪客胃证

要　点	内　容	
症　状	**胃痛暴作，喜温恶寒，得温痛减**，口和不渴，或喜热饮。舌淡，苔薄白，脉弦紧	
治　法	**温胃散寒，行气止痛**	
方剂应用	**良附丸**（高良姜、香附）加减	
中成药应用	①**良附丸**：过食生冷，或感受寒凉而寒凝气滞所致胃痛 ②**安中片（素片）**：过食生冷，损伤中阳所致胃痛 ③**仲景胃灵丸**：脾胃虚弱，寒凝气滞所致胃痛	
合理用药与用药指导	方剂	①选用酒洗高良姜，制丸剂也可选用炒良姜。选用醋香附，理气滞，消积聚，止疼痛力强 ②病因寒而得者，高良姜用量宜大；因怒而得者，香附用量大；因寒怒兼有者，高良姜、香附用量相等 ③水煎温服，每日 2 ～ 3 次，宜餐后 1 小时服用。原方加入米汤、生姜汁及食盐，制成丸剂内服，效果更佳。高良姜生品只可暂用，不可久服
	中成药	①突发胃痛较重，因外寒而起，无明显脾胃虚弱者，宜选用良附丸。若素有脾胃虚弱，又遇寒邪伤胃，胃痛绵绵，畏寒喜暖，神疲肢冷者，宜选用安中片、仲景胃灵丸 ②孕妇阴虚火旺及胃痛者慎用仲景胃灵丸。胃部灼痛、口苦、便秘之胃热者及胃痛、呕吐属湿热中阻者，均不宜使用良附丸。出血性溃疡禁用安中片；胃脘热痛者不宜服用安中片

（二）饮食伤胃证

表 6–33　饮食伤胃证

要　点	内　容
症　状	胃脘疼痛，胀满拒按，**嗳腐恶食，或吐不消化食物，吐后或矢气后痛减**，大便不爽。舌淡红，苔厚腻，脉滑
治　法	**消食导滞，和胃止痛**
方剂应用	**保和丸**（山楂、神曲、茯苓、半夏、莱菔子、陈皮、连翘、麦芽）加减
中成药应用	①**槟榔四消丸**：宿食痰阻，脾胃升降失司所致胃痛 ②**开胸顺气丸**：饮食不节，损伤脾胃，升降失常所致胃痛 ③**沉香化滞丸**：饮食不节，食积气滞，胃失和降所致胃痛 ④**加味保和丸**：饮食内停或痰湿内阻，肠胃气滞所致胃痛

（续表 6-33）

要　点		内　容
合理用药与用药指导	方剂	①入煎剂可选用生山楂，消食化积、活血化瘀力强；炒山楂既可消食导滞，又不伤正气，可入丸散；焦山楂则消导积滞的同时，兼有收敛止泻的功效，适宜于饮食积滞兼有泄泻者。选用炒神曲、焦神曲，发散之力已减，健脾和胃、消食调中之力增加。选用姜半夏，降逆止呕效佳；亦可选用半夏曲，消食导滞、健脾止泻效佳。麦芽炒用，消食健胃，兼疏肝，尤善消米面薯芋类食积 ②丸剂，餐后 1 小时温水服。若水煎，每日 2 ～ 3 次，餐后 1 小时温服
	中成药	①胃痛兼有便秘、痰饮重者，宜选用槟榔四消丸。素性容易抑郁，反复胃痛兼脘腹胀闷不舒者，宜选用沉香化滞丸。胃痛兼气郁胸胁胀满明显者，宜选用开胸顺气丸。而加味保和丸则在消食的同时兼有健脾益胃之功，攻补兼施，相对平和，食积，大便或结或泻者皆可用 ②孕妇禁用槟榔四消丸、开胸顺气丸、沉香化滞丸 ③肝肾功能不全者禁用槟榔四消丸；脾胃虚寒胃痛、大便冷秘者及体弱者慎用槟榔四消丸，不宜过量或久服 ④脾胃虚弱者慎用开胸顺气丸 ⑤胃痛、腹痛属脾胃虚寒者慎用沉香化滞丸 ⑥湿热中阻者不宜食用加味保和丸；其含有炒麦芽，具有回乳作用，孕妇及妇女哺乳期慎用

（三）肝气犯胃证

表 6-34　肝气犯胃证

要　点		内　容
症　状		胃脘胀痛，**痛连两胁，遇烦恼则痛作或痛甚**，嗳气、矢气则舒，脘闷嗳气，善太息，大便不畅。舌淡红，苔薄白，脉弦
治　法		**疏肝解郁，理气止痛**
方剂应用		**柴胡疏肝散**（柴胡、香附、枳壳、白芍、陈皮、川芎、炙甘草）加减
中成药应用		①**沉香化气丸**：肝气郁结，横逆犯胃，胃气阻滞所致胃痛 ②**朴沉化郁丸**：肝不疏泄，横犯脾胃，升降失常所致胃痛 ③**舒肝健胃丸**：肝胃不和，气机不利所致胃痛 ④**舒肝和胃丸**：肝胃不和，气机不利所致胃痛 ⑤**调胃舒肝丸**：肝郁气滞，肝气犯胃所致胃痛
合理用药与用药指导	方剂	①选用醋柴胡、醋陈皮、麸炒枳壳，赤芍药又以酒赤芍、醋赤芍最宜；香附宜生用，疏肝解郁、理气止痛力强，酒香附通行经络力强，醋香附消积聚、止疼痛力胜；四制香附则疏肝止痛的功效更佳 ②水煎温服，每日 2 ～ 3 次，宜餐前服用
	中成药	（1）适应证 ①沉香化气丸尚可消积和胃，适用于胃痛兼有食积者

第6章

（续表 6-34）

要　点		内　容
合理用药与用药指导	中成药	②朴沉化郁丸可温中散寒，适用于胃痛兼呕恶清水，舌苔白腻者 ③舒肝健胃丸可导滞和中，适用于胃痛兼腹胀便秘者 ④舒肝和胃丸可健脾和胃，适用于胃痛兼食欲不振者 ⑤调胃舒肝丸可解郁安神，活血止痛，适用于肝郁不舒，胃脘刺痛者 （2）孕妇禁用舒肝健胃丸、调胃舒肝丸；慎用朴沉化郁丸、沉香化气丸、舒肝和胃丸。脾胃阴虚、气虚体弱者及哺乳期妇女慎用沉香化气丸。肝胃郁火所致胁痛、胃痛、呃逆、实热者慎用朴沉化郁丸。肝胃火郁所致胃痛、痞满者慎用舒肝健胃丸。肝胃郁火所致胃痛、胁痛者慎用舒肝和胃丸；妇女月经期、哺乳期慎用舒肝和胃丸。脾胃阴虚及肝胃火郁所致胃痛、痞满者慎用调胃舒肝丸

（四）湿热中阻证

表 6-35　湿热中阻证

要　点		内　容
症　状		胃脘疼痛，痛势急迫，脘闷灼热，口干口苦，口渴不欲饮，纳呆恶心，小便色黄，大便不畅。舌红，苔黄腻，脉滑数
治　法		清化湿热，理气和胃
方剂应用		清中汤（黄连、栀子、半夏、茯苓、陈皮、草豆蔻、甘草）加减
中成药应用		①木香槟榔丸：湿热壅滞，气滞食积所致胃痛 ②中满分消丸：脾虚气滞，湿热蕴结所致胃痛 ③胃痛宁片：湿热互结所致胃痛
合理用药与用药指导	方剂	①选用生黄连、萸黄连，前者清热燥湿功著，适用于湿热中阻较重者；后者偏清解气分湿热，适用于湿热泄泻呃逆，肝胃不和、肝火郁结之吞酸、嗳气。选用炒栀子，其寒性已缓，可免伤胃之弊；若姜汁拌炒则尤能和胃降逆，加强除烦止呕。选用姜半夏，功偏降逆止呕。草豆蔻宜选用豆蔻仁、煨草豆蔻仁，既温中祛寒，又行气燥湿 ②水煎温服，每日 2～3 次，宜餐前服用。煎煮时宜加生姜 3 片；草豆蔻宜捣碎后入煎
	中成药	①木香槟榔丸泻热导滞力强，适用于湿热内停之痢疾、脘腹胀满、便秘较重者。中满分消丸健脾利湿力强，适用于脾虚气滞，湿热蕴结之中满热胀，二便不利，甚则出现鼓胀者。胃痛宁片有清热解毒，理气，制酸止痛的作用，主要用于胃及十二指肠溃疡、胃炎，辨证属湿热蕴结，胃部痉挛疼痛，胃酸过多，泛酸嘈杂明显者 ②孕妇禁用木香槟榔丸。儿童、孕妇、哺乳期妇女及肝肾功能不全者均禁用胃痛宁片 ③孕妇及寒湿困脾所致鼓胀者慎用中满分消丸。寒湿内蕴胃痛、痢疾及冷积便秘者慎用木香槟榔丸

（续表 6-35）

<table>
<tr><th colspan="2">要　点</th><th>内　容</th></tr>
<tr><td>合理用药
与
用药指导</td><td>中成药</td><td>④胃寒痛者、骨折患者、低磷血症（如吸收不良综合征）患者、长期便秘者均慎用胃痛宁片。在服用胃痛宁片期间，不宜同时服用滋补性中药
⑤不建议将木香槟榔丸与枳实导滞丸同时使用，不建议将胃痛宁片与铝碳酸镁、氢氧化铝、磷酸铝凝胶、硫糖铝口服液等含铝制剂同时使用，因皆属重复用药</td></tr>
</table>

（五）胃阴亏耗证

表 6-36　胃阴亏耗证

<table>
<tr><th colspan="2">要　点</th><th>内　容</th></tr>
<tr><td colspan="2">症　状</td><td>胃脘隐隐灼痛，似饥而不欲食，口干咽燥，口渴思饮，五心烦热，消瘦乏力，大便干结。舌红少津，脉细数</td></tr>
<tr><td colspan="2">治　法</td><td>养阴益胃，和中止痛</td></tr>
<tr><td colspan="2">方剂应用</td><td>一贯煎（沙参、麦冬、当归、生地黄、枸杞子、川楝子）合芍药甘草汤（芍药、甘草）加减</td></tr>
<tr><td colspan="2">中成药
应用</td><td>①胃尔康片：脾胃气阴亏损，胃络失养所致胃痛
②胃乐新颗粒：胃阴不足，胃气失和所致胃痛
③胃安胶囊：肝胃阴虚，胃气失和所致胃痛
④阴虚胃痛颗粒：胃阴不足所致胃痛</td></tr>
<tr><td rowspan="2">合理用药
与
用药指导</td><td>方剂</td><td>①宜选用北沙参、生麦冬、当归身、生白芍、清炙甘草；川楝子有小毒，宜炒用，5 ～ 10g，捣碎后入煎
②水煎温服，每日 2 ～ 3 次，宜餐前服用</td></tr>
<tr><td>中成药</td><td>①胃尔康片兼有益气作用，适用于胃痛兼有脾气虚之纳少、脉细等症状。胃乐新颗粒由单味猴头菌制成，主治慢性萎缩性胃炎、胃及十二指肠球部溃疡、结肠炎以及消化不良、大便潜血
②胃安胶囊兼有滋养肝阴，清热消炎作用，适用于胃痛兼咽干口燥等热象者
③阴虚胃痛颗粒养阴之力较强，适用于胃痛兼有五心烦热等症状
④孕妇禁用胃尔康片；肝、肾功能不全，过敏体质，高血压及老年患者均慎用胃尔康片；药物中含有马钱子粉，不宜多服、久服
⑤脾胃虚寒的胃痛、痞满不宜服用胃乐新颗粒及胃安胶囊
⑥虚寒胃痛及过敏体质者慎用阴虚胃痛颗粒</td></tr>
</table>

（六）脾胃虚寒证

表 6-37　脾胃虚寒证

要　点	内　容
症　状	**胃痛隐隐，绵绵不休，喜温喜按，空腹痛甚，得食痛缓，劳累或受凉后发作或加重，时呕清水，神疲纳少，四肢倦怠，手足不温**，大便溏薄。舌淡苔白，脉虚弱或迟缓

（续表 6-37）

<table>
<tr><th>要　点</th><th colspan="2">内　容</th></tr>
<tr><td>治　法</td><td colspan="2">温中健脾，和胃止痛</td></tr>
<tr><td>方剂应用</td><td colspan="2">黄芪建中汤（炙黄芪、桂枝、生姜、芍药、炙甘草、大枣、饴糖）加减</td></tr>
<tr><td>中成药应用</td><td colspan="2">①黄芪健胃膏：脾胃虚寒所致胃痛
②温胃舒胶囊：过食寒凉，损伤胃阳所致胃痛
③胃疡灵颗粒：脾胃虚寒，中气不足，失于温养所致胃痛
④虚寒胃痛胶囊：脾胃虚弱，中阳不振所致胃痛</td></tr>
<tr><td rowspan="2">合理用药与用药指导</td><td>方剂</td><td>选用清炙黄芪、炒白芍，饴糖宜选用麦芽糖，水煎温服，每日 3 次，宜餐前或餐后 1 小时服用。饴糖临用时烊化兑服。</td></tr>
<tr><td>中成药</td><td>①温胃舒胶囊尚有补肾助阳、理气消食的作用，适用于脾胃虚寒胃痛兼有畏寒明显，食积腹胀，嗳气纳差者。与标准三联疗法联合应用，可提高幽门螺杆菌阳性慢性胃炎及消化性溃疡患者的症状缓解率及溃疡愈合率
②孕妇慎用温胃舒胶囊。湿热中阻者不宜使用黄芪健胃膏、温胃舒胶囊。阴虚内热胃痛者不宜使用胃疡灵颗粒。阴虚火旺胃痛者不宜使用虚寒胃痛胶囊</td></tr>
</table>

三、健康指导

1. 忌暴饮暴食，饥饱不匀。胃痛持续不已者，应在一定时期内进流质或半流质饮食，少食多餐，以清淡易消化食物为宜，忌粗糙多纤维饮食、尽量避免进食浓茶、咖啡和辛辣食物，进食宜细嚼慢咽。慎用水杨酸、肾上腺皮质激素等西药。

2. 保持乐观的情绪，避免过度劳累与紧张。

第九节　泄　泻

一、概　述

泄泻是以排便次数增多，粪质稀溏或完谷不化，甚至泻出如水样为主症的疾病。西医学的急性肠炎、肠易激综合征、炎症性肠病等以泄泻为主要表现者，可参考此内容辨证论治。

泄泻的治疗大法为运脾化湿。暴泻多以湿盛为主，重在化湿，佐以分利；根据寒湿、湿热、食滞的不同，分别采用温化寒湿、清热利湿、消食导滞之法。久泻以脾虚为主，治当健脾，因肝气乘脾者，宜抑肝扶脾；肾阳虚衰者，治当温肾健脾。暴泻不可骤用补涩，久泻不宜分利太过。

二、辨证论治

（一）寒湿内盛证

具体内容见表 6-38。

表 6–38　寒湿内盛证

要　点	内　容	
症　状	泄泻清稀，甚则如水样，脘闷食少，腹痛肠鸣，或兼见外感风寒，恶寒，发热，头痛，肢体酸痛。舌苔白或白腻，脉濡缓	
治　法	芳香化湿，解表散寒	
方剂应用	藿香正气散（广藿香、厚朴、紫苏、陈皮、大腹皮、白芷、茯苓、白术、半夏曲、桔梗、甘草、生姜、大枣）加减	
中成药应用	①藿香正气水：湿阻气机所致泄泻 ②五苓散：脾胃湿困，清气不升，浊气不降所致泄泻	
合理用药与用药指导	方剂	①选用广藿香，若患者兼见外感表证，宜选用广藿香叶；若泄泻腹痛，宜选用广藿香梗。选用紫苏梗叶，若表证明显，选用紫苏叶；若心腹气滞，宜选用紫苏梗 ②选用姜厚朴、炒陈皮或广陈皮、生白芷，选用土炒白术，健脾止泻效佳；亦可选用制苍术、麸炒苍术、土炒苍术，燥湿和胃，健脾止泻之效更佳。呕吐明显者，宜选用姜半夏 ③水煎热服，每日 2 ～ 3 次，宜餐后服用。如欲出汗，注意覆盖衣被
	中成药	①藿香正气水解表化湿，理气和中，适用于泄泻兼恶寒发热、周身酸楚等表证明显者。五苓散温阳化气，利湿行水，适用于泄泻兼有小便不利、水肿腹胀、渴不思饮等水湿内停之证 ②孕妇及湿热下注、气滞水停、风水泛溢所致的水肿慎用五苓散。对酒精过敏者禁用藿香正气水；其含有乙醇（酒精）40% ～ 50%，服药后不得驾驶飞机、车、船，从事高空作业、机械作业及操作精密仪器；服药期间不宜同时服用滋补性中药 ③不建议将藿香正气水、暑湿感冒颗粒、沙溪凉茶、调胃消滞丸、保济丸、午时茶颗粒中的任意两种或多种同时使用，不建议将五苓散与香砂胃苓丸同时使用，因皆属重复用药

（二）湿热伤中证

表 6–39　湿热伤中证

要　点	内　容
症　状	泄泻腹痛，泻下急迫，势如水注，或泻而不爽，粪色黄褐，气味臭秽，肛门灼热，小便短黄，烦热口渴。舌质红，苔黄腻，脉滑数或濡数
治　法	清热燥湿，分利止泻
方剂应用	葛根芩连汤（葛根、黄芩、黄连、甘草）加减
中成药应用	①肠康片：大肠湿热所致泄泻 ②香连片：湿热下注所致泄泻 ③痢必灵片：大肠湿热所致泄泻

（续表 6-39）

要 点		内 容
中成药应用		④泻痢消胶囊：大肠湿热所致泄泻 ⑤连蒲双清片：湿热下注所致泄泻 ⑥白蒲黄片：大肠湿热所致泄泻
合理用药与用药指导	方剂	①选用生葛根，适用于湿热泄泻，烦热口渴者；若无发热，选用煨葛根、炒葛根，升阳止泻力强。选用子黄芩（条黄芩），功偏泻大肠之火。选用生黄连，清热燥湿功著 ②水煎温服，每日 2 次，宜餐前服用。原方先煎葛根，当所加水减少至 3/4 时，再纳入其他饮片一起煎煮
	中成药	（1）饮片选择 ①肠康片是中西药合方制剂，含有盐酸小檗碱，有较强的抑菌作用，可用于多种肠道细菌感染。连蒲双清片含有蒲公英浸膏、盐酸小檗碱，尚可用于乳腺炎、疖肿、外伤发炎、胆囊炎等 ②香连片中含有吴茱萸制黄连，可清热燥湿、解毒止痢、调和肝胃而无苦寒伤胃之弊 ③泻痢消胶囊更适用于湿热泄泻兼腹痛明显、小便不利者 ④痢必灵片更适用于治疗湿热痢疾。白蒲黄片更适用于湿热痢疾便脓血者 （2）孕妇、哺乳期妇女、溶血性贫血患者，葡萄糖 -6- 磷酸脱氢酶缺乏患者及对盐酸小檗碱过敏者禁用肠康片。孕妇、寒湿及虚寒下痢、泄泻者慎用泻痢消胶囊。虚寒泻痢者慎用肠康片；本品易伤胃气，不可过服、久服。寒湿及虚寒下痢者慎用香连片。虚寒型泄泻及阴疽漫肿者慎用连蒲双清片；有服用本品导致药疹的报道

第6章

（三）食滞肠胃证

表 6-40　食滞肠胃证

要 点	内 容
症 状	腹痛肠鸣，泻下粪便臭如败卵，泻后痛减，泻下伴有不消化食物，脘腹胀满，嗳腐吞酸，不思饮食。舌淡红，苔垢浊或厚腻，脉滑实
治 法	消食导滞，和中止泻
方剂应用	保和丸（神曲、山楂、茯苓、半夏、莱菔子、陈皮、连翘、麦芽）加减
中成药应用	①加味保和丸：饮食内停或痰食内阻所致泄泻 ②枳实导滞丸：宿食停滞，气机阻滞所致脘腹胀满 ③和中理脾丸：脾胃不和，清气不升，浊气不降，清浊相干所致泄泻
合理用药与用药指导	①加味保和丸较保和丸的理气消胀作用增强，适用于食滞肠胃泄泻，表现为腹部胀满更明显者 ②枳实导滞丸偏于消积导滞，适用于食滞肠胃，泻下不畅者，此属“通因通用”之法 ③和中理脾丸适用于脾胃虚弱，食滞肠胃而致泄泻兼腹满，纳少，气短，肢倦乏力者 ④孕妇禁用枳实导滞丸。加味保和丸、和中理脾丸中均含有炒麦芽，有回乳作用，

（续表 6-40）

要　点	内　容
合理用药 与 用药指导	孕妇及哺乳期妇女慎用。湿热中阻者不宜使用加味保和丸。虚寒痢疾者及久病正虚、年老体弱者慎用枳实导滞丸。肝胃郁火、胃阴不足或湿热中阻所致胃痛、呕吐、泄泻者慎用和中理脾丸 ⑤不建议将保和丸与加味保和丸同时使用；不建议将和中理脾丸与枳术丸、香砂枳术丸、平胃散、香砂平胃丸中的任意一种或多种同时使用，以免重复用药

（四）肝气乘脾证

表 6-41　肝气乘脾证

<table>
<tr><th>要　点</th><th colspan="2">内　容</th></tr>
<tr><td>症　状</td><td colspan="2">腹痛而泻，腹中雷鸣，攻窜作痛，矢气频作，每因抑郁恼怒或情绪紧张之时而泻，素有胸胁胀闷，嗳气食少。舌质淡，脉弦</td></tr>
<tr><td>治　法</td><td colspan="2">抑肝扶脾</td></tr>
<tr><td>方剂应用</td><td colspan="2">痛泻要方（白术、白芍、防风、陈皮）加减</td></tr>
<tr><td>中成药
应用</td><td colspan="2">①痛泻宁颗粒：肝气犯脾，脾失运化所致泄泻
②养胃颗粒：脾胃气虚，健运失职，气机阻滞所致泄泻</td></tr>
<tr><td rowspan="2">合理用药
与
用药指导</td><td>方剂</td><td>①选用土炒白术或焦白术，土炒白术健脾止泻之效佳；焦白术适用于脾虚食滞纳差者。选用清炒白芍或土炒白芍，炒防风，炒陈皮或陈皮炭
②水煎温服，每日 2 ～ 3 次，宜餐后 1 小时服用</td></tr>
<tr><td>中成药</td><td>①痛泻宁颗粒对于肝气旺盛、横逆犯脾所致的痛泻效佳。养胃颗粒更适用于脾胃虚弱，肝气横逆犯胃所致的胃痛、便溏者；若配合逍遥颗粒，治疗肝郁脾虚的痛泻效果亦佳
②痛泻宁颗粒服药期间偶见轻度恶心。胃脘灼热嘈杂、吞酸者及胃阴不足胃痛者忌用养胃颗粒</td></tr>
</table>

（五）脾胃虚弱证

表 6-42　脾胃虚弱证

要　点	内　容
症　状	大便时溏时泻，迁延反复，食少，食后脘闷不舒，稍进油腻食物，则大便次数增多，面色萎黄，神疲倦怠。舌质淡，苔白，脉细弱
治　法	健脾益气，化湿止泻
方剂应用	参苓白术散（莲子肉、薏苡仁、砂仁、桔梗、白扁豆、白茯苓、人参、甘草、白术、山药）加减
中成药 应用	人参健脾丸：脾胃虚弱，运化失职所致泄泻 补中益气丸：脾胃虚弱，中气下陷所致泄泻 参苓健脾胃颗粒：脾胃虚弱，气阴两虚所致泄泻

（续表 6-42）

要　点		内　容
合理用药与用药指导	方剂	①选用人参，麸炒白术或土炒白术，麸炒山药或土炒山药、炒扁豆、生白莲子肉、阳春砂仁、炒薏苡仁或麸炒薏苡仁 ②原方宜制成丸剂或散剂，红枣煎汤送服，效果更佳。若水煎，每日 2～3 次，宜餐前或餐后 1 小时温服。人参需另煎兑服。砂仁宜捣碎，后下，不宜久煎。白扁豆、莲子肉、薏苡仁均宜捣碎后入煎
	中成药	①人参健脾丸更适用于思虑伤脾，脾胃虚弱之泄泻兼有饮食不化、不思饮食，腹痛明显者 ②补中益气丸更适用于脾胃虚弱、中气下陷的久泻，兼有食少腹胀，肛门下坠或脱肛、子宫脱垂者 ③参苓健脾胃颗粒更适用于脾胃虚弱，气阴两虚，或吐泻日久，兼口干不欲饮，形瘦萎黄，神疲乏力者 ④感冒发热患者均不宜服用。孕妇慎用参苓健脾胃颗粒。湿热积滞泄泻、痞满、纳呆不宜使用人参健脾丸。阴虚内热者慎用补中益气丸。湿热中阻所致纳呆、泄泻、呕吐者不宜使用参苓健脾胃颗粒。参苓健脾胃颗粒在餐前或进食时使用为佳

（六）肾阳虚衰证

表 6-43　肾阳虚衰证

要　点		内　容
症　状		**黎明前脐腹作痛，肠鸣即泻**，泻后则安，完谷不化，腹部喜暖，**形寒肢冷，腰膝酸软**。舌淡苔白，脉沉细
治　法		**温肾健脾，固涩止泻**
方剂应用		**四神丸**（补骨脂、五味子、肉豆蔻、吴茱萸）加减
中成药应用		**四神丸**：肾阳不足，伤及脾阳所致泄泻 **桂附理中丸**：肾阳衰弱，脾胃虚寒所致泄泻 **固本益肠片**：肾阳不足，阴寒内盛，伤及脾阳所致泄泻 **肠胃宁片**：肾阳不足，伤及脾阳，脾肾阳虚所致泄泻
合理用药与用药指导	方剂	①吴茱萸有小毒，《中国药典》规定其内服剂量为每日 2～5g ②若水煎，每日 2～3 次，宜空腹或餐前温服。补骨脂、五味子、肉豆蔻均宜捣碎后入煎剂
	中成药	①四神丸温肾散寒，涩肠止泻，是治疗五更泄泻的基本方剂。桂附理中丸更适用于肾阳虚衰泄泻兼呕吐，四肢厥冷者。固本益肠片更适用于脾肾阳虚泄泻兼食少、腹痛绵绵者。肠胃宁片更适用于脾肾阳虚泄泻反复迁延不愈，腹部胀痛或小腹坠胀明显者 ②孕妇慎用桂附理中丸，禁用肠胃宁片，儿童慎用肠胃宁片。肠胃宁片含有罂粟壳，孕妇、哺乳期妇女及年老体弱者应在医师指导下服用。湿热痢疾、湿热泄泻均不宜使用。肝胃郁热所致胃脘痛者不宜使用桂附理中丸

三、健康指导

1. 饮食宜清淡、富营养、易消化食物为主。可适当食用一些山药、山楂、莲子肉等助消化食物。

2. 避免进食生冷不洁及忌食难消化或清肠润滑食物。

3. 若泄泻而耗伤胃气，可给予淡盐汤、饭汤、米粥以养胃气。若虚寒腹泻，可予淡姜汤饮用。

第十节　便　秘

一、概　述

便秘是指粪便在肠内滞留过久，秘结不通，排便周期延长，或周期不长，但粪质干结，排出艰难，或粪质不硬，虽有便意，但排而不畅的疾病。西医学的功能性便秘、肠易激综合征、直肠肛门疾患引起的便秘、药物性便秘等，可参考此内容辨证论治。

便秘的治疗以通下为主，但不能单纯用泻下药，应针对不同病因采取相应的治疗。实秘以祛邪为主，给予泻热、通导、温散之法；虚秘以扶正为先，根据气血阴阳的不足给予相应的治疗。

二、辨证论治

（一）热　秘

表 6-44　热　秘

要　点		内　容
症　状		大便干结，腹胀腹痛，口干口臭，面红心烦，或有身热，小便短赤。舌红，苔黄燥，脉滑数
治　法		泻热导滞，润肠通便
方剂应用		麻子仁丸（麻子仁、芍药、枳实、大黄、厚朴、杏仁）加减
中成药应用		①麻仁胶囊：胃肠燥热，津液亏虚所致便秘 ②麻仁润肠丸：胃肠积热所致便秘 ③麻仁滋脾丸：胃肠积热所致便秘 ④通幽润燥丸：胃肠积热所致便秘 ⑤清泻丸：嗜食辛辣肥甘或饮食不节，胃肠实热积滞所致便秘 ⑥复方芦荟胶囊：心肝火旺所致便秘
合理用药与用药指导	方剂	①选用生火麻仁、生白芍、炒枳实、生大黄、甜杏仁。此方若作汤剂，厚朴宜生用；若作丸剂，宜姜制 ②水煎温服，每日 2 ～ 3 次，宜餐前或空腹服用。大黄用于泻下宜后下，不宜久煎；麻子仁、枳实、杏仁均宜捣碎后入煎
	中成药	孕妇禁用麻仁润肠丸、通幽润燥丸、清泻丸、复方芦荟胶囊。哺乳期妇女及肝肾功能不全者慎用复方芦荟胶囊。孕妇及脾胃虚寒性便秘慎用麻仁滋脾丸。清泻丸及复方芦荟胶囊中均含有朱砂，不宜长期服用。虚寒性便秘慎用麻仁润肠丸。脾胃虚寒性便秘及年老体弱者慎用通幽润燥丸。阴虚肠燥便秘者慎用清泻丸

（二）气　秘

表 6-45　气　秘

要　点		内　容
症　状		大便干结，或不甚干结，欲便不得出，或便出不爽，胸胁痞满，肠鸣矢气，腹中胀痛，嗳气频作，纳食减少。舌苔薄腻，脉弦
治　法		顺气导滞
方剂应用		六磨汤（木香、乌药、沉香、大黄、槟榔、枳壳）加减
中成药应用		①四磨汤口服液：乳食内停，气机阻滞所致便秘 ②厚朴排气合剂：腹部非肠胃吻合术后早期肠麻痹；老年性便秘等
合理用药与用药指导	方剂	①选用沉香屑、沉香面、生木香、生槟榔、生枳壳、生大黄 ②六药用量各等分。不经火煎煮，只用粗药末研磨取汁，温服。若入煎剂，沉香宜后下，不宜久煎。大黄泻下，入煎剂宜后下
	中成药	①四磨汤口服液兼有理气消食的作用，亦可用于婴幼儿乳食内滞证。厚朴排气合剂更适用于术后气秘，腹胀明显者 ②孕妇、肠梗阻、肠道肿瘤、消化道术后禁用四磨汤口服液；孕妇、肠梗阻、恶性肿瘤、血管供血不足引起的肠麻痹忌用厚朴排气合剂

（三）冷　秘

表 6-46　冷　秘

要　点		内　容
症　状		大便艰涩，腹痛拘急，胀满拒按，胁下偏痛，手足不温，呃逆呕吐。舌苔白腻，脉弦紧
治　法		温里散寒，通便止痛
方剂应用		温脾汤（附子、人参、大黄、干姜、甘草）合半硫丸（半夏、硫黄）加减
合理用药与用药指导	方剂	①选用红参、生大黄、清炙甘草或蜜炙甘草，清半夏或姜半夏、制硫黄 ②水煎温服，每日 2 ～ 3 次，宜餐前或空腹服用，服药后得泻即止。附子宜先煎、久煎；大黄泻下宜后下；硫黄宜炮制后入丸散，孕妇慎用
	中成药	此类便秘病情较急，应以温散通下之汤剂，荡涤寒积为主，可联用部分中成药辅助治疗，如选用小建中合剂与四磨汤口服液联合使用等

（四）虚　秘

表 6-47　虚　秘

要　点	内　容
症　状	大便并不干硬，虽有便意，但排便困难，用力努挣则汗出短气，便后乏力，面白神疲，肢倦懒言。舌淡苔白，脉弱
治　法	益气润肠

（续表 6-47）

要　点		内　容
方剂应用		黄芪汤（黄芪、陈皮、火麻仁、白蜜）加减
中成药应用		①便秘通：脾虚及脾肾两虚所致便秘 ②便通胶囊：脾肾不足，脏腑气滞所致便秘 ③芪蓉润肠口服液：气阴两虚，脾肾不足所致便秘 ④苁蓉通便口服液：气伤血亏，阴阳两虚所致便秘
合理用药与用药指导	方剂	①选用生绵黄芪或蜜炙黄芪，蜜炙黄芪对血虚脾燥者佳。选用橘红，若选用陈皮宜选陈久者。选用生火麻仁 ②煎法服法：先水煎黄芪、陈皮、火麻仁三药，然后兑入白蜜，餐前或空腹温服，火麻仁宜捣碎后入煎
	中成药	①便通胶囊、芪蓉润肠口服液既可治疗气虚秘，亦可用于阴虚秘。苁蓉通便口服液更适用于阴虚津亏便秘兼心悸者 ②孕妇禁用便通胶囊。孕妇慎用芪蓉润肠口服液。孕妇及实热积滞致大便燥结者慎用苁蓉通便口服液。过敏体质慎用便秘通；个别患者服药期间有口干。实热便秘者慎用便通胶囊，不宜在服便通胶囊期间同时服用温补性中成药

三、健康指导

1. 合理膳食，适当多食粗纤维食物及香蕉、西瓜等水果，勿过食辛辣厚味及饮酒无度。可采用食饵疗法，如黑芝麻、胡桃肉、松子仁等份，研细，稍加白蜜冲服。

2. 每早定时排便。保持心情舒畅，加强身体锻炼，特别是腹肌的锻炼。

第十一节　头　痛

一、概　述

头痛是临床常见的自觉症状，可单独出现，亦见于多种疾病的过程中。本节所讨论的头痛，是指因外感六淫或疠气、内伤杂病而引起的，以头痛为主要表现的疾病。西医学中的血管性头痛、神经性头痛、三叉神经痛、外伤后头痛、五官科疾病的头痛以及部分颅内疾病引起的头痛等，可参考此内容辨证论治。

外感头痛治疗以疏风为主，兼以散寒、清热、祛湿；内伤头痛属虚者以滋阴养血、益肾填精为主，属实者当平肝、行瘀、化痰，虚实夹杂者，酌情兼顾并治。

二、辨证论治

（一）风寒头痛

具体内容见表 6-48。

表 6-48　风寒头痛

要　点		内　容
症　状		头痛时作，痛连项背，常有拘急收紧感，伴恶风畏寒，受风尤剧，口不渴。舌苔薄白，脉浮紧
治　法		疏风散寒止痛
方剂应用		川芎茶调散（川芎、荆芥、薄荷、羌活、细辛、白芷、甘草、防风）加减
中成药应用		①川芎茶调颗粒：外感风邪所致头痛 ②天麻头痛片：外感风寒、瘀血阻滞或血虚失养所致偏正头痛 ③都梁软胶囊：风寒瘀血阻滞脉络所致头痛
合理用药与用药指导	方剂	①选用生川芎、去梗的生荆芥、薄荷叶、炙甘草 ②细末，一次 3 ～ 6g，一日 2 次，饭后清茶冲服。薄荷入煎剂宜后下，细辛用量较大时，宜适当延长煎煮时间
	中成药	①孕妇禁用天麻头痛片、都梁软胶囊；慎用川芎茶调颗粒 ②阴虚阳亢、肝火上炎所致的头痛者均慎用；脾胃虚弱者慎用天麻头痛片

（二）风热头痛

表 6-49　风热头痛

要　点		内　容
症　状		头痛而胀，甚则头痛如裂，发热或恶风，口渴欲饮，面红目赤，或便秘溲黄。舌尖红，苔黄，脉浮数
治　法		疏风清热和络
方剂应用		芎芷石膏汤（川芎、白芷、石膏、菊花、藁本、羌活）加减
中成药应用		①清眩片：外感风热所致头痛 ②芎菊上清丸：外感风邪所致头痛
合理用药与用药指导	方剂	选用生川芎、生石膏、黄菊花。水煎温服，每日 2 ～ 3 次，宜餐后服用。石膏宜捣碎后先煎
	中成药	孕妇禁用清眩片；阴虚阳亢头痛、眩晕者慎用清眩片

（三）肝阳头痛

表 6-50　肝阳头痛

要　点	内　容
症　状	头昏胀痛，两侧为重，心烦易怒，夜寐不宁，口苦面红，或兼胁痛。舌红苔黄，脉弦数
治　法	平肝潜阳

（续表 6-50）

<table>
<tr><th>要 点</th><th colspan="2">内 容</th></tr>
<tr><td>方剂应用</td><td colspan="2">天麻钩藤饮（天麻、钩藤、生石决明、川牛膝、桑寄生、杜仲、栀子、黄芩、益母草、朱茯神、夜交藤）加减</td></tr>
<tr><td>中成药应用</td><td colspan="2">①天麻钩藤颗粒：肝阳上亢所致头痛
②天麻首乌片：肝肾阴虚，肝阳上扰所致头痛
③清脑降压片：肝阳上亢，肝火上炎所致头痛
④脑立清丸：肝阳上亢所致头痛</td></tr>
<tr><td rowspan="2">合理用药与用药指导</td><td>方剂</td><td>①选用生石决明、盐杜仲、生栀子、生黄芩
②水煎温服，每日 2 ～ 3 次，宜餐后服用。石决明宜打碎先煎；钩藤宜后下</td></tr>
<tr><td>中成药</td><td>①清脑降压片兼治肝火上炎引发的头昏脑涨、心烦易怒，大便干燥等。脑立清丸兼有醒脑安神，兼治少梦多眠、心烦等
②孕妇禁用天麻首乌片、清脑降压片、脑立清丸；湿热内蕴，痰火壅盛者慎用天麻首乌片；气血不足所致头痛、头晕者以及有出血倾向者慎用清脑降压片；肾精亏虚、体弱、虚寒者慎用脑立清丸</td></tr>
</table>

（四）血虚头痛

表 6-51 血虚头痛

<table>
<tr><th>要 点</th><th colspan="2">内 容</th></tr>
<tr><td>症 状</td><td colspan="2">头痛隐隐，时时昏晕，心悸失眠，面色少华，神疲乏力，遇劳加重。舌质淡，苔薄白，脉细弱</td></tr>
<tr><td>治 法</td><td colspan="2">养血滋阴，和络止痛</td></tr>
<tr><td>方剂应用</td><td colspan="2">加味四物汤（白芍、当归、熟地黄、川芎、蔓荆子、菊花）加减</td></tr>
<tr><td>中成药应用</td><td colspan="2">①益血生胶囊：脾肾两亏，气血虚损所致头痛
②养血清脑颗粒：血虚肝旺所致头痛
③天麻头痛片：血虚、瘀血阻络所致头痛</td></tr>
<tr><td rowspan="2">合理用药与用药指导</td><td>方剂</td><td>①选用酒制当归、熟地黄、炒蔓荆子、白菊花
②水煎温服，每日 2 ～ 3 次，宜餐后服药</td></tr>
<tr><td>中成药</td><td>①脾肾两亏，气血亏虚者宜选用益血生胶囊；血虚肝旺者宜选用养血清脑颗粒；外感风寒兼有血虚者宜选用天麻头痛片
②孕妇禁用养血清脑颗粒、天麻头痛片；脾胃虚弱、外感者慎用益血生胶囊、养血清脑颗粒、天麻头痛片；湿痰阻络者慎用养血清脑颗粒；阴虚火旺者慎用益血生胶囊；肝火上炎者慎用天麻头痛片
③不建议将养血清脑颗粒与四物汤联合使用，不建议将天麻头痛片与都梁丸联合使用，因皆属重复用药</td></tr>
</table>

（五）瘀血头痛

具体内容见表 6-52。

表 6–52 瘀血头痛

要　点		内　容
症　状		头痛经久不愈，痛处固定不移，痛如锥刺，或有头部外伤史。舌紫暗，或有瘀斑，瘀点，苔薄白，脉细或细涩
治　法		活血化瘀，通窍止痛
方剂应用		通窍活血汤（赤芍、川芎、桃仁、红花、麝香、老葱、鲜姜、枣、酒）加减
中成药应用		①血府逐瘀口服液：气滞血瘀所致头痛 ②通天口服液：瘀血阻滞，风邪上扰所致偏头痛 ③逐瘀通脉胶囊：血瘀所致头痛 ④丹七片：瘀血闭阻所致头痛
合理用药与用药指导	方剂	①选用桃仁泥或炒桃仁、酒赤芍、酒川芎、麝香选当门子最佳 ②桃仁有小毒，用量不宜过大，内服剂量为 5 ～ 10g，原方麝香 0.15g（绢包）入煎剂后下，其内服剂量为 0.03 ～ 0.1g，内服入丸散剂 ③用黄酒 250ml，除麝香外余药纳入酒中，煎至 150ml，酒亦无味，虽不能饮酒之人亦可服。去滓，将麝香入酒内，再煎二沸，临卧服。大人每日 1 剂，连服 3 剂，隔日再服 3 剂；若 7 ～ 8 岁小儿，两晚服 1 剂，3 ～ 4 岁小儿，三晚服 1 剂
	中成药	孕妇禁用通天口服液、血府逐瘀口服液、逐瘀通脉胶囊；慎用丹七片。月经期及有出血倾向者禁用逐瘀通脉胶囊；慎用丹七片。肝火上炎头痛者慎用通天口服液。气虚血瘀者慎用血府逐瘀口服液

三、健康指导

1. 肝阳上亢者，禁食肥甘厚腻、辛辣发物。因痰浊所致者，饮食宜清淡，勿进肥甘之品。精血亏虚者，应加强饮食调理，多食脊髓、牛乳、蜂乳等血肉有情之品。各类头痛患者均应禁烟戒酒。

2. 日常调护

（1）外感头痛与外邪侵袭有关，应寒温适宜，起居有节，增强体质，抵御外邪侵袭；

（2）内伤所致者，宜心情舒畅，避免精神刺激；

（3）肝火头痛者，可用冷毛巾敷头部；

（4）平时可选择合适的头部保健按摩法。

第十二节　眩　晕

一、概　述

眩晕是以头晕、眼花为主症的疾病。轻者闭目即止，重者如坐车船，旋转不定，不能站立，或伴恶心、呕吐、汗出、面色苍白等症，甚则突然晕倒。西医学的耳性眩晕（梅尼埃病、耳石症、晕动病）、脑性眩晕（椎 - 基底动脉供血不足、脑动脉粥样硬化）、颈源性眩晕（椎动脉型颈椎病）以及其他原因（血压异常、神经症、眼部疾患及外伤等）所致眩晕，可参考此内容辨证论治。

眩晕的治疗原则是调整阴阳、调理五脏、调和气血。虚者应滋养肝肾、补益气血、填精生髓；本虚标实者，应平肝潜阳、兼以滋养肝肾；实证应以化痰、行瘀为主要治法。

二、辨证论治

（一）肝阳上亢证

表 6–53 肝阳上亢证

要点	内容
症状	眩晕，耳鸣，头目胀痛，口苦，失眠多梦，遇烦劳郁怒而加重，颜面潮红，急躁易怒。舌红苔黄，脉弦或数
治法	平肝潜阳，滋养肝肾
方剂应用	天麻钩藤饮（天麻、钩藤、生石决明、川牛膝、桑寄生、杜仲、栀子、黄芩、益母草、朱茯神、夜交藤）加减
中成药应用	①天麻钩藤颗粒：肝阳上亢所致眩晕 ②松龄血脉康胶囊：肝阳上亢所致眩晕 ③复方罗布麻颗粒：肝阳上亢，肝火上攻所致眩晕
合理用药与用药指导	孕妇及脾胃虚寒者慎用复方罗布麻颗粒。气血不足者慎用松龄血脉康胶囊

第6章

（二）气血亏虚证

表 6–54 气血亏虚证

要点	内容
症状	眩晕动则加剧，劳累即发，面色淡白，神疲乏力，倦怠懒言，唇甲不华，发色不泽，心悸少寐，纳少腹胀。舌淡苔薄白，脉细弱
治法	补益气血，调养心脾
方剂应用	归脾汤（人参、黄芪、白术、茯神、龙眼肉、酸枣仁、木香、当归、远志、生姜、大枣、甘草）加减
中成药应用	①归脾丸：气血虚弱所致眩晕 ②益中生血片：脾胃虚弱，气血两虚所致眩晕 ③参茸阿胶：气血虚弱，清窍失养所致眩晕
合理用药与用药指导	①心脾两虚所致的眩晕宜选用归脾丸；脾胃虚弱，气血生化失源所致眩晕宜选用益中生血片 ②感冒患者慎用益中生血片、参茸阿胶；阴虚火旺者慎用归脾丸；虚而夹积滞或瘀滞者慎用参茸阿胶；孕妇、胃弱者慎用益中生血片；禁用茶水送服益中生血片

（三）肾精不足证

表 6–55　肾精不足证

要　点		内　容
症　状		眩晕日久不愈，精神萎靡，**两目干涩，视力减退，腰膝酸软**，或遗精滑泄，耳鸣齿摇，颧红咽干，五心烦热。**舌红少苔，脉细数**
治　法		滋养肝肾，益精填髓
方剂应用		左归丸（熟地黄、山药、山茱萸、菟丝子、枸杞子、川牛膝、鹿角胶、龟甲胶）加减
中成药应用		①左归丸：真阴不足所致眩晕 ②古汉养生精：气阴亏虚，肾精不足所致眩晕
合理用药与用药指导	方剂	①选用怀熟地黄、蒸山茱萸、生山药、盐菟丝子、酒制川牛膝 ②原方先将熟地蒸烂杵膏，炼蜜为丸，如梧桐子大。每服百余丸，食前用滚汤或淡盐汤送下。若入煎剂，水煎温服，每日 2～3 次，宜餐前或空腹服用。鹿角胶、龟甲胶宜烊化后兑服
	中成药	①真阴不足所致的眩晕可选用左归丸，肾精不足兼气阴两虚者宜选用古汉养生精 ②孕妇慎用左归丸；外感表证、实热内盛、肾阳亏虚、命门火衰、气滞血瘀者皆慎用

第6章

（四）痰湿中阻证

表 6–56　痰湿中阻证

要　点		内　容
症　状		眩晕，**头重昏蒙**，或伴视物旋转，**胸闷恶心，呕吐痰涎**，食少多寐。**舌苔白腻**，脉濡
治　法		**化痰祛湿，健脾和胃**
方剂应用		**半夏白术天麻汤**（半夏、白术、天麻、橘红、茯苓、甘草、生姜、大枣）加减
中成药应用		①**半夏天麻丸**：脾虚湿盛，痰浊内阻所致眩晕 ②**眩晕宁颗粒**：痰湿中阻，肝肾不足所致眩晕 ③**晕复静片**：痰湿中阻，风阳上扰所致眩晕
合理用药与用药指导	方剂	选用法半夏、生白术，若患者脾气虚弱，可选用炒白术
	中成药	①兼脾虚湿盛者宜选用半夏天麻丸，兼肝肾不足者宜选用眩晕宁颗粒，兼风阳上扰者宜选用晕复静片 ②孕妇禁用眩晕宁颗粒、晕复静片；慎用半夏天麻丸。晕复静片含有马钱子，不宜久服、过量服用

三、健康指导

1. 饮食宜清淡，防止暴饮暴食，过食肥甘醇酒及过咸伤肾之品，尽量戒烟酒。

2. 适当锻炼，增强体质；保持情绪稳定，防止七情内伤；注意劳逸结合，避免体力和脑力的过度劳累。

3. 眩晕发生后要及时治疗，注意休息，严重者当卧床休息。注意避免突然、剧烈的体位改变和头颈部运动，以防眩晕症状的加重，或发生昏仆。有眩晕史的病人，应避免剧烈体力活动，避免高空作业。

第十三节 胁　痛

一、概　述

胁痛是指以一侧或两侧胁肋部疼痛为主要表现的疾病。西医学中急慢性肝炎、胆囊炎、胆石症、肋间神经痛等以胁痛为主要表现者，均可参考此内容辨证论治。

胁痛的治疗以疏肝和络止痛为基本原则。实证宜用理气、活血、清利湿热之法；虚证宜补中寓通，采用滋阴、养血、柔肝之法。

二、辨证论治

（一）肝郁气滞证

表 6–57　肝郁气滞证

要　点	内　容
症　状	胁肋胀痛，走窜不定，甚则引及项背肩臂，疼痛每因情志变化而增减，胸闷腹胀，嗳气频作，得嗳气而胀痛稍舒，纳少口苦。舌苔薄白，脉弦
治　法	疏肝理气
方剂应用	柴胡疏肝散（柴胡、香附、枳壳、芍药、陈皮、川芎、炙甘草）加减
中成药应用	①柴胡舒肝丸：肝气不疏所致胁痛 ②四逆散：肝气郁结所致胁痛 ③舒肝止痛丸：肝胃不和，肝气郁结所致胁痛
合理用药与用药指导	①肝郁气滞伴食滞不消者宜选柴胡舒肝丸；肝郁气滞伴厥逆者宜选四逆散；肝郁气滞伴有胃部不适者宜选舒肝止痛丸 ②孕妇禁用柴胡舒肝丸，肝胆湿热、脾胃虚弱者慎用柴胡舒肝丸。肝阴亏虚气郁胁痛者、寒厥所致四肢不温者及孕妇慎用四逆散。肝阴不足、瘀血停滞所致胁痛及脾胃虚寒、呕吐泛酸者慎用舒肝止痛丸

（二）肝胆湿热证

具体内容见表 6–58。

表 6–58　肝胆湿热证

要　点	内　容
症　状	胁肋重着疼痛或灼热疼痛，口苦口黏，胸闷纳呆，恶心呕吐，小便黄赤，大便不爽，或兼有身热恶寒，身目发黄。舌红苔黄腻，脉弦滑数
治　法	清热利湿
方剂应用	龙胆泻肝汤（龙胆、泽泻、木通、车前子、当归、柴胡、生地黄、黄芩、栀子、生甘草）加减
中成药应用	①龙胆泻肝丸：肝胆湿热所致胁痛 ②利胆片：肝胆湿热所致胁痛 ③胆石清片：肝胆湿热，腑气不通所致胁痛
合理用药与用药指导	①龙胆泻肝丸适用于肝胆湿热者。利胆片适用于肝胆湿热伴胆道有泥沙样或较小结石者。胆石清片适用于肝胆湿热伴食积气滞便秘者 ②孕妇禁用胆石清片、龙胆泻肝丸；慎用利胆片。脾胃虚寒、年老体弱者均慎用龙胆泻肝丸、利胆片、胆石清片；肝郁脾虚、肝郁血虚胁痛及阴黄者慎用利胆片

（三）瘀血阻络证

表 6–59　瘀血阻络证

要　点		内　容
症　状		胁肋刺痛，痛有定处，痛处拒按，入夜痛甚，胁肋下或见有积块。舌质紫暗，脉沉涩
治　法		祛瘀通络
方剂应用		血府逐瘀汤（当归、生地黄、桃仁、红花、枳壳、赤芍、柴胡、川芎、桔梗、牛膝、甘草）或复元活血汤（柴胡、栝楼根、当归、红花、甘草、穿山甲、大黄、桃仁）加减
中成药应用		①血府逐瘀口服液：气滞血瘀所致胁痛 ②元胡止痛片：气滞血瘀所致胁痛 ③和络舒肝胶囊：瘀血阻络，湿热蕴结，肝肾不足所致胁痛 ④肝达康颗粒：肝郁脾虚兼血瘀所致胁痛
合理用药与用药指导	方剂	①选用酒当归、醋穿山甲、酒大黄、炙甘草 ②复元活血汤中柴胡不宜长期且大量服用，内服剂量为 3 ～ 10g。大黄中的蒽醌成分会引起肝肾毒性、胃肠毒性，不建议长期过量使用，内服剂量为 5 ～ 15g。桃仁有小毒，内服剂量为 5 ～ 10g ③原方用水和黄酒各一半，煎煮饮片时宜加盖，每日 2 ～ 3 次，餐前温服，若服药后腹泻宜调整剂量。桃仁宜捣碎后入煎
	中成药	①瘀血阻络伴气滞疼痛较著者宜选择元胡止痛片；瘀血阻络伴湿热者宜选择和络舒肝胶囊；瘀血阻络伴肝郁脾虚者宜选择肝达康颗粒

（续表 6-59）

要　点		内　容
合理用药与用药指导	中成药	②孕妇禁用血府逐瘀口服液、和络舒肝胶囊、肝达康颗粒。脾胃虚寒及胃阴不足胃痛者、孕妇慎用元胡止痛片。肝阴不足所致胁痛者慎用肝达康颗粒

（四）肝络失养证

表 6-60　肝络失养证

要　点	内　容
症　状	胁肋隐痛，悠悠不休，遇劳加重，口干咽燥，心中烦热，头晕目眩。舌红少苔，脉细弦而数
治　法	养阴柔肝
方剂应用	一贯煎（北沙参、麦冬、当归、生地黄、枸杞子、川楝子）
中成药应用	①复方益肝灵片：肝肾阴虚，湿毒未清所致胁痛 ②慢肝养阴胶囊：肝肾阴虚所致胁痛
合理用药与用药指导	①肝肾阴虚伴湿毒者宜选用复方益肝灵片；肝肾阴虚者宜选用慢肝养阴胶囊 ②肝郁脾虚所致的胁痛慎用复方益肝灵片。急性活动期肝炎或湿热毒盛者、气滞血瘀所致胁痛者慎用慢肝养阴胶囊

三、健康指导

1. 饮食宜清淡，应戒酒及戒食辛辣肥甘，以免湿热内生。

2. 预防胁痛的发生，应注意起居有常，防止过劳，保持情绪稳定，保持心情舒畅，避免过怒、过悲、过劳及过度紧张，忌恼怒忧思。

第十四节　中　风

一、概　述

中风是以猝然昏仆，不省人事，半身不遂，口眼歪斜，语言不利为主症的疾病。病轻者可无昏仆而仅见半身不遂及口眼歪斜等症状。大致相当于西医学的急性脑血管疾病，如脑梗死、脑出血、短暂性脑缺血发作和蛛网膜下腔出血等有上述表现者。

中风又分为三期：急性期为发病后两周以内，中脏腑可为一个月；恢复期指发病两周或一个月后至半年内；后遗症期指发病半年以上。恢复期和后遗症期常见气虚血瘀证。

中经络以平肝息风、化痰祛瘀通络为主。中脏腑闭证，治当息风清火、豁痰开窍、通腑泄热；脱证急当救阴回阳固脱。恢复期及后遗症期，多为虚实夹杂，当扶正祛邪、标本兼顾。

二、辨证论治

（一）风痰入络证

表 6-61　风痰入络证

要　点		内　容
症　状		肌肤不仁，手足麻木，突然发生口眼歪斜，语言不利，口角流涎，舌强语謇，甚则半身不遂，或兼见手足拘挛，关节酸痛等症。舌苔薄白，脉浮数
治　法		祛风化痰通络
方剂应用		真方白丸子（半夏、白附子、天南星、天麻、川乌、全蝎、木香、枳壳）加减
中成药应用		①大活络丸：风痰瘀阻，气血亏虚，肝肾不足所致中风 ②再造丸：风痰阻络所致中风 ③豨蛭络达胶囊：风痰瘀血，痹阻脉络所致中风
合理用药与用药指导	方剂	①选用法半夏、制白附子、制天南星、制川乌、麸炒枳壳 ②方中半夏、白附子、天南星、川乌、全蝎均有毒，不建议长期大量使用 ③上为细末，生姜汁为丸，如梧桐子大。每服 20 丸，食后、临卧清茶热水送下，日 3 次。瘫痪，温酒送下
	中成药	①风痰瘀阻兼气血亏虚、肝肾不足者宜选用大活络丸；风痰瘀血痹阻脉络者宜选用豨蛭络达胶囊 ②孕妇禁用大活络丸、再造丸。感冒时停用再造丸。阴虚火旺、脾胃虚寒者慎用大活络丸。出血倾向者慎用豨蛭络达胶囊

（二）风阳上扰证

表 6-62　风阳上扰证

要　点	内　容
症　状	平素头晕头痛，耳鸣目眩，突然发生口眼歪斜，舌强语謇，或手足重滞，甚则半身不遂。舌质红苔黄，脉弦
治　法	平肝潜阳，活血通络
方剂应用	天麻钩藤饮（天麻、钩藤、生石决明、川牛膝、桑寄生、杜仲、栀子、黄芩、益母草、朱茯神、夜交藤）加减
中成药应用	①心脑静片：肝阳上亢所致中风 ②松龄血脉康胶囊：肝阳上亢所致中风 ③全天麻胶囊：肝阳上亢，肝风内动所致中风
合理用药与用药指导	孕妇禁用心脑静片；因含有朱砂，肝肾功能不全者慎用心脑静片；气血不足者慎用心脑静片、松龄血脉康胶囊

（三）气虚血瘀证

具体内容见表 6-63。

表 6-63　气虚血瘀证

要　点	内　容
症　状	肢体偏枯不用，肢软无力，面色萎黄。舌质淡紫或有瘀斑，苔薄白，脉细涩或细弱
治　法	益气养血，化瘀通络
方剂应用	补阳还五汤（黄芪、桃仁、红花、赤芍、当归、川芎、地龙）加减
中成药应用	①脉络通颗粒：气虚血瘀，脉络不通所致中风 ②软脉灵口服液：气虚血瘀，经络痹阻所致中风 ③脑安颗粒：气虚血瘀，脑络阻滞所致中风 ④消栓胶囊：气虚血滞，脉络瘀阻所致中风 ⑤复方地龙胶囊：气虚血瘀所致中风
合理用药与用药指导	孕妇慎用复方地龙胶囊、脉络通颗粒、脑安颗粒。出血性倾向者慎用软脉灵口服液、消栓胶囊、脑安颗粒。痰热证、火郁证、瘀热证等有热象者不宜用脉络通胶囊、软脉灵口服液、复方地龙胶囊

三、健康指导

1. 饮食宜清淡易消化之物，忌肥甘厚味、动风、辛辣刺激之品，并禁烟酒。

2. 识别中风先兆，及时处理，以预防中风发生。要保持心情舒畅，做到起居有常，饮食有节，避免疲劳，以防止卒中发病。既病之后，应加强护理。

第十五节　汗　证

一、概　述

汗证是以汗液外泄失常为主症的疾病。不因外界环境因素的影响，白昼时时汗出，动辄益甚者称为自汗；寐中汗出，醒来即止者称为盗汗。西医学的甲状腺功能亢进、自主神经功能紊乱、风湿热、低血糖、虚脱、休克及结核病、肝病、黄疸等所致的以自汗、盗汗为主要表现者，可参考此内容辨证论治。

虚证治疗根据证候不同而治以益气、养阴、补血、调和营卫等。实证治以清肝泄热、化湿和营。虚实夹杂者，根据虚实主次而适当兼顾。

二、辨证论治

（一）肺卫不固证

表 6-64　肺卫不固证

要　点	内　容
症　状	汗出恶风，稍劳尤甚，易于感冒，体倦乏力，面色少华。舌苔薄白，脉细弱
治　法	益气固表

（续表 6-64）

要　点		内　容
方剂应用		玉屏风散（黄芪、白术、防风）加减
中成药应用		①玉屏风颗粒：气虚卫外不固所致的自汗 ②复芪止汗颗粒：气虚卫外不固所致的自汗 ③虚汗停颗粒：气虚卫外不固所致的自汗
合理用药与用药指导	方剂	①选用生黄芪，益气固表之力强。脾虚纳差，食少腹胀时，宜选用麸炒白术；脾虚湿困，腹胀泄泻时，宜选用土炒白术；脾虚食滞，泻下酸臭时，宜选用焦白术；本方黄芪、白术均用量大，原方各 60g ②水煎服，用量按原方比例逐减；亦可研末，每日 2 次，每次 6 ～ 9g。大枣煎汤送服
	中成药	外感发热、实热汗出患者不宜服用复芪止汗颗粒、虚汗停颗粒

（二）心血不足证

表 6-65　心血不足证

要　点	内　容
症　状	睡则汗出，醒则自止，心悸怔忡，失眠多梦，神疲气短，面色少华。舌质淡，舌苔白，脉细
治　法	补养心血
方剂应用	归脾汤（人参、黄芪、白术、茯神、当归、龙眼肉、酸枣仁、远志、木香、甘草、生姜、大枣）加减
中成药应用	①归脾丸：心脾两虚，气血不足所致盗汗 ②健脾生血颗粒：心脾两虚，气血不足所致汗证 ③参茸卫生丸：气血两亏，思虑过度所致汗证
合理用药与用药指导	健脾生血颗粒忌茶，勿与含鞣酸类药物合用。服药期间，部分患儿可出现牙齿颜色变黑，停药后可逐渐消失；少数患儿服药后，可见短暂性食欲下降，恶心，呕吐，轻度腹泻，多可自行缓解。体实及阴虚火旺、感冒、脾胃虚弱者慎用参茸卫生丸

（三）阴虚火旺证

表 6-66　阴虚火旺证

要　点	内　容
症　状	夜寐盗汗，或有自汗，五心烦热，或兼午后潮热，两颧色红，口渴。舌红少苔，脉细数
治　法	滋阴降火
方剂应用	当归六黄汤（当归、生地黄、熟地黄、黄连、黄芩、黄柏、黄芪）加减
中成药应用	知柏地黄丸：阴虚火旺所致盗汗 心脑舒口服液：因烦劳过度，或亡血失精，或邪热耗阴，以致阴液亏损，虚火内生，津液被扰，不能自藏外泄所致盗汗

（续表 6-66）

要　点		内　容
合理用药与用药指导	方剂	选用生黄芪、盐黄柏；水煎温服，每日 2～3 次，宜餐后服用
	中成药	感冒发热者不宜服用心脑舒口服液。糖尿病及有高血压、心脏病、肝病、肾病等慢性病严重者应在医师指导下服用。气虚患者不宜服用知柏地黄丸

（四）邪热郁蒸证

表 6-67　邪热郁蒸证

要　点	内　容
症　状	蒸蒸汗出，汗黏，易使衣服黄染，面赤烘热，烦躁，口苦，小便色黄。舌苔薄黄，脉弦
治　法	清肝泄热，化湿和营
方剂应用	龙胆泻肝汤（龙胆、黄芩、栀子、泽泻、木通、车前子、当归、生地、柴胡、甘草）加减
中成药应用	龙胆泻肝丸（肝胆湿热所致汗出）
合理用药与用药指导	孕妇禁用龙胆泻肝丸，脾胃虚寒、年老体弱者均慎用

三、健康指导

1. 少食辛辣厚味是预防自汗、盗汗的重要措施。
2. 汗出之时，当避风寒。加强体育锻炼，注意劳逸结合，避免思虑烦劳过度，保持心情愉快。

第十六节　消　渴

一、概　述

消渴是以多饮、多食、多尿、乏力、消瘦，或尿有甜味为主要临床表现的疾病。其中以口渴多饮为主者称为“上消”；消谷善饥为主者称为“中消”；小溲多而频，或浑浊为特点的称为“下消”，三者也可并见。大致可与西医学的糖尿病，以及尿崩症和精神性多饮、多尿症等以上述临床表现为主者相对应。

治疗以清热润燥、养阴生津为大法。本病常发生血脉瘀滞、阴损及阳的病变，以及并发痈疽、眼疾、肾病等，又当针对具体病情，灵活辨证施治。

二、辨证论治

（一）阴虚燥热证

具体内容见表 6-68。

表 6-68　阴虚燥热证

要　点		内　容
症　状		烦渴引饮，消谷善饥，小便频数而多，尿浑而黄，形体消瘦，舌红，苔薄黄，脉滑数
治　法		养阴润燥
方剂应用		玉女煎（生石膏、熟地、麦冬、知母、牛膝）加减
中成药应用		①降糖胶囊：阴虚燥热所致消渴 ②消渴平片：阴虚燥热，气阴两虚所致消渴 ③消糖灵胶囊：阴虚燥热，气阴两虚所致消渴
合理用药与用药指导	方剂	①选用生石膏、盐知母、熟地黄，若患者热象明显，可选用生地黄 ②熟地黄性质黏腻，难消化，脾胃虚弱者用量宜小。生石膏大寒，若患者平素脾虚便溏，用量宜小，宜打碎后先煎
	中成药	①孕妇禁用消糖灵胶囊；慎用消渴平片。肝、肾功能不全者禁用消糖灵胶囊；阴阳两虚消渴者慎服降糖胶囊、消渴平片、消糖灵胶囊；1 型糖尿病患者、2 型糖尿病患者伴有酮症酸中毒禁用消糖灵胶囊 ②对磺胺类药物过敏者禁用消糖灵胶囊 ③消糖灵胶囊中含有西药降糖成分格列本脲，若与西药磺脲类或者胰岛素促泌剂联用应注意监测血糖，避免低血糖发生

（二）脾胃气虚证

表 6-69　脾胃气虚证

要　点	内　容
症　状	口渴引饮，能食与便溏并见，或饮食减少，精神不振，四肢乏力。舌淡，苔薄白而干，脉细弱无力
治　法	健脾益气
方剂应用	参苓白术散（人参、白术、白茯苓、桔梗、山药、甘草、白扁豆、莲子肉、砂仁、薏苡仁）加减
中成药应用	①参苓白术散：脾胃虚弱所致消渴 ②益津降糖口服液：脾胃气虚所致消渴
合理用药与用药指导	①参苓白术散适用于脾胃气虚，湿阻中焦者；益津降糖口服液适用于脾胃虚弱，气阴两虚者 ②孕妇慎用参苓白术散、益津降糖口服液；本药含有人参，不宜同时服用藜芦、五灵脂、皂荚或其制剂。湿热积滞泄泻、痞满、纳呆不宜使用参苓白术散

（三）气阴两虚证

具体内容见表 6-70。

表 6-70　气阴两虚证

要　点		内　容
症　状		口渴引饮，咽干口燥，多食善饥，倦怠乏力，便溏溲多，或形体消瘦。舌质淡红，苔白而干，脉弱
治　法		益气健脾，生津止渴
方剂应用		七味白术散（人参、茯苓、白术、藿香叶、木香、甘草、葛根）加减，可合生脉散益气生津止渴
中成药应用		①参精止渴丸：气阴两亏、内热津伤所致消渴 ②参芪降糖胶囊：气阴两虚所致消渴 ③消渴丸：气阴两虚所致消渴
合理用药与用药指导	方剂	①选用炒白术、生葛根，原方中葛根使用剂量最大，津液亏虚者宜减木香、藿香用量 ②水煎温服，每日 2～3 次，宜餐前服用。藿香叶宜后下；人参宜另煎取汁兑服
	中成药	①孕妇禁用参芪降糖胶囊、消渴丸；慎用参精止渴丸。阴阳两虚消渴者慎用参精止渴丸、参芪降糖胶囊、消渴丸 ②消渴丸中含有西药降糖成分格列本脲，若与西药磺脲类或者胰岛素促泌剂联用应注意监测血糖，避免低血糖发生

（四）肾阴亏虚证

表 6-71　肾阴亏虚证

要　点	内　容
症　状	尿频量多，浊如膏脂，腰酸膝软，头晕耳鸣，多梦遗精，乏力，肤燥。舌红少苔，脉细数
治　法	滋养肾阴
方剂应用	六味地黄丸（熟地黄、山萸肉、山药、泽泻、丹皮、茯苓）加减
中成药应用	①六味地黄丸：肾阴亏损所致消渴 ②麦味地黄丸：肺肾阴虚，阴虚燥热所致消渴
合理用药与用药指导	①感冒患者慎用麦味地黄丸、六味地黄丸；阳虚、脾虚、气滞患者慎用六味地黄丸 ②不建议将麦味地黄丸与六味地黄丸同时使用，因属重复用药

（五）阴阳两虚证

表 6-72　阴阳两虚证

要　点	内　容
症　状	小便频数，甚则饮一溲一，咽干舌燥，面容憔悴，耳轮干枯，腰膝酸软，畏寒肢冷。舌淡，苔白少津，脉沉细无力

（续表 6-72）

要 点	内 容
治 法	温阳滋肾
方剂应用	肾气丸（地黄、山药、山萸肉、泽泻、茯苓、丹皮、桂枝、附子）加减
中成药应用	金匮肾气丸（阴阳两虚所致消渴）
合理用药与用药指导	孕妇禁用金匮肾气丸；其含有附子，有毒，不可过量久服

三、健康指导

1. 限制粮食、油脂的摄入，忌食糖类，饮食宜以适量米、麦、杂粮，配以蔬菜豆类、瘦肉、鸡蛋等，定时定量进餐。

2. 戒烟酒、浓茶、咖啡等；保持情志平和，制定并实施有规律的生活起居制度；适量运动。

第十七节 淋 证

一、概 述

淋证是指以小便频数短涩，淋沥刺痛，小腹拘急引痛为主症的疾病。大致与西医学的泌尿系感染、尿路结石、前列腺炎、尿道综合征等病，具有淋证表现特征者相对应。

治疗的基本原则是实则清利，虚则补益。对虚实夹杂者，又当通补兼施。

二、辨证论治

（一）热 淋

表 6-73 热 淋

要 点	内 容	
症 状	小便频数短涩，灼热刺痛，尿色黄赤，少腹拘急胀痛，或有寒热，口苦，呕恶，或腰痛拒按，或大便秘结。舌质红，苔黄腻，脉滑数	
治 法	清热利湿通淋	
方剂应用	八正散（木通、车前子、萹蓄、瞿麦、滑石、甘草、大黄、山栀子仁、灯心草）加减	
中成药应用	①八正胶囊：湿热下注，蕴结下焦所致热淋 ②复肾宁片：湿热下注，瘀血阻滞所致热淋 ③分清五淋丸：湿热下注膀胱所致热淋	
合理用药与用药指导	方剂	①选用盐车前子、面煨大黄、蜜炙甘草 ②原方为散，每服6g，水一盏，入灯心，食后临卧温服。若水煎，宜每日2～3次，餐后温服。其中滑石粉、盐车前子宜用纱布包煎；栀子仁宜捣碎后入煎

（续表 6-73）

要　点		内　容
合理用药 与 用药指导	中成药	①八正胶囊偏于湿热蕴结下焦者，如小便色黄、淋沥涩痛，或尿中带血；复肾宁片侧重于体内有瘀血者，症见尿频、尿急、尿痛、舌有瘀斑；分清五淋丸适于湿热下注膀胱者，以小便短数、尿色黄赤为主要表现 ②孕妇禁用八正胶囊、复肾宁片；慎用分清五淋丸。肝郁气滞或脾肾两虚者慎用八正胶囊、分清五淋丸。脾肾阳虚水肿及脾肾两亏，血失统摄所致尿血者慎用复肾宁片

（二）石　淋

表 6-74　石　淋

要　点		内　容
症　状		尿中夹有砂石，排尿涩痛，或排尿时突然中断，尿道窘迫疼痛，少腹拘急，往往突发一侧腰腹绞痛难忍，甚则牵及外阴，尿中带血。舌红，苔薄黄，脉弦或弦数
治　法		清热利湿，排石通淋
方剂应用		石韦散（石韦、滑石、冬葵子、瞿麦、通草、王不留行、甘草、当归、白术、赤芍）加减
中成药 应用		①复方金钱草颗粒：下焦湿热所致石淋 ②净石灵胶囊：脾肾亏虚所致石淋 ③五淋化石丸：湿热蕴结下焦之石淋
合理用药 与 用药指导	方剂	①选用盐车前子、炒冬葵子。滑石性寒，脾胃虚弱者不建议长期、大量服用，使用剂量为 10 ～ 20g ②水煎温服，每日 2 ～ 3 次，宜餐前服用。其中滑石粉、盐车前子宜用纱布包煎
	中成药	①复方金钱草颗粒用于湿热蕴结下焦所致的淋证，利湿通淋效果好。净石灵胶囊益气温阳排石，用于石淋由于脾肾亏虚所致者佳。五淋化石丸除利湿通淋外，还有很好的止痛排石作用，对石淋伴腰腹疼痛难忍者最宜 ②孕妇禁用净石灵胶囊、五淋化石丸。双肾结石或结石直径≥ 1.5cm 或结石嵌顿时间长的患者不宜用复方金钱草颗粒、净石灵胶囊、五淋化石丸。肝郁气滞、脾肾阳虚淋证者慎用复方金钱草颗粒。湿热炽盛所致石淋者慎用净石灵胶囊

（三）血　淋

表 6-75　血　淋

要　点	内　容
症　状	小便热涩刺痛，尿色深红，或夹有血块，疼痛满急加剧，或见心烦。舌尖红，舌苔黄，脉滑数
治　法	清热通淋，凉血止血
方剂应用	小蓟饮子（小蓟、生地黄、滑石、木通、蒲黄、藕节、淡竹叶、当归、山栀子、甘草）加减

（续表 6-75）

<table>
<tr><th>要　点</th><th colspan="2">内　容</th></tr>
<tr><td>中成药应用</td><td colspan="2">①肾炎灵胶囊：下焦湿热，热迫血行所致血淋
②五淋丸：湿热浊毒蕴结，热伤血络所致血淋</td></tr>
<tr><td rowspan="2">合理用药与用药指导</td><td>方剂</td><td>①选用蒲黄炭、藕节炭、炒山栀子、生甘草；小蓟、生地黄、当归选用生品
②水煎温服，每日 2 次，宜餐后服用。其中滑石粉、蒲黄炭宜用纱布包煎；孕妇禁用</td></tr>
<tr><td>中成药</td><td>①肾炎灵胶囊用于肾阴不足，气化不利，湿热蕴结，迫血妄行所致的血淋；五淋丸用于湿热浊毒蕴结下焦，热伤血络所致的血淋
②孕妇禁用肾炎灵胶囊，慎用五淋丸；脾肾阳虚水肿者慎用肾炎灵胶囊；脾肾亏虚的气淋、劳淋者慎用五淋丸</td></tr>
</table>

（四）气　淋

表 6-76　气　淋

<table>
<tr><th>要　点</th><th colspan="2">内　容</th></tr>
<tr><td>症　状</td><td colspan="2">郁怒之后，小便涩滞，淋沥不宣，少腹胀满疼痛。舌苔薄白，脉弦</td></tr>
<tr><td>治　法</td><td colspan="2">理气疏导，通淋利尿</td></tr>
<tr><td>方剂应用</td><td colspan="2">沉香散（沉香、石韦、滑石、当归、橘皮、白芍、冬葵子、甘草、王不留行）加减</td></tr>
<tr><td>中成药应用</td><td colspan="2">柴胡舒肝丸：可用于气淋见胸胁疼痛，胸闷喜太息，情志抑郁易怒，脉弦者</td></tr>
<tr><td rowspan="2">合理用药与用药指导</td><td>方剂</td><td>①选用炒当归、炒冬葵子、炒王不留行、炙甘草
②水煎温服，每日 2 次，宜餐前服用。其中滑石粉宜用纱布包煎；沉香宜研末冲服</td></tr>
<tr><td>中成药</td><td>孕妇禁用柴胡舒肝丸；肝胆湿热、脾胃虚弱者慎用柴胡舒肝丸</td></tr>
</table>

（五）膏　淋

表 6-77　膏　淋

<table>
<tr><th>要　点</th><th colspan="2">内　容</th></tr>
<tr><td>症　状</td><td colspan="2">小便浑浊，乳白或如米泔水，上有浮油，置之沉淀，或伴有絮状凝块物，或混有血液、血块，尿时热涩疼痛，口干。舌质红，苔黄腻，脉濡数</td></tr>
<tr><td>治　法</td><td colspan="2">清热利湿，分清泄浊</td></tr>
<tr><td>方剂应用</td><td colspan="2">程氏萆薢分清饮（萆薢、黄柏、石菖蒲、茯苓、白术、莲子心、丹参、车前子）加减</td></tr>
<tr><td>中成药应用</td><td colspan="2">①萆薢分清丸：肾阳不足，清浊不分所致膏淋
②前列泰片：湿热瘀结所致膏淋</td></tr>
<tr><td>合理用药与用药指导</td><td>方剂</td><td>①选用炒黄柏、盐车前子、生白术
②水煎温服，每日 2 次，宜餐后服用。盐车前子宜用纱布包煎</td></tr>
</table>

第6章

（续表 6-77）

要　点		内　容
合理用药与用药指导	中成药	①前列泰片宜用于湿热夹杂瘀结者。萆薢分清丸所治之膏淋为肾阳不足，气化不利所致的小便频数、白浊等 ②过敏体质，尤其是对花粉过敏者禁用前列泰片；脾胃虚寒者慎用前列泰片。患有浅表性胃炎者宜饭后服用前列泰片。膀胱湿热壅盛所致小便白浊及尿频、淋沥涩痛者慎用萆薢分清丸

（六）劳　淋

表 6-78　劳　淋

要　点		内　容
症　状		小便不甚赤涩，溺痛不甚，但淋沥不已，时作时止，病程缠绵，遇劳即发，腰膝酸软，神疲乏力。舌质淡，脉细弱
治　法		补脾益肾
方剂应用		无比山药丸（赤石脂、茯神、巴戟天、熟地黄、山茱萸、牛膝、泽泻、山药、五味子、肉苁蓉、杜仲、菟丝子）加减
中成药应用		①前列回春胶囊：肾气不足，湿热瘀阻所致劳淋 ②男康片：肾虚血瘀夹杂湿热所致劳淋
合理用药与用药指导	方剂	本方菟丝子、杜仲、巴戟天宜选择盐炙品；选用怀牛膝、酒苁蓉，选用煅赤石脂，宜水飞入丸散
	中成药	①劳淋以肾虚为主，若体内有瘀血者应用男康片 ②脾胃虚寒、年老体弱、肝郁气滞、膀胱气化不利之淋证患者慎用男康片。肝郁气滞所致淋证慎用前列回春胶囊；服用前列回春胶囊期间忌房事

三、健康指导

1. 注意外阴卫生，不憋尿，多饮水，每 2 ～ 3 小时排尿一次。

2. 养成良好的饮食起居习惯，避免纵欲过劳，保持心情舒畅。饮食宜清淡，忌肥腻辛辣酒醇之品。

第十八节　癃　闭

一、概　述

癃闭是以小便量少，排尿困难，甚则小便闭塞不通为主症的疾病。大致与西医学的尿潴留及无尿症，如神经性尿闭、膀胱括约肌痉挛、尿道结石、尿路肿瘤、尿道损伤、尿道狭窄、前列腺增生症、脊髓炎等病所出现的尿潴留以及肾功能不全引起的少尿、无尿症相对应。治疗时还应注意结合辨病求因治疗。

治疗遵循“腑以通为用”的原则。通利之法，又因证候虚实不同而异。实证宜清邪热，利气机，散瘀结；虚证宜补脾肾，助气化。

二、辨证论治

（一）膀胱湿热证

表 6-79　膀胱湿热证

要　点	内　容
症　状	小便点滴不通，或量极少而短赤灼热，小腹胀满，口苦口黏，或口渴不欲饮，或大便不畅。舌质红，苔黄腻，脉数
治　法	清利湿热，通利小便
方剂应用	八正散（木通、车前子、萹蓄、瞿麦、滑石、甘草、大黄、山栀子仁、灯心草）加减
中成药应用	①八正合剂：湿热下注所致癃闭 ②清淋颗粒：膀胱湿热所致淋证、癃闭
合理用药与用药指导	孕妇禁用清淋颗粒。肝郁气滞或脾肾两虚者慎用八正合剂。肝郁气滞、脾虚气陷、肾阳衰惫、肾阴亏耗者，体质虚弱者及老年人慎用清淋颗粒

（二）湿热瘀阻证

表 6-80　湿热瘀阻证

<table>
<tr><th colspan="2">要　点</th><th>内　容</th></tr>
<tr><td colspan="2">症　状</td><td>小便点滴而下，或尿如细线，甚则阻塞不通，烦躁口苦。舌质紫暗或有瘀点，舌苔黄腻，脉涩</td></tr>
<tr><td colspan="2">治　法</td><td>行瘀散结，通利水道</td></tr>
<tr><td colspan="2">方剂应用</td><td>代抵当汤（大黄、当归尾、生地黄、穿山甲、芒硝、桃仁、肉桂、降香）加减</td></tr>
<tr><td colspan="2">中成药应用</td><td>①癃清片：下焦湿热所致癃闭，症见尿频、尿急、尿痛、腰痛、小腹坠胀
②前列通瘀胶囊：用于慢性前列腺炎瘀血阻滞，湿热内蕴证
③前列通片：热瘀蕴结下焦所致轻、中度癃闭
④癃闭舒胶囊：肾气不足，湿热瘀阻所致癃闭</td></tr>
<tr><td rowspan="2">合理用药与用药指导</td><td>方剂</td><td>①选用酒大黄、桃仁用麸炒、穿山甲用蛤粉炒；芒硝泻下力强，若缓泻可选玄明粉代替
②水煎温服，每日 2 ～ 3 次，瘀血在上，餐后服；瘀血在下，餐前服。芒硝宜冲服，桃仁捣成桃仁泥，大黄取泻下作用宜后下</td></tr>
<tr><td>中成药</td><td>①孕妇及活动性出血者禁用前列通瘀胶囊
②孕妇及有活动性出血者、有肝功能损害者禁用癃闭舒胶囊
③肾气衰惫者慎用癃清片、前列通瘀胶囊
④肝郁气滞、脾肾两虚、肝郁气滞、脾虚气陷、肾阴亏耗所致癃闭者慎用癃清片</td></tr>
</table>

（续表 6-80）

要　点		内　容
合理用药与用药指导	中成药	⑤肝郁气滞、中气不足、肾阳衰惫者慎用前列通片 ⑥肺热壅盛、肝郁气滞、脾虚气陷所致的癃闭，伴有慢性肝脏疾病者慎用癃闭舒胶囊

（三）肾阳衰惫证

表 6-81　肾阳衰惫证

要　点		内　容
症　状		小便不通或点滴不爽，排出无力，面色㿠白，神气怯弱，畏寒肢冷，腰膝冷而酸软无力。舌淡胖，苔薄白，脉沉细或弱
治　法		温补肾阳，化气利水
方剂应用		济生肾气丸（熟地黄、山茱萸、山药、茯苓、泽泻、牡丹皮、肉桂、附子、车前子、牛膝）加减
中成药应用		①济生肾气丸：肾阳不足，水湿内停所致的肾虚水肿、腰膝酸重，小便不利，痰饮咳喘 ②金匮肾气丸：肾虚水肿，症见腰膝酸软，小便不利，畏寒肢冷
合理用药与用药指导	方剂	选用炮附子、炒山药、酒蒸车前子、川牛膝
	中成药	孕妇禁用金匮肾气丸，慎用济生肾气丸。两者均含附子，不可过量、久服

三、健康指导

1. 生活起居要有规律，避免久坐少动。保持心情舒畅，消除紧张情绪，切忌忧思恼怒。

2. 避免食用肥甘、辛辣食物，避免酗酒，或忍尿、纵欲过度等。

3. 保留导尿管病人，应保持会阴部卫生，宜每 4 小时开放一次。当患者能自动解出小便时，尽早拔除导尿管。

第十九节　水　肿

一、概　述

水肿是体内水液潴留，泛滥肌肤，表现以头面、眼睑、四肢、腹背，甚至全身浮肿为特征的疾病。西医学中各种原因引起的水肿，如急、慢性肾小球肾炎，肾病综合征，继发性肾小球疾病等，以及肝性水肿、心性水肿、营养不良性水肿、功能性水肿、内分泌失调引起的水肿等，可参考此内容辨证论治。

治疗水肿的基本原则是发汗、利尿、泻下逐水，具体应用视阴阳虚实不同而异。阳水以祛邪为主，应予发汗、利尿或攻逐，同时配合清热解毒、理气化湿等治法；阴水应以扶正为主，健脾温肾，同时配合利水、养阴、活血、祛瘀等治法，对于虚实错杂者，则辨主次，或先攻后补，或先补后攻，或攻补兼施。

二、辨证论治

（一）风水相搏证

表 6-82　风水相搏证

要　点	内　容	
症　状	眼睑浮肿，继则四肢及全身皆肿，来势迅速，多有恶寒、发热，肢节酸楚，小便不利等。偏于风热者，伴咽喉红肿疼痛，舌质红，脉浮滑数；偏于风寒者，兼恶寒，咳喘，舌苔薄白，脉浮滑或浮紧	
治　法	疏风清热，宣肺行水	
方剂应用	越婢加术汤（麻黄、石膏、甘草、大枣、白术、生姜）加减	
中成药应用	肾炎解热片：风热犯肺所致水肿	
合理用药与用药指导	方剂	①选用生麻黄、生石膏、生白术、生甘草 ②水煎，先煮麻黄，去上沫；石膏捣碎后先煎，再与群药共煎；大枣宜擘开入煎。饭后温服，每日 3 次。本方中含有麻黄，运动员禁用，心脏病、高血压患者慎用，表虚自汗、阴虚盗汗及肾虚咳喘者忌服。失眠患者服药期间应该避免服用浓茶及含咖啡等兴奋性成分的食物
	中成药	孕妇及脾肾阳虚所致水肿者，慎用肾炎解热片

第6章

（二）水湿浸渍证

表 6-83　水湿浸渍证

要　点	内　容	
症　状	全身水肿，下肢明显，按之没指，小便短少，身体困重，胸闷，纳呆，泛恶。苔白腻，脉沉缓。起病缓慢，病程较长	
治　法	健脾化湿，通阳利水	
方剂应用	五皮散（生姜皮、桑白皮、陈皮、大腹皮、茯苓皮）合胃苓汤（甘草、茯苓、苍术、陈皮、白术、肉桂、泽泻、猪苓、厚朴、生姜、大枣）加减	
中成药应用	肾炎消肿片：脾虚气滞，水湿内停所致水肿	
合理用药与用药指导	方剂	①选用生桑白皮、姜厚朴、炙甘草、赤茯苓；水肿者，甘草用量宜小 ②水煎温服，每日 2～3 次，宜餐前服用
	中成药	肾炎消肿片所含香加皮，有一定的心脏毒性，心脏病患者慎用；风水者慎用

（三）湿热壅盛证

具体内容见表 6-84。

表 6–84　湿热壅盛证

要　点	内　容	
症　状	遍体浮肿，皮肤绷急光亮，胸脘痞闷，烦热口渴，小便短赤，或大便干结。舌红，苔黄腻，脉沉数或濡数	
治　法	分利湿热	
方剂应用	疏凿饮子（泽泻、赤小豆、商陆、羌活、大腹皮、椒目、木通、秦艽、槟榔、茯苓皮、生姜）加减	
中成药应用	①肾炎灵胶囊：下焦湿热，热迫血行，肾阴不足所致水肿 ②肾炎四味片：湿热内蕴兼气虚所致水肿	
合理用药与用药指导	方剂	①选用炒赤小豆、醋商陆、炒椒目、生槟榔 ②椒目有小毒，规定每日内服剂量为 2 ～ 5g。商陆有毒，内服剂量为 3 ～ 9g。用量不宜过大
	中成药	脾肾阳虚水肿者，脾肾两亏、血失统摄所致尿血者，慎用肾炎灵胶囊。脾肾阳虚所致水肿以及风水者慎用肾炎四味片

（四）脾阳虚衰证

表 6–85　脾阳虚衰证

要　点	内　容	
症　状	身肿日久，腰以下为甚，按之凹陷不易恢复，脘腹胀闷，纳减便溏，面色不华，神疲乏力，四肢倦怠，小便短少。舌质淡，苔白腻或白滑，脉沉缓或沉弱	
治　法	温阳健脾，行气利水	
方剂应用	实脾饮（厚朴、白术、木瓜、木香、草果仁、槟榔、附子、茯苓、干姜、炙甘草、生姜、大枣）加减	
中成药应用	肾炎温阳片：慢性肾炎脾肾阳虚证	
合理用药与用药指导	方剂	①选用姜厚朴、生白术、木香、制附子 ②原方每服 12g，水一盏半，附子先煎，生姜五片，大枣一枚，煎至七分，去滓，温服，不拘时服。（现代用法：加生姜、大枣，水煎服，用量按原方比例酌减）。方中含有附子，热证、阴虚阳亢者忌服
	中成药	肾炎温阳片，阴虚火旺、津亏者慎用；所含香加皮有一定的心脏毒性，心脏病患者慎用

（五）肾阳衰微证

表 6–86　肾阳衰微证

要　点	内　容
症　状	水肿反复消长不已，面浮身肿，腰以下甚，按之凹陷不起，尿量减少或反多，腰酸冷痛，四肢厥冷，怯寒神疲，面色晄白，甚者心悸胸闷，喘促难卧，腹大胀满。舌质淡胖，苔白，脉沉细或沉迟无力
治　法	温肾助阳，化气行水

（续表 6-86）

要　点		内　容
方剂应用		济生肾气丸（附子、车前子、山茱萸、山药、牡丹皮、牛膝、熟地黄、肉桂、茯苓、泽泻）合真武汤（茯苓、芍药、白术、生姜、附子）加减
中成药应用		①肾炎舒颗粒：脾肾阳虚，水湿内停所致水肿 ②肾炎康复片：气阴两虚，脾肾不足，湿热内停所致水肿 ③肾康宁片：脾肾阳虚，血瘀湿阻所致水肿
合理用药与用药指导	方剂	水煎温服，每日 2 ～ 3 次，宜餐前或空腹服用。水肿限制入液量者，宜浓煎，可每日服用 100 ～ 150ml。本方含有附子，需先煎、久煎，热证、阴虚阳亢者忌服。方中因含熟地黄，气滞痰多、脘腹胀痛、食少便溏者忌服
	中成药	孕妇禁用肾炎康复片。风邪袭表，风水相搏，风水水肿者慎用肾炎舒颗粒。急性肾炎所致的水肿者慎用肾炎康复片。肝肾阴虚及湿热下注所致水肿者慎用肾康宁片

三、健康指导

1. 服药期间，宜低盐饮食，水肿初期应无盐饮食，并限制饮水量。忌食辛辣、油腻、烟、酒等刺激性物品，忌食鱼、虾、海腥等发物。阳水者，可给予清热利水之品，如赤小豆、冬瓜等；阴水者，宜食用富于营养，如黑豆、山药等。

2. 水肿患者应每日监测血压、尿量、体重、体温，观察水肿变化。注意预防感冒，避免劳累过度，避免涉水冒雨，久居湿地。

第二十节　腰　痛

一、概　述

腰痛，又称“腰脊痛”，是指因外感、内伤或挫闪等导致腰部气血运行不畅，或失于濡养引起的以腰部一侧或两侧疼痛为主要症状的疾病。西医学的腰肌纤维炎、强直性脊柱炎、腰椎骨质增生、腰椎间盘病变、腰肌劳损等腰部病变以及某些内脏疾病，以腰痛为主要症状者，可参考本篇辨证论治。

治疗当分标本虚实。外伤腰痛属实，治宜活血化瘀，通络止痛。感受外邪属实，治当祛邪通络。内伤多属虚，治宜补肾固本为主，兼顾肝脾。

二、辨证论治

（一）肾虚腰痛

表 6-87　肾虚腰痛

要　点	内　容
症　状	腰部隐隐作痛，酸软无力，劳则加重，卧则减轻，或伴有耳鸣耳聋。偏于肾阴虚者，

（续表 6-87）

要　点	内　容	
症　状	兼有手足心热，潮热盗汗，口燥咽干，舌红少苔，脉细数；偏于肾阳虚者，兼有腰部冷痛，得热则舒，肢冷畏寒，面色㿠白，舌淡胖有齿痕，脉沉细无力	
治　法	补肾壮腰。偏于肾阴虚者，兼以滋补肾阴；偏于肾阳虚者，兼以温补肾阳	
方剂应用	偏于肾阴虚者，以左归丸（熟地黄、山药、枸杞子、山茱萸、川牛膝、菟丝子、鹿角胶、龟甲胶）加减 偏于肾阳虚者，以右归丸（熟地黄、山药、山茱萸、枸杞子、菟丝子、鹿角胶、杜仲、肉桂、当归、制附子）加减	
中成药应用	①左归丸：肝肾不足所致腰痛 ②鱼鳔丸：肝肾不足，气血两虚所致腰痛 ③七宝美髯丸：肝肾不足所致腰痛 ④腰痛片：肾阳不足，瘀血阻络所致腰痛及腰肌劳损 ⑤杜仲补天素片：肾阳不足，心血亏虚所致腰痛 ⑥桂附地黄丸：肾阳不足所致腰痛 ⑦济生肾气丸：肾阳不足，水湿内停所致腰痛 ⑧杜仲颗粒：肾虚腰痛	
合理用药与用药指导	方剂	①左归丸选用怀熟地黄、生山药、川牛膝、盐菟丝子、鹿角胶和龟甲胶炒珠。右归丸选用怀熟地黄、炒山药、盐菟丝子、鹿角胶炒珠、姜汁炒杜仲、制附子 ②鹿角胶和龟甲胶用量不宜过大，鹿角胶 3 ～ 6g；龟甲胶 3 ～ 9g。烊化兑服，不宜入煎剂
	中成药	①左归丸、鱼鳔丸、七宝美髯丸适用于偏于肾阴虚证者。腰痛片、杜仲补天素片、桂附地黄丸、济生肾气丸、杜仲颗粒适用于偏于肾阳虚证者 ②孕妇禁用腰痛片；慎用左归丸、鱼鳔丸、七宝美髯丸、杜仲补天素片、桂附地黄丸和济生肾气丸 ③湿热或湿寒痹阻及外伤腰痛者慎用鱼鳔丸。湿热痹阻所致腰痛者慎用腰痛片。湿热壅盛、风水泛溢水肿者慎用济生肾气丸。湿热腰痛或跌仆外伤、气滞瘀血实邪所致腰痛者不宜服用杜仲补天素片。肺热津伤、胃热炽盛、阴虚内热消渴者慎用桂附地黄丸。脾胃虚弱者慎用七宝美髯丸。肾阳亏虚、命门火衰、气滞血瘀者慎用左归丸。肾阴虚证者慎用右归丸 ④桂附地黄丸与济生肾气丸中均含有附子，不可过量、久用，又属于重复用药，不宜联用

（二）瘀血腰痛

表 6–88　瘀血腰痛

要　点	内　容
症　状	腰痛如刺，痛有定处，痛处拒按，日轻夜重，轻者俯仰不便，重则不能转侧。舌质暗紫，或有瘀斑，脉涩

（续表 6-88）

要　点		内　容
治　法		活血化瘀，通络止痛
方剂应用		身痛逐瘀汤（秦艽、川芎、桃仁、红花、甘草、羌活、没药、当归、五灵脂、香附、牛膝、地龙）加减
中成药应用		①瘀血痹颗粒：用于瘀血阻络所致痹证腰痛 ②舒筋活血定痛散：跌打损伤，闪腰岔气，伤筋动骨，血瘀肿痛 ③腰疼丸：腰部闪跌扭伤与劳损 ④腰痹通胶囊：血瘀气滞，脉络闭阻所致腰痛
合理用药与用药指导	方剂	选用烊桃仁、炒五灵脂，处方中活血化瘀药品较多，不宜用量过大
	中成药	孕妇禁用上述四种药品。高血压、动脉硬化、肝肾功能不全、癫痫、破伤风、甲亢病人禁用瘀血痹颗粒。脾胃虚弱者、月经过多者及出血性溃疡者慎用瘀血痹颗粒。阴虚火旺者慎用腰疼丸。脾虚便溏者慎用腰痹通胶囊

（三）湿热腰痛

表 6-89　湿热腰痛

要　点		内　容
症　状		腰部疼痛，重着而热，暑湿阴雨天气症状加重，活动后或可减轻，身体困重，小便短赤。舌质红，苔黄腻，脉濡数或弦数
治　法		清热利湿，舒筋止痛
方剂应用		四妙丸（黄柏、苍术、牛膝、薏苡仁）加减
中成药应用		可选择三妙丸、四妙丸、湿热痹颗粒、豨莶丸、风湿圣药胶囊辅助治疗
合理用药与用药指导	方剂	①选用生苍术、怀牛膝，苍术苦温燥烈，每日 3 ～ 9g，不宜大量服用 ②口服，一日 2 次，宜餐后服用。风寒湿痹、虚寒痿证慎用
	中成药	①湿热阻络所致腰痛兼有风湿者宜选用豨莶丸和风湿圣药胶囊 ②孕妇禁用风湿圣药胶囊和湿热痹颗粒；慎用三妙丸、四妙丸。脾胃虚寒者慎用三妙丸和湿热痹颗粒。寒湿痹患者慎用清热利湿类中成药

（四）寒湿腰痛

表 6-90　寒湿腰痛

要　点	内　容
症　状	腰部冷痛重着，转侧不利，逐渐加重，静卧疼痛不减，寒冷和阴雨天加重。舌质淡，苔白腻，脉沉而迟缓
治　法	散寒除湿，温经通络
方剂应用	甘姜苓术汤（甘草、干姜、茯苓、白术）加减

（续表 6-90）

要　点		内　容
中成药应用		①附桂风湿膏：寒湿瘀阻所致痹证腰痛，外用 ②狗皮膏：风寒湿邪，气血瘀滞所致痹证腰痛，外用 ③风寒双离拐片：风寒闭阻，瘀血阻络所致痹证腰痛 ④祛风舒筋丸：风寒湿闭阻所致痹证腰痛
合理用药与用药指导	方剂	选用生白术、生甘草，干姜辛热燥烈，内服剂量为 3 ～ 10g，不宜久服
	中成药	①孕妇禁用附桂风湿膏、狗皮膏、风寒双离拐片；慎用祛风舒筋丸。合并高血压、心脏病、肝肾功能不全、癫痫、破伤风、甲亢者慎用风寒双离拐片。风湿热痹者慎用散寒除湿类中成药 ②风寒双离拐片中含马钱子，不可过量、久用。患处皮肤破损者禁用附桂风湿膏、狗皮膏；皮肤过敏者慎用附桂风湿膏、狗皮膏

三、健康指导

1. 保持正确的坐、卧、行体位，劳逸适度，不可强力负重。避免腰部跌仆闪挫，避免坐卧湿地，避免夜宿室外。

2. 避免劳欲太过，防止感受外邪，经常活动腰部。

第二十一节　郁　证

一、概　述

郁证是以心情抑郁，情绪不宁，胸部满闷，胁肋胀痛，或易怒喜哭，或咽中如有异物梗塞等症为主要临床表现的疾病。相当于西医学的神经衰弱、癔症、抑郁症、焦虑症或抑郁状态以及围绝经期综合征等有上述表现者。

治疗以理气开郁、调畅气机、怡情易性为基本原则。实证以理气开郁为主。虚证或养心安神，或补益心脾，或滋养肝肾。

二、辨证论治

（一）肝气郁结证

表 6-91　肝气郁结证

要　点	内　容
症　状	精神抑郁，情绪不宁，胸部满闷，胁肋胀痛，痛无定处，胸闷嗳气，喜太息，不思饮食，大便不调，或秘或溏泄。舌苔薄或腻，脉弦
治　法	疏肝解郁，理气畅中
方剂应用	柴胡疏肝散（陈皮、柴胡、川芎、枳壳、芍药、炙甘草、香附）加减

（续表 6-91）

要　点	内　容
中成药应用	①逍遥丸：情志不遂，肝气郁结，肝脾不和所致郁证 ②丹栀逍遥丸：情志不遂，肝郁化火，肝失疏泄，肝脾不和所致郁证 ③越鞠丸：肝气郁结所致郁证
合理用药与用药指导	孕妇、妇女月经期慎用丹栀逍遥丸。肝肾阴虚所致胁肋胀痛、咽干口燥、舌红少津者慎用逍遥丸。脾胃虚寒、脘腹冷痛、大便溏薄者禁用丹栀逍遥丸。阴虚火旺者慎用越鞠丸

（二）痰气郁结证

表 6-92　痰气郁结证

要　点	内　容
症　状	精神抑郁，胸部闷塞，胁肋胀满，咽中如有物梗塞，咽之不下，咯之不出。舌苔白腻，脉弦滑
治　法	行气开郁，化痰散结
方剂应用	半夏厚朴汤（半夏、厚朴、苏叶、茯苓、生姜）加减
中成药应用	舒肝平胃丸可用于郁证之痰气郁结，见胸胁胀满、胃脘痞塞疼痛、嘈杂嗳气、呕吐酸水、大便不调者
合理用药与用药指导	孕妇慎用舒肝平胃丸。舒肝平胃丸，因其辅料为苦寒之品生赭石，故肝寒犯胃者慎用

第6章

（三）心神失养证

表 6-93　心神失养证

要　点		内　容
症　状		精神恍惚，心神不宁，多疑易惊，悲忧善哭，喜怒无常，或时时欠伸，或手舞足蹈，骂詈喊叫等。舌质淡，脉弦
治　法		甘润缓急，养心安神
方剂应用		甘麦大枣汤（甘草、小麦、大枣）加减
中成药应用		①脑乐静：心气不足，心血耗伤，心神失养所致脏躁 ②脑力静糖浆：情志不遂、思虑过度、耗伤气血、心神失养所致郁证
合理用药与用药指导	方剂	选用炙甘草，甘缓和中，养心以缓急，甘草长期大量使用可能引起假性醛固酮增多症，内服剂量为每日 2 ～ 10g，用药期间如果出现浮肿、高血压、血钾降低等不良反应，应减少甘草用量或递减停用
	中成药	①脑力静糖浆含有西药成分甘油磷酸钠、维生素 B_1、维生素 B_2、维生素 B_6 ②糖尿病患者慎服脑力静糖浆

（四）心脾两虚证

表 6–94　心脾两虚证

要　点	内　容
症　状	多思善疑，心悸胆怯，失眠健忘，面色不华，头晕神疲，食少纳呆。舌质淡，脉细
治　法	健脾养心，补益气血
方剂应用	归脾汤（人参、黄芪、白术、茯神、酸枣仁、龙眼肉、木香、甘草、当归、远志、生姜、大枣）加减
中成药应用	①归脾丸 ②人参归脾丸
合理用药与用药指导	①归脾丸和人参归脾丸药味组成相似，归脾丸中用党参，人参归脾丸中为人参 ②阴虚、痰湿壅盛者慎用归脾丸和人参归脾丸

三、健康指导

1. 三餐有时，保证营养，不能因情绪不宁而影响正常饮食，并多食蔬果，通畅大便，以免气滞胃肠，加重症状。起居有时，尽量保证充足睡眠，必要时可服用镇静助眠药物。

2. 适当体育锻炼以增强体质；移情易性，注意培养兴趣爱好，以避免无所事事而生忧思郁怒。

第二十二节　虚　劳

一、概　述

虚劳又称虚损，是以脏腑亏损，气血阴阳虚衰，久虚不复成劳为主要病机，以五脏虚证为主要临床表现的多种慢性虚弱证候的总称。西医学中多个系统的多种慢性消耗性和功能衰退性疾病，出现类似虚劳的临床表现时，可参考此内容辨证论治。

根据“虚则补之”“损者益之”的理论，虚劳病证当以补益为原则。根据不同的证候，分别采用补气、养血、滋阴、温阳的治疗方法。

二、辨证论治

（一）气虚证

表 6–95　气虚证

要　点	内　容
症　状	面色㿠白或萎黄，气短懒言，语声低微，头昏神疲，肢体无力。舌质淡，或有齿痕，舌苔薄白，脉虚无力
治　法	益气补虚
方剂应用	四君子汤（人参、白术、茯苓、炙甘草）加减

（续表 6-95）

要 点	内 容	
中成药应用	①十一味参芪胶囊：气血不足，脾肾亏虚所致虚劳 ②参芪十一味颗粒：脾气不足所致虚劳	
合理用药与用药指导	方剂	选用人参，气津两伤者可选用生晒参，气弱阳虚者可选用红参，肺脾气虚轻症者，可选太子参，兼热而又不甚者尤宜。选用麸炒白术，长于健脾燥湿；或选用土炒白术，长于健脾止泻
	中成药	因含有细辛，肝肾功能不全者慎用十一味参芪胶囊、参芪十味颗粒

（二）血虚证

表 6-96　血虚证

要 点	内 容	
症 状	头晕眼花，心悸多梦，手足发麻，面色淡黄或淡白无华，口唇、爪甲色淡，妇女月经量少。舌质淡，脉细	
治 法	补血养肝	
方剂应用	四物汤（熟地黄、当归、川芎、芍药）加减	
中成药应用	①归芪口服液：气血两虚所致虚劳 ②再造生血片：禀赋不足，或房事劳伤，或久病失养，肝肾不足，气血亏虚所致血虚虚劳 ③薯蓣丸：禀赋不足，或饮食失调，或久病失养，或积劳成疾，气血亏虚，脾肺不足，不能营养周身所致虚劳	
合理用药与用药指导	方剂	①选用熟地黄，养血填精。当归选用生品，平素脾虚易便溏者可选用土炒当归。选用白芍，能补血敛阴；平素脾虚易便溏者可选用炒白芍或土炒白芍 ②各药剂量均等。如果以补血为主，可加重熟地黄、白芍用量；如果血虚而滞，或血虚而寒，可加重川芎、当归用量；如果血虚有热，可重用白芍；如果有出血，川芎宜少用或不用
	中成药	①再造生血片可补肝益肾，用于肝肾不足。薯蓣丸还善调理脾胃 ②阴虚阳亢者及高血压患者慎用归芪口服液。感冒期间不宜服用再造生血片、薯蓣丸

（三）阴虚证

表 6-97　阴虚证

要 点	内 容
症 状	形体消瘦，口燥咽干，潮热颧红，五心烦热，盗汗，小便短黄，大便干结。舌质红，舌面少津，苔少或无苔，脉细数
治 法	养阴生津

（续表 6-97）

要　点	内　容
方剂应用	沙参麦冬汤（沙参、麦冬、玉竹、冬桑叶、天花粉、白扁豆、生甘草）
中成药应用	①人参固本丸：肺之气阴两虚所致虚劳咳嗽 ②河车大造丸：肺肾阴虚所致劳嗽
合理用药与用药指导	孕妇慎用河车大造丸。外感咳嗽、感冒发热者慎用人参固本丸、河车大造丸

（四）阳虚证

表 6-98　阳虚证

要　点	内　容
症　状	畏寒怕冷，四肢不温，口淡不渴，自汗，小便清长或尿少浮肿，大便溏薄。舌质淡，舌体胖，苔白滑，脉沉迟
治　法	补阳温中
方剂应用	附子理中汤（附子、人参、白术、甘草、干姜）加减
中成药应用	补白颗粒（脾肾阳虚型虚劳）
合理用药与用药指导	［方剂］ ①选用炮附片，以温肾暖脾。选用生晒参；体虚欲脱、肢冷脉微者可选用红参。选用麸炒白术，长于补气健脾；或选用土炒白术，增强止泻作用。选用炙甘草，长于补脾益气。选用炮姜，长于温中止泻；也可选用干姜，以温中散寒 ②水煎温服，每日 2 ～ 3 次，餐前服用。方中附子需先煎 30 ～ 60 分钟，人参需另炖，药汁兑服

三、健康指导

1. 阳虚患者忌食寒凉，宜进食温补类食物；阴虚患者忌食燥热，宜进食淡薄滋润类食物。
2. 平日应避风寒，适寒温，避免感受外邪。注意饮食有节，生活规律，保持精神舒畅。

第二十三节　痹　证

一、概　述

痹证的主要临床表现：肢体筋骨、关节、肌肉等处发生疼痛、酸楚、重着，甚则关节屈伸不利、肿大、变形。其病因为风、寒、湿、热等邪气闭阻经络，影响气血运行，轻者病在四肢关节肌肉，重者可内舍于脏。西医学的风湿性关节炎、类风湿关节炎、反应性关节炎、肌纤维炎、强直性脊柱炎、痛风、增生性骨关节炎等出现痹证的临床表现时，均可参考此内容辨证论治。

治疗以祛邪、通络、止痛为基本原则。根据病邪的偏盛，分别采用祛风、散寒、除湿、清热，兼顾蠲痹通络诸法。久瘀正虚者，多采用补肝肾、益气血之法。

二、辨证论治

（一）行　痹

表 6-99　行　痹

要　点	内　容	
症　状	肢体关节、肌肉疼痛酸楚，关节屈伸不利，可涉及肢体多个关节，疼痛呈游走性，初起有恶风、发热等表证。舌苔薄白，脉浮或浮缓。	
治　法	祛风通络，散寒除湿	
方剂应用	防风汤（防风、当归、茯苓、杏仁、黄芩、秦艽、葛根、麻黄、桂枝、生姜、甘草、大枣）加减	
中成药应用	九味羌活丸：风寒湿邪所致痹证	
合理用药与用药指导	方剂	选用赤茯苓、炒苦杏仁、生葛根、生麻黄、炙甘草
	中成药	风热感冒或湿热证慎用九味羌活丸。九味羌活丸不宜与滋补性中药同时服用，服药期间忌烟酒及辛辣、油腻食物

（二）痛　痹

表 6-100　痛　痹

要　点	内　容	
症　状	肢体关节紧痛，痛有定处，遇寒痛增，得热痛缓，局部皮肤或有寒冷感，关节不可屈伸。舌苔薄白，脉弦紧	
治　法	散寒通络，祛风除湿	
方剂应用	乌头汤（川乌、芍药、麻黄、黄芪、甘草）加减	
中成药应用	①风湿定片：风湿阻络所致痹证 ②寒湿痹颗粒：寒湿阻络所致痹证	
合理用药与用药指导	方剂	选用制川乌、生白芍或炒白芍、生麻黄、生黄芪、炙甘草
	中成药	孕妇禁用风湿定片、寒湿痹颗粒；儿童、心脏病患者、过度虚弱者禁用风湿定片；风湿热痹者慎用风湿定片、寒湿痹颗粒；老年、体虚及合并心脏病者慎用寒湿痹颗粒。寒湿痹颗粒因含有附子、制川乌，不可过量服用；因含有麻黄，运动员应慎用

（三）着　痹

表 6-101　着　痹

要　点	内　容
症　状	肢体关节酸痛、重着，患处肿胀，关节活动不利，肌肤麻木不仁。舌苔白腻，脉濡缓
治　法	除湿通络，祛风散寒
方剂应用	薏苡仁汤（薏苡仁、当归、川芎、麻黄、桂枝、羌活、独活、防风、川乌、苍术、甘草、生姜）加减

（续表 6-101）

要　点		内　容
中成药应用		①风湿痹康胶囊：寒湿阻络所致痹证 ②痹痛宁胶囊：寒湿痹阻经络所致痹证 ③四妙丸：湿热下注，经络痹阻所致痹证 ④湿热痹颗粒：湿热阻络所致痹证
合理用药与用药指导	方剂	选用生薏苡仁、生麻黄、制川乌、炙甘草，选用米泔水制苍术，如需加强祛风燥湿之力，也可选用生品
	中成药	①孕妇禁用风湿痹康胶囊、痹痛宁胶囊和湿热痹颗粒；慎用四妙丸 ②风湿热痹者、脾胃虚弱者慎用风湿痹康胶囊和痹痛宁胶囊；寒湿痹、脾胃虚寒者慎用四妙丸、湿热痹颗粒。急慢性肝炎、急慢性肾炎患者慎用风湿痹康胶囊 ③高血压、心脏病、肝肾功能不全、癫痫、破伤风、甲亢者慎用痹痛宁胶囊。儿童、老年体弱者、运动员慎用风湿痹康胶囊、痹痛宁胶囊。风湿痹康胶囊、痹痛宁胶囊因含马钱子，不可过量、久用

（四）尪　痹

表 6-102　尪　痹

要　点		内　容
症　状		痹证日久不愈，肢体、关节疼痛，屈伸不利，关节肿大僵硬、变形，甚则肌肉萎缩，肘膝不伸，筋脉拘急，或以尻代踵，以背代头，伴腰膝酸软、骨蒸潮热、自汗、盗汗。舌红或淡，脉细数
治　法		化痰祛瘀，滋养肝肾
方剂应用		桃红饮（桃仁、红花、川芎、当归尾、威灵仙、麝香）合独活寄生汤（独活、桑寄生、秦艽、防风、细辛、芍药、干地黄、杜仲、牛膝、人参、茯苓、甘草、桂心、川芎、当归）加减
中成药应用		①独活寄生合剂：气血不足，肝肾两亏，风寒湿闭阻所致痹证 ②尪痹颗粒：肝肾亏损，风湿阻络，内舍筋骨所致尪痹 ③天麻丸：风湿瘀阻，肝肾不足所致痹证 ④益肾蠲痹丸：肝肾亏虚，寒痰湿瘀痹阻经络所致痹证
合理用药与用药指导	方剂	①桃红饮选用生川芎，血瘀较甚者也可选用酒川芎，选用当归尾或酒当归、酒威灵仙；独活寄生汤选用盐杜仲、怀牛膝、炙甘草、白芍或炒白芍、熟地黄 ②桃红饮中麝香多入丸散用，每日 0.03 ～ 0.1g。独活寄生汤中细辛，每日 1 ～ 3g，肝肾功能不全者慎用，服药期间定期监测肝肾功能
	中成药	孕妇禁用独活寄生合剂、尪痹颗粒和益肾蠲痹丸；慎用天麻丸。益肾蠲痹丸因含有寻骨风，肾功能不全者慎用。湿热痹者慎用独活寄生合剂、尪痹颗粒、天麻丸和益肾蠲痹丸

三、健康指导

1. 饮食宜富有营养，易于消化，不偏食；注意防风、防寒、防潮，避免居暑湿之地（居处应温暖，清洁，干燥，尤其是寒冷地区患者）；加强体育锻炼，以增强体质和防病能力。

2. 行走不便者，应提防跌倒；长期卧床者，应经常变换体位，防止压疮。

第二十四节 中　暑

一、概　述

中暑是指在夏天酷暑炎热之季，因于烈日下或高温环境中劳作，暑热内袭或炎暑挟湿伤人，骤然发为高热、出汗、神昏、嗜睡，甚则躁扰抽搐的疾病。可参考西医学的中暑和高温损害（热痉挛、热衰竭）等辨证论治。

辨证应分清阴阳。治疗总以解暑为原则。由于暑邪易伤津耗气，治应兼顾生津。暑多夹湿，又应芳香化湿。

二、辨证论治

（一）阳　暑

表 6-103　阳　暑

要点		内容
症状		发热汗多，头痛面红，烦躁，胸闷，口渴多饮，溲赤，或兼见恶寒。舌红少津，脉洪大
治法		清热生津
方剂应用		白虎汤（知母、石膏、甘草、粳米）加减
中成药应用		①清暑解毒颗粒：暑热或高温作业所致中暑 ②暑热感冒颗粒：夏季感受暑热病邪
合理用药与用药指导	方剂	①选用生知母、生石膏、炙甘草 ②原方中石膏用量为一斤，而常规用量为 15 ～ 60g，如果患者平素脾胃虚寒，可以适当减少生石膏用量。宜打碎先煎
	中成药	孕妇禁用暑热感冒颗粒，孕妇慎用清暑解毒颗粒

（二）阴　暑

表 6-104　阴　暑

要点	内容
症状	发热恶寒，无汗，身重疼痛，神疲倦怠。舌质淡，苔薄黄，脉弦细
治法	解表散寒，祛暑化湿
方剂应用	香薷饮（香薷、厚朴、白扁豆）加减

（续表 6-104）

要　点	内　容	
中成药应用	①暑湿感冒颗粒：感受暑湿所致中暑 ②暑症片：暑湿之邪或暑湿秽浊之气闭阻气机所致中暑 ③藿香正气水：外感风寒，内伤湿滞所致中暑	
合理用药与用药指导	方剂	选用姜厚朴、炒白扁豆。本方不宜久煎。水煎温服，每日 2 ～ 3 次，餐后服用
	中成药	孕妇禁用暑症片。高热神昏、亡阳厥脱者及体虚正气不足者慎用暑症片。暑症片含有朱砂、雄黄，正常人群亦不可过量、久用。孕妇及风热感冒者慎用藿香正气水，慎用暑湿感冒颗粒。有药物过敏史者慎用藿香正气水

三、健康指导

1. 注意起居饮食，居住地要清凉通风，在夏月不宜多食浓煎厚味，或过分油腻之品，可常用绿豆或荷叶煎水，放白糖少许代茶饮，也可以常服六一散。

2. 需要注意患者的一般处理，如把患者迅速移于风凉地方，不可睡卧在潮湿之处，忌饮冷水或用冷水冲洗，温熨少腹并刮痧等。

第二十五节　内伤发热

一、概　述

内伤发热是指以内伤为病因，脏腑功能失调，气、血、阴、阳失衡为基本病机，以发热为主要临床表现的疾病。一般起病较缓，病程较长，病势轻重不一，但以低热为多，或自觉发热而体温并不升高。凡是不因感受外邪所导致的发热，均属内伤发热的范畴。西医学所称的功能性低热、肿瘤、血液病、结缔组织疾病、内分泌疾病以及部分慢性感染性疾病所引起的发热，和某些原因不明的发热，具有内伤发热的临床表现时，可参照本节辨证论治。

证候属实者，治疗以疏肝解郁、活血化瘀为主；属虚者，以益气、滋阴为主；虚实夹杂者，则宜兼顾之。

二、辨证论治

（一）气虚发热证

表 6-105　气虚发热证

要　点	内　容
症　状	发热，热势或低或高，常在劳累后发作或加剧，倦怠乏力，气短懒言，自汗，易于感冒，食少便溏。舌质淡，苔薄白，脉细弱
治　法	益气健脾，甘温除热
方剂应用	补中益气汤（黄芪、人参、炙甘草、当归、橘皮、升麻、柴胡、白术）加减

（续表 6-105）

要 点		内 容
中成药应用	补中益气丸（水丸）：脾胃虚弱，中气下陷所致发热	
合理用药与用药指导	方剂	选用炙黄芪、生晒参、炙甘草、酒当归
	中成药	阴虚内热者慎用补中益气丸，不宜与感冒药同时使用

（二）阴虚发热证

表 6-106 阴虚发热证

要 点		内 容
症 状	午后潮热，或夜间发热，不欲近衣，手足心热，烦躁，少寐多梦，盗汗，口干咽燥。舌质红，或有裂纹，苔少甚至无苔，脉细数	
治 法	滋阴清热	
方剂应用	清骨散（银柴胡、胡黄连、秦艽、鳖甲、地骨皮、青蒿、知母、甘草）加减	
中成药应用	知柏地黄丸：阴虚火旺，潮热盗汗，口干咽痛，耳鸣遗精，小便短赤	
合理用药与用药指导	方剂	选用醋鳖甲、盐知母、炙甘草
	中成药	感冒发热病人不宜服用知柏地黄丸，服药期间忌不易消化食物

（三）气郁发热证

表 6-107 气郁发热证

要 点		内 容
症 状	发热多为低热或潮热，热势常随情绪波动而起伏，精神抑郁，胁肋胀满，烦躁易怒，口干而苦，纳食减少。舌红，苔黄，脉弦数	
治 法	疏肝理气，解郁泻热	
方剂应用	丹栀逍遥散（丹皮、栀子、当归、白芍、柴胡、茯苓、白术、甘草、薄荷、煨姜）加减	
中成药应用	丹栀逍遥丸（肝郁化火，胸胁胀痛，烦闷急躁，颊赤口干，食欲不振或有潮热）	
合理用药与用药指导	方剂	①选用生栀子；若患者平素脾胃较弱，可使用炒栀子除此弊。选用薄荷梗、炙甘草 ②若素体阴血亏虚，脾虚便溏者可适当减少栀子用量，薄荷与群药同煎
	中成药	孕妇、妇女月经期慎用丹栀逍遥丸；脾胃虚寒所致脘腹冷痛，大便溏薄者禁用

（四）血瘀发热证

表 6-108 血瘀发热证

要 点	内 容
症 状	午后或夜晚发热，或自觉身体某些部位发热，口燥咽干，但不多饮，肢体或躯干有固定痛处或肿块，面色萎黄或晦暗。舌质青紫或有瘀点、瘀斑，脉弦或涩

（续表 6-108）

要点	内容
治法	活血化瘀
方剂应用	血府逐瘀汤（桃仁、红花、当归、生地、川芎、赤芍、牛膝、桔梗、柴胡、枳壳、甘草）加减
中成药应用	血府逐瘀口服液：用于气滞血瘀所致发热
合理用药与用药指导	孕妇禁用、气虚血瘀者慎用血府逐瘀口服液

三、健康指导

1. 饮食宜进清淡、富于营养，而又易于消化之品。

2. 内伤发热由情志、饮食、劳倦等病因所引起，临床多表现为低热，气血、阴精亏虚及脏腑功能失调是其共同的病机，因此要注意与外感发热相鉴别，应针对气郁、血瘀、气虚、血虚、阴虚等不同证候而立法遣方，切忌一见发热便用辛散或苦寒之品。精神愉快，避免过劳，饮食适宜，有利于内伤发热的治疗及预防。

第二十六节 积 聚

一、概 述

积聚，又称“癥瘕”，是腹内结块，或痛或胀的疾病。分别言之，积属有形，结块固定不移，痛有定处，病在血分，是为脏病；聚属无形，包块聚散无常，痛无定处，病在气分，是为腑病。因积与聚关系密切，故两者往往一并论述。西医学中凡多种原因引起的肝脾肿大，增生型肠结核，腹腔肿瘤等，多属“积”之范畴；不完全性肠梗阻等原因所致的包块，与“聚”关系密切。此类病证可参照本节辨证论治。

积证治疗宜分三个阶段：积证初期，以祛邪为主；中期攻补兼施；后期以养正除积为主。聚证多在气病，以行气散结为主。

二、辨证论治

（一）肝气郁结证

表 6-109 肝气郁结证

要点	内容
症状	腹中结块柔软，时聚时散，攻窜胀痛，脘胁胀闷不适。舌淡红，苔薄，脉弦
治法	疏肝解郁，行气散结
方剂应用	逍遥散（柴胡、白术、白芍、当归、茯苓、甘草、薄荷、煨姜）合木香顺气散（木香、香附、槟榔、青皮、陈皮、厚朴、苍术、枳壳、砂仁、生姜、甘草）加减

（续表 6-109）

要　点		内　容
中成药应用		①逍遥丸：可用于积聚病见郁闷不舒、胸胁胀痛、头晕目眩、食欲减退者 ②木香顺气丸：可用于积聚病见胸膈痞闷、脘腹胀痛、呕吐恶心、嗳气纳呆者 ③宽胸舒气化滞丸：可用于积聚病见两胁胀满、呃逆积滞、胃脘刺痛、大便秘结者
合理用药与用药指导	方剂	①逍遥散选用醋柴胡、麸炒白术、生白芍、炙甘草、煨生姜，选用土炒当归，用于脾虚者，防止滑肠；无便溏者也可选用生品。木香顺气散选用生木香、醋香附、醋青皮、姜厚朴、米泔水制苍术，选用炒槟榔，体质差者也可选用焦槟榔，枳壳选用麸炒，如要加强行气宽中，消胀止痛之力，也可选用生枳壳 ②水煎温服，每日 2 ～ 3 次，餐前服用。砂仁需捣碎后下；薄荷与群药同煎
	中成药	①逍遥丸能调和肝脾，治疗肝郁脾虚之证；木香顺气丸处方组成多为香燥之品，行气化湿力强；宽胸舒气化滞丸含有牵牛子，可用于兼热积便秘者 ②孕妇禁用宽胸舒气化滞丸，慎用木香顺气丸。小儿、老人及平素体质虚弱者慎用宽胸舒气化滞丸。肝肾阴虚所致胁肋胀痛，咽干口燥，舌红少津者慎用逍遥丸。肝胃火郁胃痛痞满者、阴液亏损者慎用木香顺气丸

（二）气滞血阻证

表 6–110　气滞血阻证

要　点		内　容
症　状		腹部积块质软不坚，固定不移，胀痛不适。舌苔薄，脉弦
治　法		理气消积，活血散瘀
方剂应用		柴胡疏肝散（陈皮、柴胡、川芎、枳壳、芍药、炙甘草、香附）合失笑散（蒲黄、五灵脂）加减
中成药应用		①中华肝灵胶囊：气滞血瘀，阻于脉络所致癥积 ②肝脾康胶囊：肝郁气滞日久，血运不畅，毒瘀内蕴，瘀阻于脉络所致积聚 ③阿魏化痞膏：气机郁滞，瘀血内结所致积聚
合理用药与用药指导	方剂	选用生蒲黄、醋五灵脂，方中蒲黄、五灵脂需包煎。五灵脂气味恶劣，易败胃，不宜大量久服
	中成药	孕妇禁用中华肝灵胶囊、肝脾康胶囊、阿魏化痞膏。肝胆湿热蕴结，或肝阴不足所致胁痛不宜使用中华肝灵胶囊。血虚肝旺所致胁痛者慎用肝脾康胶囊。皮肤破溃及皮肤过敏者不宜贴敷阿魏化痞膏

（三）瘀血内结证

表 6–111　瘀血内结证

要　点	内　容
症　状	腹部积块明显，质地较硬，固定不移，隐痛或刺痛，形体消瘦，纳谷减少，面色晦暗黧黑，面颈胸臂或有血痣赤缕，女子可见月事不下。舌质紫或有瘀斑瘀点，脉细涩
治　法	祛瘀软坚，佐以扶正健脾
方剂应用	膈下逐瘀汤（五灵脂、当归、川芎、桃仁、丹皮、赤芍、乌药、延胡索、甘草、香附、红花、枳壳）合六君子汤（陈皮、半夏、茯苓、甘草、人参、白术）加减

（续表 6-111）

要　点		内　容
中成药应用		①鳖甲煎丸：气滞血瘀，痰瘀互阻所致胁下癥块 ②化癥回生片：瘀血内阻所致癥瘕积聚
合理用药与用药指导	方剂	①膈下逐淤汤选用醋五灵脂、酒当归、醋延胡索、炙甘草、醋香附、生枳壳。六君子汤选用清半夏、生白术。脾肺气虚严重时，宜选用生晒参；一般脾虚者，可选用党参 ②平素脾虚便溏者当归、桃仁、赤芍用量不宜过大。水煎温服，每日 2 ～ 3 次，餐后服用。方中五灵脂需包煎；桃仁、延胡索需捣碎后入煎；人参需另煎，药汁兑服
	中成药	孕妇禁用鳖甲煎丸、化癥回生片。有出血倾向者慎用化癥回生片

（四）正虚邪结证

表 6–112　正虚邪结证

要　点		内　容
症　状		久病体弱，积块坚硬，隐痛或剧痛，饮食大减，肌肉瘦削，神倦乏力，面色萎黄或黧黑，甚则面肢浮肿。舌质淡紫，或光剥无苔，脉细数或弦细
治　法		补益气血，活血化瘀
方剂应用		八珍汤（当归、川芎、熟地黄、白芍、人参、炙甘草、茯苓、白术）合化积丸（三棱、莪术、阿魏、海浮石、香附、雄黄、槟榔、苏木、瓦楞子、五灵脂）加减
中成药应用		①和络舒肝胶囊：湿热蕴结肝胆，血瘀阻滞肝络，肝肾不足所致癥积 ②慢肝养阴胶囊：肝肾阴虚，肝络不通所致癥积
合理用药与用药指导	方剂	①八珍汤选用生当归、熟地黄、炙甘草、麸炒白术，脾肺气虚严重时，宜选用生晒参；一般脾虚者，可选用党参。化积丸选用醋三棱、醋莪术、醋香附、煅海浮石、生瓦楞子、醋五灵脂，阿魏炒制利于服用，消食散痞。选用炒槟榔，可避免耗伤正气；体质差者也可选用焦槟榔，长于消食导滞 ②雄黄有毒，阿魏辛散气臭，多入丸散内服或外用膏药，用量为雄黄每日 0.05 ～ 0.1g，阿魏每日 1 ～ 1.5g ③水煎温服，每日 2 ～ 3 次，餐后服用。人参需另煎，药汁兑服；阿魏、雄黄需冲服；生瓦楞子需捣碎先煎；五灵脂需包煎
	中成药	孕妇禁用和络舒肝胶囊。急性活动期肝炎或湿热毒盛者，气滞血瘀所致胁痛者，慎用慢肝养阴胶囊

三、健康指导

1. 积聚患者要避免饮食过量，忌食生冷油腻；湿热、郁热、阴伤、出血者，要忌食辛辣酒热；兼有气血损伤者，宜进食营养丰富、易于消化吸收的食物，以补养气血，促进康复。

2. 调畅情志，避免精神刺激。养成良好的生活习惯，饮食有节，生活规律，适当锻炼。正气亏虚者应注意保暖，预防感染，保证营养，避免重体力活动。

第七章 中医外科常见病的辨证论治

知识导图

中医外科常见病的辨证论治：
- 疖、乳痈、乳癖、粉刺
- 瘾疹、痔、阳痿
- 男性不育症、跌打损伤

第一节 疖

一、概　述

疖是指发生在肌肤浅表部位、范围较小的急性化脓性疾病，疖病特征是肿势局限、范围多在3cm左右，突起根浅，色红、灼热、疼痛，易脓、易溃、易敛，脓出即愈。一般多发生于夏季，任何部位都可发生，以头面、背及腋下为多见。西医学的疖、头皮穿凿性脓肿等表现为上述症状者，均可参考此内容辨证论治。

疖病辨证有虚实之分，常见证候有热毒蕴结证、湿毒瘀结证、阴虚内热证等。治疗以清热解毒为基本原则。疖病亦有虚实夹杂，须扶正固本与清热解毒并施，如阴虚内热者，当兼以养阴清热；并应坚持治疗以减少复发。对伴消渴病等慢性病者，必须积极治疗相关疾病。

二、辨证论治

（一）热毒蕴结证

表 7–1　热毒蕴结证

要　点	内　容
症　状	好发于项后发际、背部、臀部。轻者疖肿只有一两个，多则可散发全身，或簇集一处，或此愈彼起；伴发热，口渴，溲赤，便秘。舌苔黄，脉数
治　法	清热解毒
方剂应用	五味消毒饮（金银花、野菊花、蒲公英、紫花地丁、紫背天葵子）合黄连解毒汤（黄连、黄芩、黄柏、栀子）加减
中成药应用	①连翘败毒丸：风热毒邪蕴结肌肤所致疮疡 ②芩连片：脏腑蕴热所致疮疡 ③清热暗疮片：肺胃积热所致疖 ④龙珠软膏：热毒蕴结肌肤所致疖，外用 ⑤如意金黄散：热毒瘀滞肌肤所致疮疡，外用

（续表 7-1）

要　点		内　容
合理用药与用药指导	方剂	①各药均选用生品；脾胃虚弱者可选用炒栀子或姜栀子 ②可加少量酒同煎。药渣捣烂可敷患部
	中成药	①孕妇禁用连翘败毒丸、清热暗疮片、龙珠软膏、如意金黄散，慎用芩连片。疮疡阴证者慎用上述诸药。脾胃虚寒者慎用连翘败毒丸、芩连片、清热暗疮片 ②龙珠软膏、如意金黄散为外用制剂，不可内服，皮肤过敏者慎用

（二）湿毒蕴结证

表 7-2　湿毒蕴结证

要　点		内　容
症　状		可发于全身任何部位，除**发热等症状外，局部以红赤肿胀，灼热疼痛为主**，随肿势渐增大，中央变软、波动，**脓栓形成或破溃，疼痛加剧**，伴有发热、口渴、便干、尿黄。舌苔黄或黄腻，脉滑数
治　法		**清热利湿，解毒透脓**
方剂应用		**仙方活命饮**（金银花、赤芍、当归、乳香、没药、陈皮、防风、贝母、白芷、天花粉、甘草、穿山甲、皂角刺）**合透脓散**（当归、川芎、生黄芪、穿山甲、皂角刺）加减
中成药应用		①**皮肤病血毒丸**（血热风盛，湿毒瘀结所致疖肿） ②**老鹳草软膏**（湿热蕴结所致疖，外用）
合理用药与用药指导	方剂	①当归选择当归尾，也可选用酒当归，乳香、没药宜醋炙，贝母选川、浙均可，浙贝母散结力强。黄芪生用，托毒生肌 ②金银花、陈皮剂量最大，乳香、没药均为每日 3 ～ 5g ③水煎温服，餐后服用，每日 2 ～ 3 次。可加酒煎煮，若方中用川贝粉，冲服
	中成药	①孕妇禁用皮肤病血毒丸，慎用老鹳草软膏 ②风寒证或肺脾气虚证者不宜使用皮肤病血毒丸 ③月经期或哺乳期，过敏体质者慎用老鹳草软膏

（三）阴虚内热证

表 7-3　阴虚内热证

要　点	内　容
症　状	疖肿常此愈彼起，不断发生。或散发全身各处，或固定一处，疖肿较大，易转变成有头疽；**伴口干唇燥。舌质红，苔薄，脉细数**
治　法	**养阴清热解毒**
方剂应用	**仙方活命饮**（金银花、赤芍、当归、乳香、没药、陈皮、防风、贝母、白芷、天花粉、甘草、穿山甲、皂角刺）**合增液汤**（玄参、麦冬、生地）加减
中成药应用	**知柏地黄丸**

第7章

（续表 7-3）

要 点		内 容
合理用药 与 用药指导	方剂	①增液汤中饮片均用生品，玄参用量最大，若无便秘者增液汤用量不宜过大 ②水煎温服，餐后服用，每日 2～3 次，可加酒煎煮，若方中用川贝母粉，冲服
	中成药	气虚发热及实热者，感冒者，脾虚便溏、气滞中满者慎服知柏地黄丸

三、健康指导

1. 少食辛辣炙煿助火之物、肥甘厚腻之品。患疖时忌食鱼腥发物，保持大便通畅。

2. 疮疖皮肤表面有破溃的地方，不宜自行挤压。

3. 讲卫生、勤洗澡，增强体育锻炼。患消渴病等应及时治疗。体虚者应积极锻炼身体，增强体质。

第二节 乳 痈

一、概 述

乳痈是发生在乳房部最常见的急性化脓性疾病，其临床特点是乳房结块，红肿热痛，溃后脓出稠厚，伴恶寒发热等全身症状。本病好发于产后 1 个月以内的哺乳妇女，尤以初产妇为多见。西医学的急性化脓性乳腺炎表现为上述症状者，可参考此内容辨证论治。

乳痈以气滞、热盛、肉腐、成脓为病机演变过程，临床常见气滞热壅证、热毒炽盛证等。治疗以清热解毒为基本原则，肿胀疼痛当以消为贵，以通为主，成脓者以彻底排脓为要。对并发脓毒败血症者，及时采用中西医结合综合疗法。

二、辨证论治

（一）气滞热壅证

表 7-4 气滞热壅证

要 点		内 容
症 状		乳汁郁积结块，皮色不变或微红，肿胀疼痛；伴恶寒发热．周身酸楚，口渴，便秘。舌苔薄，脉数
治 法		疏肝清胃，通乳消肿
方剂应用		瓜蒌牛蒡汤（瓜蒌仁、牛蒡子、天花粉、黄芩、山栀、金银花、连翘、皂角刺、青皮、陈皮、柴胡、生甘草）加减
中成药应用		①活血解毒丸（乳络不通，热毒瘀滞所致乳痈） ②活血消炎丸（肝胃蕴热郁滞于乳络所致乳痈）
合理用药 与 用药指导	方剂	①牛蒡子炒用，减少滑肠；栀子生用，若脾胃弱者炒栀子、姜栀子也可；青皮、柴胡、甘草宜生用，瓜蒌仁、牛蒡子捣碎后入煎剂 ②水煎温服，餐前服用，每日 2～3 次，可加酒和匀后服

（续表 7-4）

要　点		内　容
合理用药与用药指导	中成药	①孕妇禁用，疮疡阴证者、痈疽已破溃者、脾胃虚弱者慎用 ②活血解毒丸含雄黄，不宜过量、久用，不宜与牛黄醒消丸同用，因同含雄黄，属重复用药

（二）热毒炽盛证

表 7-5　热毒炽盛证

要　点	内　容
症　状	乳房肿痛加剧，皮肤焮红灼热，继之肿块变软，有应指感；或溃后脓出不畅，红肿热痛不消，有“传囊”现象；伴壮热不退，口渴喜饮，便秘溲赤。舌质红，苔黄腻，脉洪数
治　法	清热解毒，托里透脓
方剂应用	五味消毒饮（金银花、野菊花、蒲公英、紫花地丁、紫背天葵子）合透脓散（生黄芪、川芎、当归、穿山甲、皂角刺）加减
中成药应用	牛黄化毒片：热毒瘀滞所致乳痈 九一散：提脓、拔毒、去腐、生肌，外用
合理用药与用药指导	①孕妇禁用；疮疡阴证者、痈疽已破溃者、脾胃虚弱者慎用 ②九一散含轻粉，不可久用，不可内服，若出现皮肤过敏反应需及时停用，慢性溃疡无脓者慎用。牛黄化毒丸不宜过量、久用

第三节　乳　癖

一、概　述

乳癖，是乳腺组织的既非炎症也非肿瘤的良性增生性疾病。临床特点是单侧或双侧乳房疼痛并出现肿块，乳痛和肿块与月经周期及情志变化密切相关。乳房肿块大小不等，形态不一，边界不清，质地不硬，活动度好。常见于中青年妇女，是临床最常见的乳房疾病。西医学的乳腺小叶增生、乳房囊性增生等疾病表现为上述症状者，可参考此内容辨证论治。

乳癖常与情志不遂、冲任失调有关。临床多见肝郁痰凝证、冲任失调证等。止痛与消结是治疗乳癖之要点。肝郁痰凝者需疏肝解郁，化痰散结；冲任失调者需调摄冲任。对于长期服药而肿块不消反而增大，且质地较硬，边缘不清，疑有恶变者，应尽早就医，甚则手术切除。

二、辨证论治

（一）肝郁痰凝证

表 7-6　肝郁痰凝证

要　点	内　容
症　状	多见于青壮年妇女，乳房肿块，质韧不坚，胀痛或刺痛，症状常随喜怒消长，伴有胸闷胁胀，善郁易怒，失眠多梦，心烦口苦。舌苔薄黄，脉弦滑

（续表 7-6）

要　点	内　容	
治　法	疏肝解郁，化痰散结	
方剂应用	**逍遥蒌贝散**（柴胡、当归、白芍、茯苓、白术、瓜蒌、贝母、半夏、南星、生牡蛎、山慈菇）加减	
中成药应用	**乳核散结片、乳疾灵颗粒、乳康片**（肝郁气滞、痰瘀互结所致乳癖）	
合理用药与用药指导	方剂	①当归、白术、牡蛎选用生品；贝母选川、浙均可，浙贝母清热散结力强；牡蛎剂量最大；制天南星有毒，使用剂量为每日 3 ～ 9g ②水煎温服，餐前服用，每日 2 次。方中生牡蛎需要捣碎先煎，山慈菇需要捣碎后入煎
	中成药	①孕妇禁用乳疾灵颗粒，慎服乳康片，而孕期的前 3 个月内禁止服用 ②甲亢患者慎服 ③乳核散结片含毒性中药光慈菇，不宜过量、久服

（二）冲任失调证

表 7-7　冲任失调证

要　点	内　容	
症　状	多见于中年妇女。**乳房肿块月经前加重，经后缓解；伴腰膝酸软，神疲倦怠，**月经失调，量少色淡，或闭经。舌质淡，苔白，脉沉细	
治　法	**调摄冲任**	
方剂应用	**二仙汤**（仙茅、淫羊藿、当归、巴戟天、黄柏、知母）**合四物汤**（当归、川芎、芍药、熟地黄）加减	
中成药应用	**乳增宁胶囊**（冲任失调，肝郁痰凝所致乳癖）	
合理用药与用药指导	方剂	①仙茅有毒，内服剂量为每日 3 ～ 10g，酒仙茅可缓其毒性；巴戟天、黄柏、知母宜盐炒 ②水煎温服，每日 2 次，餐前服用
	中成药	孕妇慎用

三、健康指导

1. 应适当控制辛辣、脂肪类食物的摄入。

2. 保持心情舒畅，情绪稳定。及时治疗月经失调等妇科疾病和其他内分泌疾病。发病高危人群要重视定期检查。

第四节　粉　刺

一、概　述

粉刺是一种以颜面、胸、背等处见丘疹顶端如刺状，可挤出白色碎米样粉汁为主要临床表现的皮肤病。其临床特点是丘疹、脓疱等皮疹多发于颜面、前胸、后背等处，常伴有皮脂溢出。多见于青春期男女，青春期过后，大多减轻或自然痊愈。西医学的痤疮、慢性毛囊炎、皮脂腺囊肿等疾病以上述表现为主者，可参考此内容辨证论治。

粉刺早期以肺热及胃肠湿热为主，晚期常兼夹痰、瘀。临床辨证常见肺经风热证、胃肠湿热证、痰湿瘀滞证等。治疗以清热祛湿为主，或配合化痰散结、活血祛瘀等治法，内、外治相结合。

二、辨证论治

（一）肺经风热证

表 7-8　肺经风热证

要　点		内　容
症　状		丘疹色红，或有痒痛，或有脓疱；伴口渴喜饮，大便秘结，小便短赤。舌质红，苔薄黄，脉弦滑
治　法		疏风清肺
方剂应用		枇杷清肺饮（人参、枇杷叶、黄柏、黄连、桑白皮、生甘草）加减
中成药应用		化瘀祛斑胶囊（肺经风热，瘀阻脉络所致粉刺）
合理用药与用药指导	方剂	①枇杷叶、桑白皮、甘草、黄连、黄柏宜生用；人参可用生晒参或西洋参 ②水煎温服，每日 2～3 次，餐前服用。人参需另煎，药汁兑服
	中成药	孕妇禁用

（二）胃肠湿热证

表 7-9　胃肠湿热证

要　点		内　容
症　状		颜面、胸背皮肤油腻，皮疹红肿疼痛，或有脓疱；伴口臭、便秘、溲黄。舌质红，苔黄腻，脉滑数
治　法		清热除湿解毒
方剂应用		茵陈蒿汤（茵陈、栀子、生大黄）加减
中成药应用		①消痤丸：湿热毒邪聚结肌肤所致粉刺 ②金花消痤丸：肺胃热盛所致粉刺 ③清热暗疮片：肺胃积热所致粉刺
合理用药与用药指导	方剂	①栀子、大黄宜生用，脾胃较弱者也可选用炒栀子或姜栀子；无热结便秘者不宜大量使用 ②水煎温服，每日 3 次，餐后服用。方中茵陈需先煎
	中成药	孕妇禁用，脾胃虚寒者慎用

第7章

（三）痰湿瘀滞证

表 7–10　痰湿瘀滞证

<table>
<tr><th>要　点</th><th colspan="2">内　容</th></tr>
<tr><td>症　状</td><td colspan="2">皮疹颜色暗红，以结节、脓肿、囊肿、瘢痕为主，或见窦道，经久难愈；伴纳呆腹胀。舌质暗红或有瘀斑，苔黄腻，脉弦滑</td></tr>
<tr><td>治　法</td><td colspan="2">除湿化痰，活血散结</td></tr>
<tr><td>方剂应用</td><td colspan="2">二陈汤（半夏、陈皮、茯苓、甘草）合桃红四物汤（当归、桃仁、红花、白芍、川芎、熟地）加减</td></tr>
<tr><td>中成药应用</td><td colspan="2">当归苦参丸（湿热瘀阻所致粉刺）</td></tr>
<tr><td rowspan="2">合理用药
与
用药指导</td><td>方剂</td><td>①当归宜酒炙，增强活血化瘀之力；白芍宜生用；生半夏有毒，内服一般用炮制品，用量不宜过大，常规用量为 3 ～ 9g，选用清半夏，缓辛温燥烈之性
②水煎温服，每日 3 次，餐后服用。桃仁需捣碎后入煎</td></tr>
<tr><td>中成药</td><td>孕妇禁用，脾胃虚寒者慎用</td></tr>
</table>

三、健康指导

1. 洗脸注意：经常用温水、硫黄皂洗脸，皮脂较多时，每日可洗 3 ～ 4 次。不要用冷水洗脸，以防毛孔收缩，皮脂堵塞，粉刺加重。

2. 饮食注意：忌食辛辣刺激性食物，如辣椒、酒类；限食油腻食品及甜食。多吃新鲜蔬菜、水果，以保持大便通畅。

3. 勿滥用化妆品，有些粉质化妆品会堵塞毛孔，造成皮脂淤积而成粉刺。

4. 禁止用手挤压粉刺，以免炎症扩散，预后遗留凹陷性瘢痕。

第五节　瘾　疹

一、概　述

瘾疹是一种皮肤出现风团，时隐时现的瘙痒性、过敏性皮肤病。其临床特点是皮肤出现风团，色红或白，形态各一，发无定处，骤起骤退，退后不留痕迹，自觉瘙痒。临床上可分为急性和慢性，急性者骤发速愈，慢性者可反复发作。西医学的荨麻疹以上述表现为主者，可参考此内容辨证论治。

瘾疹常由禀赋不足或表虚不固，复感外邪所致。临床常见风寒束表证、风热犯表证、胃肠湿热证、血虚风燥证等。治疗首先寻找病因，并予以祛除。中医以辨证论治为主，特殊类型者采用中西医结合治疗。

二、辨证论治

（一）风寒束表证

表 7-11　风寒束表证

要　点		内　容
症　状		风团色白，遇寒加重，得暖则减；伴恶寒，口不渴。舌质淡红，苔薄白，脉浮紧
治　法		疏风散寒止痒
方剂应用		桂枝麻黄各半汤（桂枝、芍药、生姜、甘草、麻黄、大枣、苦杏仁）加减
中成药应用		①荆防颗粒：风寒束表之瘾疹 ②肤痒颗粒：外感风寒、湿蕴肌肤所致瘾疹
合理用药与用药指导	方剂	①苦杏仁有小毒，其内服剂量为每日 5 ～ 10g，可用炒苦杏仁，降低毒性，减苦泄之性；麻黄用量不宜过大；甘草宜蜜炙；可用白芍 ②水煎温服，每日 2 ～ 3 次，餐后服用。方中杏仁需捣碎后入煎；大枣需破开或去核后入煎；服药后可覆被令汗出，勿当风
	中成药	孕妇禁用肤痒颗粒；消化溃疡者慎用肤痒颗粒；风热感冒或湿热证者慎用荆防颗粒

（二）风热犯表证

表 7-12　风热犯表证

要　点		内　容
症　状		风团鲜红，灼热剧痒，遇热则剧，得冷则减；伴有发热，恶寒，咽喉肿痛。舌质红，苔薄白或薄黄，脉浮数
治　法		疏风清热止痒
方剂应用		消风散（荆芥、防风、当归、生地、苦参、苍术、蝉蜕、胡麻仁、牛蒡子、知母、石膏、甘草、木通）加减
中成药应用		①消风止痒颗粒：风湿热邪蕴阻肌肤所致小儿瘾疹 ②荆肤止痒颗粒：风热侵袭人体肌肤腠理之间，或湿热内蕴，内不得疏泄，外不得透达所致瘾疹 ③皮敏消胶囊：湿热内蕴或风热袭表，郁于肌肤所致瘾疹
合理用药与用药指导	方剂	①荆芥、地黄、苍术、知母、石膏、甘草宜生用；牛蒡子宜炒用，缓寒滑之性；脾虚便溏者，当归、生地、牛蒡子用量不宜过大 ②水煎温服，每日 2 ～ 3 次，餐前服用。石膏需要捣碎先煎；牛蒡子需要捣碎后入煎
	中成药	①孕妇、哺乳期禁用；阴血亏虚者不宜服用消风止痒颗粒 ②脾胃虚寒者、儿童、老年、体质虚弱者慎用皮敏消胶囊

（三）胃肠湿热证

具体内容见表 7-13。

表 7–13　胃肠湿热证

<table>
<tr><th>要　点</th><th colspan="2">内　容</th></tr>
<tr><td>症　状</td><td colspan="2">风团大片色红，瘙痒剧烈；发疹的同时伴脘腹疼痛，恶心呕吐，神疲纳呆，大便秘结或泄泻。舌质红，苔薄白或黄，脉弦滑数</td></tr>
<tr><td>治　法</td><td colspan="2">疏风解表，通腑泄热</td></tr>
<tr><td>方剂应用</td><td colspan="2">防风通圣散（防风、荆芥、连翘、麻黄、薄荷、川芎、当归、白芍、栀子、大黄、芒硝、石膏、黄芩、桔梗、滑石、甘草）加减</td></tr>
<tr><td>中成药应用</td><td colspan="2">①防风通圣丸：内蕴湿热，复感风邪所致风疹湿疮
②皮肤病血毒丸：血热风盛，湿毒瘀结所致瘾疹
③乌蛇止痒丸：风湿热邪蕴于肌肤所致瘾疹</td></tr>
<tr><td rowspan="2">合理用药与用药指导</td><td>方剂</td><td>①荆芥、麻黄、大黄、栀子、石膏、甘草宜生用；脾胃较弱者可选用炒栀子或姜栀子；大便得下之后应调整大黄、芒硝用量、以免泻下太过
②水煎温服，每日 2 ～ 3 次，餐后服用。滑石、生石膏需要捣碎先煎，若是滑石粉需包煎；薄荷需要后下；芒硝需溶入药汁内</td></tr>
<tr><td>中成药</td><td>①孕妇禁用、哺乳期慎用；运动员禁用防风通圣丸；月经期慎用乌蛇止痒丸
②虚寒证者慎用防风通圣丸；风寒证或肺脾气虚证荨麻疹不宜使用皮肤病血毒丸</td></tr>
</table>

（四）血虚风燥证

表 7–14　血虚风燥证

<table>
<tr><th>要　点</th><th colspan="2">内　容</th></tr>
<tr><td>症　状</td><td colspan="2">反复发作，迁延日久，午后或夜间加剧；伴心烦易怒，口干，手足心热。舌红少津，脉沉细</td></tr>
<tr><td>治　法</td><td colspan="2">养血祛风，润燥止痒</td></tr>
<tr><td>方剂应用</td><td colspan="2">当归饮子（当归 、生地、白芍、川芎、何首乌、荆芥穗、防风、白蒺藜、黄芪、甘草、生姜）加减</td></tr>
<tr><td>中成药应用</td><td colspan="2">润燥止痒胶囊：瘾疹之血虚风燥证</td></tr>
<tr><td rowspan="2">合理用药与用药指导</td><td>方剂</td><td>①当归、白芍、黄芪、荆芥穗宜生用；甘草宜蜜炙；蒺藜宜用炒，有小毒，其内服剂量每日 6 ～ 10g
②每日 2 ～ 3 次，餐前服用</td></tr>
<tr><td>中成药</td><td>孕妇慎用</td></tr>
</table>

三、健康指导

1. 宜清淡饮食，适量食用新鲜水果和蔬菜。忌食易致敏和刺激性食物，如鱼、虾、蟹、贝类、牛肉、牛奶、蘑菇、竹笋、酒类等。

2. 避免接触致敏物。避免各种外界刺激，如过度洗擦、热水烫洗。内衣以纯棉制品为宜。禁止过度搔抓，以防加重病情和继发感染。注意气温变化，调摄寒温，加强体育锻炼。

第六节　痔

一、概　述

痔是指直肠末端黏膜下和肛管皮肤下的静脉丛发生扩大、曲张所形成的柔软静脉团。临床以便血、脱出、肿痛为特点。根据其发病部位不同，临床可分为内痔、外痔和混合痔。其中，发生于齿状线以上的称为内痔，以便血、痔核脱出以及肛门不适感为临床特点；发生于齿状线之下的称为外痔，以自觉坠胀、疼痛和异物感为主要临床特点；混合痔位于齿状线上下同一点位，表面分别为直肠黏膜和肛管皮肤所覆盖，临床表现具有内痔、外痔的双重症状。西医学中痔疮表现为上述症状者，可参考此内容辨证论治。

痔需分辨内痔、外痔及混合痔。痔的治疗有内治法、外治法或其他疗法。内治法多适用于Ⅰ、Ⅱ期内痔，或内痔嵌顿有继发感染，或年老体弱，或内痔兼有其他严重慢性疾病，不宜手术治疗者，或混合痔。内治法可根据风伤肠络证、湿热下注证、气滞血瘀证、脾虚气陷证等不同而采取不同的治疗方法。外治法，多适用于各期内痔及内痔嵌顿肿痛者，或外痔及混合痔肿胀疼痛者。

二、辨证论治

（一）风伤肠络证

表 7–15　风伤肠络证

要　点	内　容	
症　状	大便带血，滴血或喷射状出血，血色鲜红，或有肛门瘙痒。舌质红，苔薄白或薄黄，脉浮数	
治　法	清热凉血祛风	
方剂应用	凉血地黄汤（细生地、当归尾、地榆、槐角、黄连、天花粉、升麻、赤芍、枳壳、黄芩、荆芥、生甘草、生侧柏）加减	
中成药应用	①槐角丸：风邪热毒或湿热壅遏大肠，灼伤血络所致痔疮 ②痔疮片：热毒壅盛，风伤肠络所致痔疮 ③痔康片：热毒风盛或湿热下注所致痔疮 ④参蛇花痔疮膏：风伤肠络，湿热下注所致内痔、外痔	
合理用药与用药指导	方剂	①地黄、侧柏叶、甘草宜生用；当归宜选用当归尾；地榆、槐角、黄芩、荆芥均宜炒炭，功专止血 ②若痔疮出血热象不重者，亦可选用侧柏叶炭 ③水煎温服，每日 2 ～ 3 次，餐前服用；同时用上方煎汤熏洗患处
	中成药	①孕妇禁用痔康片；经期及哺乳期妇女、过敏体质者均慎用痔疮片；脾胃虚寒者慎用槐角片、痔疮片、痔康片 ②使用参蛇花痔疮膏后若出现皮肤过敏反应，应及时停用 ③不建议将槐角丸、痔特佳片、地榆槐角丸中的任意两种或多种同时使用，皆属于重复用药

第 7 章

（二）湿热下注证

表 7-16　湿热下注证

<table>
<tr><th colspan="2">要　点</th><th>内　容</th></tr>
<tr><td colspan="2">症　状</td><td>内痔可见便血色鲜红，量较多，肛内肿物外脱，可自行回缩，肛门灼热。外痔可见肛缘肿物隆起，灼热疼痛，咳嗽、行走、坐位均可使疼痛加剧，便干或溏，溲赤。舌质红，苔黄腻，脉弦数</td></tr>
<tr><td colspan="2">治　法</td><td>清热利湿止血</td></tr>
<tr><td colspan="2">方剂应用</td><td>脏连丸（黄连、黄芩、赤芍、当归、阿胶珠、荆芥穗、炒槐花、地榆炭、地黄、蜜炙槐角、猪大肠）加减</td></tr>
<tr><td colspan="2">中成药应用</td><td>①地榆槐角丸：脏腑实热，大肠火盛所致痔疮
②痔特佳片：血热风盛，湿热下注所致痔疮
③消痔软膏：风热瘀阻或湿热壅滞所致内痔，外用
④肛泰栓：湿热下注所致内痔，外用</td></tr>
<tr><td rowspan="2">合理用药与用药指导</td><td>方剂</td><td>①槐花、槐角宜炒用
②入煎剂，每日 2 ～ 3 次，餐前温服；亦可炼蜜成丸</td></tr>
<tr><td>中成药</td><td>孕妇禁用地榆槐角丸、痔特佳片、消痔软膏、肛泰栓；脾胃虚寒者慎用地榆槐角丸；肠胃虚寒者慎用痔特佳片；严重肾功能不全者禁用肛泰栓；肝肾功能不全者、运动员慎用肛泰栓</td></tr>
</table>

（三）气滞血瘀证

表 7-17　气滞血瘀证

<table>
<tr><th colspan="2">要　点</th><th>内　容</th></tr>
<tr><td colspan="2">症　状</td><td>内痔常见肛内肿物脱出，甚至嵌顿，肛管紧缩，坠胀疼痛，甚则肛缘血栓、水肿形成，触痛明显。外痔可见肛缘肿物突起，排便时可增大，有异物感，可有胀痛或坠痛，局部可触及硬性结节。舌质暗红，苔白或黄，脉弦或涩</td></tr>
<tr><td colspan="2">治　法</td><td>理气祛风活血</td></tr>
<tr><td colspan="2">方剂应用</td><td>止痛如神汤（秦艽、桃仁、皂角子、苍术、防风、黄柏、当归、泽泻、槟榔、熟大黄）加减</td></tr>
<tr><td colspan="2">中成药应用</td><td>①马应龙麝香痔疮膏：湿热瘀阻所致内痔，外用
②痔宁片：实热内结或湿热瘀滞所致痔疮</td></tr>
<tr><td rowspan="2">合理用药与用药指导</td><td>方剂</td><td>①当归可选用酒当归尾，槟榔宜生用；可选用米泔水制苍术；皂角子不宜大量服用，不宜久服
②水煎温服，每日 2 ～ 3 次，宜餐前服用。桃仁、皂角子均宜捣碎后入煎</td></tr>
<tr><td>中成药</td><td>①孕妇、肠胃虚寒者、妇女月经期均慎用痔宁片
②用药后如出现皮肤过敏反应或月经不调者需及时停用
③亦可选用痔疮片（胶囊）、消痔软膏、参蛇花痔疮膏、九华膏等</td></tr>
</table>

（四）脾虚气陷证

表 7–18　脾虚气陷证

要　点		内　容
症　状		肛门松弛，痔核脱出须手法复位，便血色鲜或淡；伴面白少华，少气懒言，纳少便溏。舌质淡，边有齿痕，苔薄白，脉弱
治　法		补气升提举陷
方剂应用		补中益气汤（黄芪、人参、炙甘草、当归、橘皮、升麻、柴胡、白术）加减
中成药应用		①补中益气丸、补气升提片：脾虚气陷所致内痔 ②消痔丸：痔疾肿痛，便秘出血，脱肛不收以及肠风下血，积滞不化证候
合理用药与用药指导	方剂	①可选用生晒参，补气生津；黄芪、甘草宜蜜炙；酒当归，善活血调经；黄芪用量最大 ②水煎温服，每日 2 ～ 3 次，宜餐前服用。人参宜另煎兑服
	中成药	①阴虚内热者慎用补中益气丸、补气升提片；孕妇禁用消痔丸，小儿酌减 ②不建议将补中益气丸与补气升提片同时使用，属重复用药

三、健康指导

1. 注意饮食调和，多喝开水，多食蔬菜，少食辛辣食物。

2. 养成每天定时排便的良好习惯，防止便秘，蹲厕时间不宜过长，以免肛门部瘀血。避免久坐久立，进行适当的活动或定时做肛门括约肌运动。发生内痔应及时治疗。

第七节　阳　痿

一、概　述

阳痿是指男性除未发育成熟或已到性欲衰退期外，性交时阴茎不能勃起，或虽勃起但勃起不坚，或勃起不能维持，以致不能进行或完成性交全过程的疾病。西医学中勃起功能障碍表现为上述症状者，可参考此内容辨证论治。

阳痿常因禀赋不足，或七情内伤，或劳伤久病，或过食肥甘，或湿热内侵等，导致肝、肾、心、脾受损，经络空虚，或经络失畅，导致宗筋失养而成。临床应辨清虚实及病损之脏腑。实证应疏利，如肝郁不舒者，宜疏肝解郁。虚证当补益，如惊恐伤肾者宜益肾宁神；心脾两虚者宜补益心脾；命门火衰者宜温补下元。

二、辨证论治

（一）惊恐伤肾证

表 7–19　惊恐伤肾证

要　点	内　容
症　状	阳痿不振，伴心悸易惊，胆怯多疑，夜多噩梦，常有被惊吓史。舌苔薄白，脉弦细

（续表 7-19）

要点	内容	
治法	益肾宁神	
方剂应用	启阳娱心丹（人参、远志、茯神、石菖蒲、甘草、橘红、砂仁、柴胡、菟丝子、白术、酸枣仁、当归、白芍、山药、神曲）加减	
中成药应用	滋肾宁神口服液、补肾安神口服液	
合理用药与用药指导	方剂	①酸枣仁、当归、山药、白芍宜生用；平素脾虚便溏者可选用炒当归；柴胡宜醋制；菟丝子宜盐炒，其内服剂量为每日 6 ～ 12g；白术内服剂量为每日 6 ～ 12g ②水煎温服，每日 2 ～ 3 次，宜餐前服用。人参宜另煎，药汁兑服；酸枣仁宜捣碎后入煎；砂仁宜捣碎，后下
	中成药	①严重感冒者慎用滋肾宁神丸 ②外感发热者禁服补肾安神口服液

（二）心脾两虚证

表 7-20　心脾两虚证

要点	内容	
症状	阳痿不举；伴心悸，失眠多梦，神疲乏力，面色无华，食少纳呆，腹胀便溏。舌苔薄白，脉细弱	
治法	补益心脾	
方剂应用	归脾汤（人参、黄芪、白术、茯神、当归、龙眼肉、酸枣仁、远志、木香、甘草、生姜、大枣）加减	
中成药应用	人参归脾丸、刺五加脑灵液、强力脑清素片	
合理用药与用药指导	方剂	①脾肺气虚严重时，宜选用生晒参；脾虚便溏者，可用党参代人参；黄芪蜜炙增补肺脾之功；脾虚纳差，食少腹胀时，宜选用麸炒白术 ②水煎温服，每日 2 ～ 3 次，宜餐后一个小时服用；失眠者，宜在中午及晚上临睡前各服用一次；人参宜另炖，兑入其他药液；酸枣仁宜捣碎后入煎剂，亦可研末吞服，每次 1.5 ～ 3g；大枣宜擘开后入煎剂；此方为补益剂，宜“先武火后文火”煎煮，文火煎煮时间宜长

（三）肾阳不足证

表 7-21　肾阳不足证

要点	内容
症状	阳事不举，或举而不坚，精薄清冷；伴神疲倦怠，形寒肢冷，阴部冷凉，面色无华，头晕耳鸣，腰膝酸软，小便清长。舌淡胖，苔薄白，脉沉细
治法	温肾助阳
方剂应用	右归丸（熟地黄、附子、肉桂、山药、山茱萸、菟丝子、鹿角胶、枸杞子、当归、杜仲）加减

（续表 7-21）

要　点		内　容
中成药应用		**益肾灵颗粒**：肾阳亏虚，宗筋失养所致阳痿 **强龙益肾胶囊**：肾阳不足，宗筋失养所致阳痿 **蚕蛾公补片**：肾阳不足，精血虚损所致阳痿 **海龙蛤蚧口服液**：肾阳虚衰，宗筋失养所致阳痿 **健阳片**：房劳过度，精气受损，肾阳不足所致阳痿
合理用药与用药指导	方剂	①附子有毒，炮制后内服剂量为每日 3 ～ 15g，不宜大量服用和少量久服，可用黑顺片、炮附子，降低毒性；山药生用偏补肾，炒用偏健脾 ②水煎温服，每日 2 ～ 3 次，宜餐前服用。入煎剂，鹿角胶宜烊化后，药汁兑服；附子宜先煎
	中成药	①服用补肾助阳药物治疗阳痿、早泄期间，应忌食生冷、油腻食物，忌房事 ②心火亢盛、心肾不交、湿热下注所致遗精、早泄者慎用益肾灵颗粒。肝郁不舒、湿热下注、惊恐伤肾所致阳痿者慎用益肾灵颗粒、强龙益肾胶囊

（四）肝郁不舒证

表 7-22　肝郁不舒证

要　点		内　容
症　状		阳事不兴，或举而不坚；**伴心情抑郁，胸胁胀满，善太息**。舌苔薄白，脉弦
治　法		**疏肝解郁**
方剂应用		**逍遥散**（柴胡、当归、茯苓、芍药、白术、甘草、薄荷、煨姜）加减
中成药应用		**疏肝益阳胶囊**：肝郁肾虚和肝郁肾虚兼血瘀证所致功能性阳痿和轻度动脉供血不足性阳痿
合理用药与用药指导	方剂	①柴胡、白芍宜生用；生姜宜煨用；胸胁胀痛明显，无脾虚腹泻者，宜选用酒当归 ②柴胡内服剂量为每日 3 ～ 10g；薄荷为每日 3 ～ 6g ③水煎温服，每日 2 ～ 3 次，宜餐前服用。茯苓块宜捣碎后入煎，薄荷宜与群药同煎，不必后下
	中成药	①出血性疾病患者慎用疏肝益阳胶囊；感冒期间停用本品 ②治疗期间禁止酗酒及过量吸烟，避免一切过度精神刺激

三、健康指导

1. 不应过食醇酒肥甘，避免湿热内生，壅塞经络，造成阳痿。积极治疗易造成阳痿的原发病、如糖尿病、动脉硬化、甲状腺功能亢进、皮质醇增多症等。此外，某些药物可影响性功能而致阳痿，如大剂量镇静剂、降压药、抗胆碱类药物等，尽量避免长期服用。

2. 节制性欲，切忌恣情纵欲、房事过频、手淫过度，以防精气虚损、命门火衰导致阳痿。宜清心寡欲，摒除杂念，因此调畅情志，怡悦心情，防止精神紧张是预防及调护阳痿的重要环节。为巩固疗效，阳痿好转时，应停止一段时间性生活，以免症状反复。

第八节 男性不育症

一、概 述

男性不育症是指育龄夫妇同居一年以上，性生活正常，未采取任何避孕措施，女方有受孕能力，由于男方原因而致女方不能怀孕的一类疾病。西医学中不育症表现为上述症状者，可参考此内容辨证论治。

男性不育症多与肾、心、肝、脾等脏有关，而其中与肾的关系最为密切。大多由于精少、精弱、死精、无精、精稠、阳痿及不射精等所致。临床常见肾虚精亏证、肝郁气滞证、湿热下注证等。治疗多宗从肾论治，精寒者温肾阳，气衰者补肾气。而对气郁者，则应疏肝理气，湿热者则需清利湿热。

二、辨证论治

（一）肾虚精亏证

表 7–23 肾虚精亏证

要 点		内 容
症 状		阳痿不举，**或性交时无力射出精液，或精热黏稠不化，或精子稀少、活力下降**；伴**腰膝酸软**，耳鸣耳聋，**健忘恍惚，发脱齿摇**。舌质淡，脉细弱
治 法		**补肾填精**
方剂应用		①**大补元煎**（人参、炒山药、熟地、杜仲、枸杞、当归、山茱萸、炙甘草）**合五子衍宗丸**（枸杞子、菟丝子、覆盆子、五味子、车前子）加减 ②**若阳虚症状较甚者，以金匮肾气丸**（熟地黄、山药、山茱萸、茯苓、牡丹皮、泽泻、肉桂、附子）**合五子衍宗丸**加减 ③**若阴虚症状较重者，以左归丸**（熟地黄、山药、枸杞、山茱萸、川牛膝、菟丝子、鹿角胶、龟甲胶）**合五子衍宗丸**加减
中成药应用		①**五子衍宗丸**：肾虚精亏，宗筋弛纵所致男性不育症 ②**还精煎口服液**：肾精不足所致的男性不育症 ③**麒麟丸**：先天禀赋薄弱，或久病体虚，肾精亏虚，气血不足所致男性不育症 ④**补肾康乐胶囊**：先天禀赋薄弱，或大病久病未复，或劳倦过度，肾精亏虚，气血两虚所致男性不育症，淡盐水送服
合理用药与用药指导	方剂	①大补元煎中人参宜用生晒参；当归宜用生全当归以补血调经；山萸肉宜酒炙；根据气血虚弱程度，调整熟地、人参用量 ②五子衍宗丸中五味子宜醋炙；菟丝子宜酒炙增强补肾健脾之功 ③左归丸中宜酒洗川牛膝，且滑精者应减量或不用；若制丸剂、膏剂宜用龟甲胶；若制汤剂宜用醋龟甲；附子有毒，内服剂量为每日 3 ～ 15g，不宜大量服用和少量久服；龟甲的内服剂量为每日 9 ～ 24g；龟甲胶为每日 3 ～ 9g；鹿角胶为每日 3 ～ 6g ④水煎温服，每日 2 ～ 3 次。宜餐前服用。人参宜另煎兑服；车前子宜包煎；附子宜先煎；龟甲宜打碎先煎；鹿角胶、龟甲胶宜烊化后兑服

（续表 7-23）

要　点		内　容
合理用药与用药指导	中成药	①感冒发热者不宜服用五子衍宗丸；脾虚湿滞、腹满便溏者慎用还精煎口服液；体实邪盛者慎用补肾康乐胶囊 ②男性不育症临床上还可酌情选用具有阴阳双补作用的补肾强身胶囊、古汉养生精、生力胶囊、还少胶囊等

（二）肝郁气滞证

表 7-24　肝郁气滞证

要　点		内　容
症　状		性欲低下，阳痿不举，或性交时不能射精，精子活力下降；伴心情抑郁，胸胁胀痛。舌淡红，苔薄，脉弦
治　法		疏肝解郁
方剂应用		柴胡疏肝散（柴胡、川芎、香附、枳壳、芍药、陈皮、甘草）加减
中成药应用		柴胡舒肝丸
合理用药与用药指导	方剂	①柴胡、陈皮宜醋制，增强疏肝止痛之功；选用麸炒枳壳，可减少对胃的刺激，适合年老体弱而气滞者；香附宜生用，理气止痛力强，制后行气通络，消积止痛之功增 ②水煎温服，每日 2 ～ 3 次，宜餐前服用。煎煮时间不宜过长，煎煮过程中应盖好煎药锅盖
	中成药	肝胆湿热、食滞胃肠、脾胃虚弱证慎用柴胡舒肝丸。服药期间切忌郁闷、恼怒

（三）湿热下注证

表 7-25　湿热下注证

要　点		内　容
症　状		阳事不兴或勃起不坚，精子少或死精较多；伴小腹急满，小便短赤。舌苔薄黄，脉弦滑
治　法		清热利湿
方剂应用		程氏萆薢分清饮（萆薢、黄柏、石菖蒲、茯苓、白术、莲子心、丹参、车前子）加减
中成药应用		黄精赞育胶囊：肾虚精亏夹湿热型弱精子症、少精子症引起的男性不育
合理用药与用药指导	方剂	①车前子宜盐制，清利膀胱湿热效佳；白术宜生用；炒黄柏取其清热燥湿之功效 ②水煎温服，每日 2 次，宜餐前服用。盐车前子宜用纱布包煎
	中成药	脾气久虚，腹胀便溏者慎用黄精赞育胶囊；可酌情选用治疗湿热下注淋证、癃闭、精浊的中成药辅助治疗，如八正合剂、癃清片等

第7章

三、健康指导

1. 勿过量饮酒及大量吸烟，不食棉籽油。消除有害因素的影响，对接触放射线、有毒物品或高温环境而致不育者，可适当调动工作。

2. 提倡进行婚前教育，宣传生殖生理方面的有关知识，科学地指导青年男女正确认识两性关系，夫妻和睦，性生活和谐。性交次数不要过频，也不宜相隔时间太长，否则，可影响精子质量。如果能利用女方排卵的时间进行性交，往往可以提高受孕的机会。

第九节　跌打损伤

一、概　述

跌打损伤是指因外力作用于人体，跌、打、碰、磕等原因，引起筋骨损伤、瘀血肿痛、气血不和、经络不通以至脏器受损等，以肿胀、疼痛为主要表现，伤处可有出血或骨折、脱臼等，也包括一些内脏损伤。西医学的刀枪、跌仆、殴打、闪挫、刺伤、擦伤、运动损伤等表现为上述症状者，可参考此内容辨证论治。

临床上应区分跌打损伤的类型，注意将扭伤、肌肉劳损与骨折、脱位、韧带断裂等鉴别开。骨折、脱臼患者应于手法复位后，再用药物治疗。辨证论治应根据损伤部位、新旧程度，以及气滞血瘀、瘀血阻络、风寒湿瘀等不同证候区别诊治。如怀疑有内脏损伤，尽快到医院急诊。

二、辨证论治

（一）气滞血瘀证

表 7–26　气滞血瘀证

要　点	内　容	
症　状	**患部剧烈疼痛，活动受限**，腰部的俯、仰、转侧均感困难，不能挺直，严重者不能站立。若因挫伤引起，则局部肿胀、压痛均较明显。**舌质偏暗或有瘀斑**，脉弦或紧	
治　法	**初期宜活血祛瘀、行气止痛；后期宜舒筋活血，补益调治**	
方剂应用	**初期用顺气活血汤**（苏梗、厚朴、枳壳、砂仁、赤芍、当归尾、红花、木香、桃仁、苏木、香附）加减；**后期予疏风养血汤**（荆芥、羌活、防风、当归、川芎、白芍、秦艽、薄荷、红花、天花粉）**或舒筋活血汤**（荆芥、羌活、防风、当归、独活、续断、青皮、牛膝、红花、五加皮、杜仲、枳壳）加减	
中成药应用	①**活血止痛散**：多因外受损伤，瘀血阻滞所致 ②**舒筋活血定痛散**：各种间接、直接暴力引起的跌打损伤，致使肌肉、筋膜、韧带损伤 ③**跌打片**：多因外力如跌打、扭挫致气血凝滞不通 ④**腰痛片**：多因外力如挑担负重、搬物过重致经络气血运行不畅	
合理用药与用药指导	方剂	①紫苏梗辅助他药调气活血；香附生用理气止痛效佳，亦可酒制，通行经络力强；白芍、当归宜酒制；赤芍酒炒，行血力较强，适合血脉凝涩者，

（续表 7-26）

要　点		内　容
合理用药与用药指导	方剂	醋炒者善入肝经血分，祛瘀止痛力胜，适用于跌打损伤所致气血瘀滞疼痛等；选用川牛膝，活血散瘀兼宜通关节；枳壳宜生用，理气宽中 ②水煎温服，每日 2～3 次，宜餐前服用。顺气活血汤亦可加酒煎煮，或加酒和服。砂仁宜捣碎，后下；桃仁宜捣碎入煎
	中成药	①孕妇禁用上述诸药；脾胃虚弱者、经期及哺乳期妇女慎用活血止痛散；骨折、脱臼患者应于手法复位后再使用药物治疗；肾功能不全者禁用、脾胃虚弱者慎用跌打片；跌打片含关木通，不宜过量、久服；阴虚火旺者不宜使用腰痛丸 ②宜饭后服用；不建议将活血止痛散、舒筋活血定痛散、跌打片中的任意两种或多种同时使用，因皆属重复用药

（二）瘀血阻络证

表 7-27　瘀血阻络证

要　点		内　容
症　状		伤后疼痛，活动受限，常因运动时间长久后伤处附近关节疼痛，乏力，酸软，夜间较重，可伴不规则的发热、心悸、食欲不振。舌质紫，苔白，脉涩弦
治　法		活血止痛，舒筋活络
方剂应用		身痛逐瘀汤（桃仁、红花、当归、川芎、秦艽、羌活、五灵脂、香附、牛膝、没药、甘草、地龙）或桃红饮（桃仁、红花、当归尾、川芎、威灵仙、麝香）加减
中成药应用		①伸筋丹胶囊：血瘀阻络所致骨折后遗症 ②沈阳红药：外伤、扭挫而致跌打损伤 ③愈伤灵胶囊：各种间接、直接暴力所致跌打损伤及伤筋动骨
合理用药与用药指导	方剂	①当归宜酒炙，增强活血化瘀之功；没药、五灵脂、香附宜醋制，增强散瘀止痛作用，减少胃刺激；威灵仙宜酒制，加强通经络、除痹痛之功 ②麝香多入丸散用，其内服剂量为每日 0.03～0.1g ③水煎温服，每日 2～3 次，宜餐前服用。五灵脂宜包煎，桃仁宜捣碎入煎，麝香宜冲服
	中成药	①孕妇禁用上述诸药，哺乳期妇女禁用伸筋丹胶囊，经期停用沈阳红药 ②饭后服用伸筋丹胶囊可减轻胃肠反应，不可过量、久服 ③关节红肿热痛者、风湿热痹者慎用伸筋丹胶囊、沈阳红药；心脏病者慎用伸筋丹胶囊

（三）风寒湿瘀证

表 7-28　风寒湿瘀证

要　点	内　容
症　状	多有不同程度的慢性外伤史。多发为隐痛，往往与腰部劳累或天气变化有关。急性发作时疼痛加剧，还可伴有腰肌痉挛、腰部活动受限。舌偏淡暗，苔白腻，脉濡细或涩

第7章

（续表 7-28）

<table>
<tr><th>要　点</th><th colspan="2">内　容</th></tr>
<tr><td>治　法</td><td colspan="2">祛风除湿，温经通络</td></tr>
<tr><td>方剂应用</td><td colspan="2">独活寄生汤（独活、桑寄生、秦艽、防风、当归、川芎、牛膝、杜仲、茯苓、人参、熟地黄、白芍、细辛、甘草、肉桂）或补肾壮筋汤（当归、山茱萸、续断、熟地黄、牛膝、茯苓、五加皮、杜仲、青皮、芍药）加减</td></tr>
<tr><td>中成药应用</td><td colspan="2">①独活寄生合剂：风寒湿痹阻，肝肾两亏，气血不足所致痹证
②虎力散：跌打损伤，创伤流血
③痹祺胶囊：气血不足，风湿瘀阻或脱力劳伤所致腰痛</td></tr>
<tr><td rowspan="2">合理用药与用药指导</td><td>方剂</td><td>①杜仲宜盐炒，补益肝肾作用增强；白芍宜炒用，柔肝止痛效果更佳；现代多用熟地黄；当归宜生用，补血活血；山茱萸、续断宜酒制；青皮宜醋制
②细辛的内服剂量为每日 1 ～ 3g，散剂每次服 0.5 ～ 1g
③水煎温服，每日 2 ～ 3 次，宜餐前服用。人参宜另煎，药汁兑服；茯苓块宜捣碎后入煎；煎煮时间宜适当延长；服药后宜保暖避寒</td></tr>
<tr><td>中成药</td><td>①孕妇禁用、热痹者慎用独活寄生合剂。哺乳期妇女禁服虎力散；严重心脏病、高血压及肝肾疾病者忌服
②服用独活寄生合剂，可能出现脸部潮热，头晕，恶心呕吐，咽喉部水肿，心跳加快，呼吸抑制，伴四肢麻木，两腿发软的毒性反应
③虎力散中含有乌头碱，应严格在医生指导下按规定量服用
④痹祺胶囊含有马钱子，故孕妇及高血压、冠心病、肝肾功能不全、癫痫、破伤风、甲状腺功能亢进患者禁用；亦不可过量或久服；风湿热痹患者慎用</td></tr>
</table>

三、健康指导

1. 服药期间，饮食宜清淡易消化，忌食辛辣、油腻、刺激性食品。

2. 受伤后适当限制扭伤局部的活动，避免加重损伤。扭伤早期应配合冷敷止血，24 小时内禁止热敷，24 小时后予以热敷，以助消散。可配合针灸、推拿、药物熏洗，治疗腰肌劳损、扭伤等，有很好的疗效。病程长者要注意局部护理，局部要注意保暖，避免风寒湿邪的侵袭。

第八章 中医妇科常见病的辨证论治

知识导图

中医妇科常见病的辨证论治
- 月经先期、月经后期
- 月经前后无定期
- 月经过少、月经过多
- 痛经、崩漏
- 绝经前后诸证
- 带下过多

第一节 月经先期

一、概　述

月经周期提前 7 天以上，甚至 10 余日一行，连续两个周期以上者，称为“月经先期”，既往亦称“经期超前”“经行先期”“经早”“经水不及期”等。月经先期属于以周期异常为主的月经病，常与月经过多并见，严重者可发展为崩漏，应及时进行治疗。西医学功能失调性子宫出血和盆腔炎等出现月经提前为主要表现时，可参考此内容辨证论治。

治疗月经先期的基本原则是重在调整月经周期，使之恢复正常，应按其证候的性质，补脾益气、温补肾阳、疏肝清热，兼以调经，或脾肾双补，然不论实热虚热皆切勿妄用寒凉。

二、辨证论治

（一）脾气虚证

表 8-1　脾气虚证

要　点	内　容
症　状	月经周期提前，经量多，色淡红，质清稀；**神疲乏力，气短懒言**，小腹空坠，**纳少便溏**。舌淡红，苔薄白，脉细弱
治　法	**补脾益气，摄血调经**
方剂应用	**补中益气汤**（黄芪、炙甘草、人参、当归、橘皮、升麻、柴胡、白术）或归脾汤（人参、黄芪、白术、当归、茯神、龙眼肉、酸枣仁、木香、远志、甘草、生姜、大枣）加减
中成药应用	①**人参归脾丸（大蜜丸）**：脾气虚弱，统摄无权，血溢脉外所致月经先期 ②**当归丸**：脾气不足，营血亏虚，冲任不固，血失统摄所致月经先期

（续表 8-1）

要　点		内　容
合理用药与用药指导	方剂	煎法服法：水煎温服，每日 2 ～ 3 次，餐前服用。方中人参需另煎，药汁兑服；酸枣仁需捣碎后入煎；大枣需破开或去核后入煎
	中成药	糖尿病患者禁用人参归脾丸；阴虚、痰湿壅盛者慎用人参归脾丸；阴虚内热者、月经过多者不宜使用当归丸

（二）肾气虚证

表 8-2　肾气虚证

要　点		内　容
症　状		月经周期提前，经量或多或少，色淡暗，质清稀；**腰膝酸软，头晕耳鸣**，面色晦暗或面有暗斑。舌淡暗，苔白，脉沉细
治　法		**补益肾气，固冲调经**
方剂应用		**固阴煎**（人参、熟地、山药、山茱萸、远志、炙甘草、五味子、菟丝子）或归肾丸（熟地、菟丝子、山药、枸杞、茯苓、杜仲、山茱萸、当归）加减
中成药应用		**女金丹丸**：肾亏血虚所致月经先期
合理用药与用药指导	方剂	①人参选用生晒参，能补气生津；脾虚便溏者，可用党参；山药宜炒用，偏于健脾益胃；山萸肉宜酒制，增强滋补肝肾作用；选用炙远志，以安神益智；选用炙甘草，取其补脾益气之效；选用醋五味子，增强益肾固精作用；菟丝子盐制，平补肝肾，可增强补肾固精之功；杜仲宜盐炒，引药入肾，增强补肝肾作用；当归宜生用 ②月经量多及便溏者当归用量不宜过大，反酸烧心者山茱萸用量不宜过大 ③水煎温服，每日 2 ～ 3 次，餐前服用。方中人参需要另煎，药汁兑服
	中成药	①孕妇及哺乳期妇女、肝肾功能不全、造血系统疾病者禁用女金丹丸；感冒不宜使用女金丹丸 ②因含有朱砂，不宜长期服用；服用超过 1 周者，应检查血、尿中汞离子浓度，检查肝、肾功能，超过规定限度者立即停用

（三）肝郁血热证

表 8-3　肝郁血热证

要　点	内　容
症　状	月经周期提前，经量或多或少，**经色深红或紫红，质稠，经行不畅**，或有块；或**少腹胀痛，或胸闷胁胀，或乳房胀痛，或心烦易怒**，口苦咽干。舌红，苔薄黄，脉弦数
治　法	**疏肝清热，凉血调经**
方剂应用	**丹栀逍遥散**（丹皮、栀子、当归、白芍、柴胡、白术、茯苓、煨姜、薄荷、炙甘草）加减
中成药应用	**丹栀逍遥丸**：肝郁化火，冲任失调所致月经不调

（续表 8-3）

要　点	内　容
合理用药与用药指导	①脾胃虚寒，脘腹冷痛，大便溏薄者禁用丹栀逍遥丸；孕妇、妇女月经期慎用丹栀逍遥丸 ②不建议将丹栀逍遥丸与加味逍遥丸、逍遥丸同时使用，因属重复用药

三、健康指导

1. 不宜过食肥甘滋腻、生冷寒凉、辛烈香燥之品，以免损伤脾胃，或生热灼血。

2. 保持心情舒畅，避免忧思郁怒，损伤肝脾，或七情过极，五志化火，冲任蕴热，而引起月经先期。经期不宜过度劳累和剧烈运动，以免损伤脾气，致统摄无权而引起本病。节房事和节制生育，避免生育（含人工流产）过多、过频，及经期、产褥期交媾，否则易损伤冲任，耗损精血，导致月经疾患。

第二节　月经后期

一、概　述

月经周期延后 7 天以上，甚至 3 ～ 5 个月一行者，称为“月经后期”。既往亦有称“经行后期”“月经延后”“月经错后”“经迟”等。一般认为要连续出现两个周期以上，若每次仅延后三五天，或偶然延后一次，下次仍如期来潮者，均不作月经后期论。此外，如在月经初潮后 1 年内，或月经将绝之时，周期时有延后，且无其他症状者，亦不作病论。西医学的月经稀发表现为上述症状者，可参考此内容辨证论治。

月经后期的治疗原则以调整周期为主，应按其疾病的性质，对于属虚属寒者宜温经养血；属瘀属滞者，宜活血行滞；虚实相兼者，则分别其主次而兼治之。并根据在肝、在脾、在肾选用适当方药。

二、辨证论治

（一）肾虚证

表 8-4　肾虚证

要　点	内　容	
症　状	月经周期延后，经量少，色暗淡，质清稀，或带下清稀；腰膝酸软，头晕耳鸣，面色晦暗，或面部暗斑。舌淡，苔薄白，脉沉细	
治　法	补肾养血调经	
方剂应用	归肾丸（菟丝子、茯苓、山药、熟地、杜仲、当归、山茱萸、枸杞子）加减	
中成药应用	①春血安胶囊：肝肾不足，冲任失调所致月经失调 ②天紫红女金胶囊：气血不足，肾气虚寒所致月经后期	
合理用药与用药指导	中成药	孕妇及感冒发热者禁用天紫红女金胶囊；阴虚血热所致月经不调、崩漏者慎用天紫红女金胶囊

（二）血虚证

表 8-5 血虚证

<table>
<tr><th>要 点</th><th colspan="2">内 容</th></tr>
<tr><td>症 状</td><td colspan="2">月经周期延后，经量少，色淡红，质清稀，或小腹绵绵作痛；或头晕眼花，心悸少寐，皮肤不润，面色苍白或萎黄。舌质淡红，苔薄白，脉细弱</td></tr>
<tr><td>治 法</td><td colspan="2">补血益气调经</td></tr>
<tr><td>方剂应用</td><td colspan="2">大补元煎（人参、山药、熟地、杜仲、当归、山茱萸、枸杞子、炙甘草）加减</td></tr>
<tr><td>中成药应用</td><td colspan="2">①复方益母草膏：营血亏虚，兼冲任瘀血阻滞，血海不充，冲任不通所致月经不调
②四物益母丸：先天禀赋不足，或劳倦内伤，血虚血滞，经血运行不畅所致月经不调</td></tr>
<tr><td rowspan="2">合理用药与用药指导</td><td>方剂</td><td>①人参选用生晒参，能补气生津；脾虚便溏者，可用党参。选用熟地黄，滋阴补血，益精填髓；杜仲宜盐炒，引药入肾，增强补肝肾作用；山萸肉宜酒制，增强滋补肝肾作用；选用蜜炙甘草，取其益气补中之效；山药、当归宜生用
②气血虚弱较重者熟地、人参也可加大剂量；月经量多及便溏者当归用量不宜过大；反酸烧心者山茱萸用量不宜过大
③水煎温服，每日 2～3 次，餐前服用。方中人参需要另煎，药汁兑服</td></tr>
<tr><td>中成药</td><td>孕妇禁用复方益母草膏、四物益母丸；感冒时不宜服用四物益母丸</td></tr>
</table>

（三）气滞证

表 8-6 气滞证

<table>
<tr><th>要 点</th><th colspan="2">内 容</th></tr>
<tr><td>症 状</td><td colspan="2">月经周期延后，量少或正常，色暗红或有血块，小腹胀痛；或精神抑郁，胸胁乳房胀痛。舌质正常或红，苔薄白或微黄，脉弦或弦数</td></tr>
<tr><td>治 法</td><td colspan="2">理气行滞调经</td></tr>
<tr><td>方剂应用</td><td colspan="2">乌药汤（乌药、香附、木香、当归、甘草）加减</td></tr>
<tr><td>中成药应用</td><td colspan="2">①益母丸：瘀血内停，冲任二脉气血阻隔，血海不得按时盈溢下行所致月经不调
②得生丸：忧思抑郁或恚怒伤肝，气滞血瘀，冲任阻滞，血海不能按时满盈所致月经后期
③调经丸：气血瘀滞，肝气不疏，冲任气血失调所致月经不调
④调经活血片：肝气不疏，冲任气血瘀滞所致月经不调</td></tr>
<tr><td>合理用药与用药指导</td><td>方剂</td><td>①香附宜醋制，专入肝经，调经止痛作用增强；当归宜生用，长于养血调经；血瘀明显者亦可用酒当归；木香选用生品，行气作用强；选用生甘草，调和诸药
②香附使用剂量最大，其次是乌药；月经量多及便溏者当归用量不宜过大
③水煎温服，每日 2～3 次，餐前服用</td></tr>
</table>

（续表 8-6）

要　点		内　容
合理用药与用药指导	中成药	①孕妇禁用益母丸、得生丸、调经丸、调经活血片；气血不足所致月经失调慎用得生丸、调经丸、调经活血片；气不摄血之月经过多者慎用益母丸 ②不建议将益母丸与得生丸同时使用，因属重复用药

（四）痰湿证

表 8-7　痰湿证

要　点		内　容
症　状		月经周期延后，量少，色淡红，质黏稠；头晕体胖，心悸气短，脘闷恶心，口腻多痰，或带下量多黏腻。舌淡胖，苔白腻，脉滑
治　法		燥湿化痰、活血调经
方剂应用		芎归二陈汤（陈皮、半夏、茯苓、甘草、川芎、当归）加减
中成药应用		二陈丸：月经后期之痰湿证见胸脘胀闷、恶心呕吐者
合理用药与用药指导	方剂	①选用制半夏，降低毒性；可选用清半夏，长于化痰；当归宜生用，长于养血调经；血瘀明显者也可用酒当归；选用炙甘草，益气补中并调和诸药 ②生半夏有毒，炮制后使用剂量也不宜过大，《中国药典》规定其内服剂量为每日 3 ～ 9g ③水煎温服，每日 2 ～ 3 次，餐前服用
	中成药	肺阴虚者慎用二陈丸；二陈丸辛香温燥易伤阴津，不宜长期服用

三、健康指导

1. 经期不宜过食寒凉冰冷之物，以免经脉涩滞，血行受阻。

2. 经前及经期注意调摄寒温，经期身体卫外能力差，应尽量避免受寒冒雨涉水等，以防血为寒湿所凝，导致月经病的发生。经期要情绪稳定，心境安和，避免七情过度。选择切实可行的避孕措施，以防行人工流产手术过多，导致耗伤精血，损伤冲任。

第三节　月经前后无定期

一、概　述

月经周期时或提前、时或延后 7 天以上，连续 3 个周期以上者，称为“月经先后无定期”。又称“经水先后无定期”“月经愆期”“经乱”等。本病以月经周期紊乱为特征，可连续两个周期提前又出现一次延后，或两三个周期错后，又见一次提前，或见提前延后错杂更迭不定。西医学排卵性功能失调性子宫出血出现月经先后无定期征象者，可按本病治疗。

辨证治疗以健脾、补肾、疏肝，调理冲任气血为原则，并根据在肝、在脾、在肾选用适当方药。

二、辨证论治

（一）肾虚证

表 8–8　肾虚证

要　点		内　容
症　状		经行或先或后，量少，色淡暗，质稀薄；或腰骶酸痛，或头晕耳鸣。舌淡苔白，脉细弱
治　法		补肾调经
方剂应用		固阴煎（熟地、山药、山茱萸、人参、炙甘草、五味子、菟丝子、远志）加减
中成药应用		鹿胎胶囊：气血两虚，肾气不足所致月经不调
合理用药与用药指导	方剂	水煎温服，每日 2 ～ 3 次，餐前服用。人参可另煎兑服，服药期间不宜饮浓茶、食白萝卜；患者有外感症状时不宜服用
	中成药	热证、实证、月经量过多及患有外感疾病者均不宜服用鹿胎胶囊，且因其含鹿胎、鹿茸，含有多种激素，患性激素依赖型肿瘤者慎用

（二）肝郁证

表 8–9　肝郁证

要　点		内　容
症　状		经来先后无定，经量或多或少，色暗红或紫红，有血块，或经行不畅；胸胁、乳房、少腹胀痛，脘闷不舒，时叹息，嗳气食少。苔薄白或薄黄，脉弦
治　法		疏肝理气调经
方剂应用		逍遥散（柴胡、当归、白芍、白术、茯苓、甘草、薄荷、煨姜）加减
中成药应用		①妇科调经片：肝郁血虚所致月经不调 ②香附丸：肝郁血虚，脾失健运所致月经不调 ③妇科十味片：肝郁血虚所致月经不调
合理用药与用药指导	方剂	水煎温服，每日 2 ～ 3 次，餐后服用。薄荷煎煮时宜后下
	中成药	妇科调经片、香附丸、妇科十味片孕妇禁用，湿热蕴结所致月经不调者慎用

（三）脾虚证

表 8–10　脾虚证

要　点	内　容
症　状	经来先后无定，经量多，色淡质稀，神倦乏力，脘腹胀满，纳呆食少。舌淡，苔薄，脉缓
治　法	补脾益气，养血调经

（续表 8-10）

要　点		内　容
方剂应用		归脾汤（人参、黄芪、白术、当归、茯神、龙眼肉、远志、酸枣仁、木香、甘草、生姜、大枣）加减
中成药应用		①归脾丸：心脾两虚，气血不足所致月经不调 ②薯蓣丸：气血不足，冲任失养所致月经不调
合理用药与用药指导	方剂	水煎温服，每日 2 ～ 3 次，餐前服用
	中成药	归脾丸阴虚火旺者慎用；薯蓣丸含人参，服药期间不宜饮浓茶、食白萝卜

三、健康指导

1. 服药期间应注意清淡饮食，忌食辛辣、生冷、油腻食物。失眠患者，应避免服用浓茶及咖啡等含兴奋性成分的食物。肾虚患者，宜食用补肾之品，如山药、黑豆、枸杞子等；脾虚患者，宜食用补脾之品，如莲子、芡实、薏苡仁等。

2. 月经先后无定期患者的日常预防和调护，首先应注重调情志，避免强烈的精神刺激，保持心情舒畅，以利气血畅达，肝之疏泄功能正常。其次应节房事，避免房劳，以利肾之封藏功能。第三应慎用寒凉之品，以免阻滞经血。

第四节　月经过少

一、概　述

月经过少是指肾虚、血虚、血瘀、痰湿所致的疾病，以月经周期正常，月经量明显减少，或行经时间不足 2 天，甚或点滴即净为临床特征。西医学中子宫发育不良、性腺功能低下等疾病及计划生育术后导致的月经过少表现为上述症状者，可参考此内容辨证论治。

月经过少的辨治原则虚者重在补益脾肾；实者重在疏肝、活血通利，佐以行气、祛痰等方药治疗。

二、辨证论治

（一）肾虚证

表 8-11　肾虚证

要　点	内　容
症　状	经行量少，经色淡暗；伴面容憔悴，头晕耳鸣，腰骶酸软，小腹凉，夜尿多。舌淡暗，苔薄白，脉沉细
治　法	补肾益精，养血调经
方剂应用	归肾丸（熟地、山药、山茱萸、菟丝子、茯苓、当归、枸杞子、杜仲）加减

（续表 8-11）

要　点		内　容
中成药应用		①妇宁康片：肝肾不足，冲任失调所致月经量少，或月经先后不定期，或月经后期 ②调经促孕丸：脾肾阳虚，瘀血阻滞所致月经量少 ③巴戟口服液：肾阳虚所致月经量少
合理用药与用药指导	中成药	①调经促孕丸：孕妇禁用；阴虚火旺、月经量过多者不宜服用；因含鹿茸，患性激素依赖型肿瘤者慎用 ②热证、实证，及患有外感疾病者均不宜服用调经促孕丸、妇宁康片、巴戟口服液；糖尿病患者慎用巴戟口服液。妇宁康片含人参，服药期间不宜饮浓茶、食白萝卜

（二）气血亏虚证

表 8-12　气血亏虚证

要　点		内　容
症　状		经血量少，经色淡红，质稀薄，伴面色萎黄，头晕眼花，心悸气短，经行小腹绵绵作痛。舌淡红，苔薄；脉细弱
治　法		补气养血，和血调经
方剂应用		滋血汤（人参、山药、黄芪、白茯苓、川芎、当归、白芍、熟地）加减
中成药应用		①驴胶补血颗粒：素体虚弱，气血两虚所致月经量少 ②八珍益母丸：气血两虚兼有血瘀所致月经量少 ③十二乌鸡白凤丸：气血两虚所致月经量少 ④养血当归糖浆：气血两虚所致月经量少
合理用药与用药指导	方剂	①人参可选用红参，加强大补元气、益气养血；选用熟地，取其补肝肾、益精血、填骨髓之功效 ②煎法服法：水煎温服，每日 2 ～ 3 次，餐前服用；本方以补益类中药为主，煎煮时间可适当延长；红参可另煎兑服，服药期间不宜饮浓茶、食白萝卜。患者有外感症状时不宜服用
	中成药	孕妇禁用十二乌鸡白凤丸、八珍益母丸；血热、湿热蕴结致月经不调者慎用八珍益母丸、十二乌鸡白凤丸、养血当归糖浆；月经过多者禁用八珍益母丸；热证、实证患者不宜服用驴胶补血颗粒。糖尿病患者应注意选用无糖剂型驴胶补血颗粒，慎用养血当归糖浆

第8章

（三）痰湿证

表 8-13　痰湿证

要　点	内　容
症　状	经血量少，色淡红，质黏稠或夹杂黏液；形体肥胖，胸脘满闷，倦怠乏力，或带下量多，色白质稀；舌胖，边有齿痕，苔白腻，脉弦滑或细滑
治　法	运脾化痰、和血调经

（续表 8-13）

要　点	内　容	
方剂应用	六君子加归芎汤（人参、白术、炙甘草、陈皮、法半夏、茯苓、川芎、当归）加减	
中成药应用	①益母丸：瘀血内停，冲任二脉气血阻隔，血海不得按时盈溢下行所致月经量少 ②二陈丸：痰湿停滞，胸脘痞闷，恶心呕吐，肢体困倦，舌苔白滑或腻，脉弦缓	
合理用药与用药指导	方剂	水煎温服，每日 2 ～ 3 次，餐前服用
	中成药	益母丸与二陈丸合用，具有运脾化痰、和血调经的功效，用于治疗月经过少属痰湿证者。孕妇禁用益母丸。气不摄血、月经过多者慎用益母丸；二陈丸辛香温燥易伤阴津，不宜长期服用

（四）血瘀证

表 8-14　血瘀证

要　点	内　容	
症　状	经血量少，色暗红，或夹有小血块；小腹胀痛不适，经行后痛减，或伴胸胁胀痛腰骶疼痛。舌紫暗，有瘀斑或瘀点，脉沉涩或沉弦	
治　法	活血化瘀，养血调经	
方剂应用	桃红四物汤（桃仁、红花、当归、川芎、白芍、熟地黄）加减	
中成药应用	①益母草颗粒：血瘀所致月经量少 ②复方益母草膏：血虚血瘀所致月经量少 ③调经活血片：气滞血瘀兼血虚所致月经量少 ④加味八珍益母膏：瘀血内阻，气血不足所致月经量少	
合理用药与用药指导	中成药	益母草颗粒、复方益母草膏、调经活血片、加味八珍益母膏均具有活血化瘀功效，孕妇禁用，月经量多者慎用。复方益母草膏、益母草颗粒、加味八珍益母膏均含糖，糖尿病患者慎用

三、健康指导

1. 服药期间忌食辛辣、油腻，不宜过食生冷寒凉食物，患有外感疾病者不宜食用温补之品。肾虚者宜食用补肾之品，如山药、黑豆、黑芝麻、枸杞子等；气血亏虚者宜食用补益气血之品，如红枣、桂圆、莲子、红豆、枸杞、花生、瘦肉、猪肝等；痰湿者应忌食温补之品。

2. 本病的形成，与不良生活习惯有一定关系，如饮食、劳倦、思虑伤脾，脾虚化源不足，冲任血海不充，遂致月经量少。故在治疗中，应注意不良生活习惯的调整，如服药期间注意休息，保持充足的睡眠，避免过度思虑劳倦，经期注意保暖，不宜冒雨涉水，以免因寒而血滞，以配合治疗。

第五节　月经过多

一、概　述

月经过多是指因气虚、血热或血瘀引起血海不宁，冲任不固。胞宫失于封藏所致的疾病，以月经量明显增多，多出平时正常量1倍以上或超过80ml，周期、经期正常为临床特征。西医学排卵性功能失调性子宫出血、子宫肌瘤、子宫肥大症、盆腔炎、子宫内膜异位症等疾病及宫内节育器引起的月经过多表现为上述症状者，可参考此内容辨证论治。

月经过多的辨证治疗应采取经期与平时的不同，经期以止血固冲为主，以减少血量；平时应根据辨证，采用益气、清热、化瘀等不同的治法，从本论治。选用药物时慎用温燥动血之品，以免增加血量。

二、辨证论治

（一）气虚证

表 8-15 气虚证

要点	内容	
症状	经行量多，色淡红，质清稀，神疲肢倦，气短懒言，小腹空坠，面色㿠白。舌淡，苔薄，脉细弱	
治法	补气升阳，安冲摄血	
方剂应用	举元煎（人参、黄芪、白术、升麻、炙甘草）合安冲汤（黄芪、白术、白芍、干生地、炒续断、乌贼骨、茜草、龙骨、牡蛎）加减	
中成药应用	①当归丸：气血两虚所致月经过多 ②益气养元颗粒：气血两亏所致月经过多 ③八珍颗粒：气血两虚所致月经过多 ④十全大补丸：气血两虚所致月经过多	
合理用药与用药指导	方剂	①选用麸炒白术，能缓和燥性，增强健脾益气作用；选用干地黄，长于滋阴；宜用煅龙骨、牡蛎，长于收敛固涩，固崩摄血；黄芪、甘草宜蜜炙 ②甘草应避免长期大剂量服用 ③水煎温服，每日2～3次。人参可另煎兑服，服药期间不宜饮浓茶、食白萝卜。龙骨、牡蛎宜煅后粉碎，且不先煎。患者有外感症状时不宜服用本方
	中成药	①孕妇慎用益气养元颗粒、十全大补丸；热证、实证及患有外感疾病者均不宜服用；益气养元颗粒，患性激素依赖型肿瘤者慎用 ②糖尿病患者慎用益气养元颗粒；应注意选用无糖型八珍颗粒

（二）血热证

表 8-16 血热证

要点	内容
症状	经行量多，经色鲜红或深红，有光泽，质稠黏；伴心烦口渴，身热面赤，大便干结，小便黄赤，或有灼热感。舌红绛，苔黄，脉滑数
治法	清热凉血，固冲止血
方剂应用	保阴煎（生地、熟地、黄芩、黄柏、白芍、山药、续断、甘草）加减

（续表 8-16）

要 点		内 容
中成药应用		①宫血宁胶囊：血分伏热，扰动血海所致月经过多 ②断血流片：血热妄行所致月经过多 ③止血灵胶囊：气虚血热所致月经过多
合理用药与用药指导	方剂	①生地长于凉血清热，熟地长于补肾，滋阴补血；黄柏、甘草宜生用 ②甘草应避免长期大剂量服用 ③水煎温服，每日 2 ～ 3 次，餐后服用。女性应避免在经期服用
	中成药	孕妇慎用；不宜用于脾虚证、肾虚证及血瘀证者。出血量大者，应注意及时就诊并采取相应措施

（三）血瘀证

表 8-17 血瘀证

要 点		内 容
症 状		经行量多，或持续时间延长，经色紫黑，多血块；胸闷烦躁，腰骶酸痛，或小腹满痛，肌肤不泽。舌质紫暗，或有瘀斑、瘀点，脉涩或细弦
治 法		活血化瘀，理冲止血
方剂应用		失笑散（炒蒲黄、五灵脂）加减
中成药应用		①宫血停颗粒：气虚血瘀所致月经过多 ②坤宁口服液：气滞血瘀所致月经过多 ③宫宁颗粒：血瘀热证所致月经过多
合理用药与用药指导	方剂	①宜用蒲黄炭，化瘀作用显著；五灵脂宜醋制，加强活血祛瘀止痛之效 ②蒲黄、五灵脂各等份，建议临床使用时二药可按 1 : 1 剂量配比使用 ③水煎温服，每日 2 ～ 3 次，餐后温服；女性应避免在经期服用、孕妇禁用。五灵脂、蒲黄应包煎
	中成药	①孕妇禁用宫血停颗粒、坤宁口服液 ②宫血停颗粒阴虚火旺者不宜服用，糖尿病患者慎用 ③宫宁颗粒除治疗月经过多外，还可治疗经期延长。治疗月经过多者于经前 2 天或来经时开始服药，治疗经期延长者应于经期第 3 天开始服药

三、健康指导

1. 服药期间忌食辛辣、油腻，不宜过食生冷寒凉食物，患有外感疾病者不宜食用温补之品。气血亏虚者宜食用补益气血之品，如红枣、莲子、红豆、枸杞、花生、瘦肉、猪肝等；血热者应避免过食龙眼肉、狗肉、羊肉、韭菜、肉桂、鹿茸等温补之品。

2. 本病的形成，与不良生活习惯有一定关系，如饮食失节、劳倦过度，或素性抑郁、忿怒过度所致；或因久病体弱，精神刺激，经期、产后感邪；或不禁房事，或有宫内放置节育器避孕史。故在治疗中，应注意不良生活习惯的调整，如注意休息，保证充足的睡眠，避免过度忧思劳倦等，以配合治疗，同时应结合病史排查病因，对症治疗。

第六节 痛 经

一、概 述

痛经是指女性正值经期或经行前后因胞宫气血变化，致病因素乘时而作所致的疾病，以周期性小腹疼痛，或痛引腰骶，甚则剧痛昏厥为临床特征。西医学的原发性痛经和继发性痛经表现为上述症状者，可参考此内容辨证论治。

痛经的辨证治疗根据其临证的虚实寒热，分别采取补益气血、疏肝、温经、化湿，兼以活血止痛的方法治疗。

二、辨证论治

（一）气滞血瘀证

表 8–18 气滞血瘀证

<table>
<tr><th>要 点</th><th colspan="2">内 容</th></tr>
<tr><td>症 状</td><td colspan="2">经前或经期小腹胀痛，经血量少，行而不畅，经色紫暗有块，块下则痛减；乳房胀痛，胸闷不舒。舌质紫暗或有瘀点，脉弦</td></tr>
<tr><td>治 法</td><td colspan="2">理气行滞，化瘀止痛</td></tr>
<tr><td>方剂应用</td><td colspan="2">膈下逐瘀汤（当归、川芎、赤芍、桃仁、红花、枳壳、延胡索、五灵脂、丹皮、乌药、香附、甘草）加减</td></tr>
<tr><td>中成药应用</td><td colspan="2">①调经丸：气滞血瘀所致痛经
②元胡止痛片：气滞血瘀所致痛经
③益母丸：气滞血瘀所致痛经
④舒尔经颗粒：气滞血瘀所致痛经</td></tr>
<tr><td rowspan="2">合理用药与用药指导</td><td>方剂</td><td>①延胡索宜醋制，增强其活血行气止痛的功效
②甘草大量服用易导致假性醛固酮增多及水钠潴留
③水煎温服，每日 2 ～ 3 次，餐后服用。应避免在经期服用，孕妇禁用。五灵脂应包煎；桃仁需捣碎后入煎</td></tr>
<tr><td>中成药</td><td>调经丸、益母丸、舒尔经颗粒孕妇禁用；元胡止痛片孕妇慎用。气虚不摄血，月经过多者慎用益母丸、调经丸；湿热蕴结和气虚痛经者慎用舒尔经颗粒；脾胃虚寒及胃阴不足者不宜服用元胡止痛片。舒尔经颗粒应从经前 3 日开始服用，至月经行后 2 日止</td></tr>
</table>

（二）寒凝血瘀证

表 8–19 寒凝血瘀证

要 点	内 容
症 状	经行小腹冷痛，得热则舒，经量少，色紫暗有块；形寒肢冷小便清长。脉细或沉紧
治 法	温经散寒除湿，化瘀止痛

（续表 8-19）

要　点		内　容
方剂应用		少腹逐瘀汤（小茴香、干姜、延胡索、没药、当归、川芎、肉桂、赤芍、蒲黄、五灵脂）加减
中成药应用		①温经丸：寒凝血瘀所致经期腹痛 ②少腹逐瘀丸：寒凝血瘀所致痛经 ③妇科万应膏：寒凝血瘀所致痛经
合理用药与用药指导	方剂	①没药宜醋制，增其活血止痛之功；选用醋延胡索，长于活血行气止痛；选用醋五灵脂，增强活血祛瘀止痛的功效；原方干姜炒用，可选用炮姜，尤长于温经止血；小茴香宜盐炒，长于温肾祛寒止痛 ②肉桂辛甘大热，耗阴动血，故阴虚火旺及有出血倾向者忌服，且不宜过量使用 ③水煎温服，每日 2 ～ 3 次，餐后服用。应避免在经期服用，孕妇禁用。五灵脂、蒲黄均应包煎
	中成药	孕妇禁用；少腹逐瘀丸、温经丸可用温黄酒或温开水送服，湿热或阴虚有热者慎用；妇科万应膏应注意避免贴敷于皮肤破溃处。应嘱患者平时注意保暖，忌食生冷寒凉之品

（三）湿热瘀阻证

表 8-20　湿热瘀阻证

要　点		内　容
症　状		经前或经期小腹灼热胀痛、拒按，经色暗红，质稠有块；平素带下量多色黄，或平时小腹疼痛，经来疼痛加剧，或伴经前低热，小便黄赤。舌紫红，苔黄而腻，脉滑数或涩
治　法		清热除湿，化瘀止痛
方剂应用		清热调血汤（牡丹皮、黄连、生地、当归、白芍、川芎、红花、桃仁、莪术、香附、延胡索）加减
中成药应用		①当归芍药颗粒：血虚、肝郁、脾虚型原发性痛经 ②潮安胶囊：瘀热互结所致痛经
合理用药与用药指导	方剂	①莪术宜醋制，功偏破血散瘀止痛；选用醋延胡索，长于活血行气止痛 ②莪术易伤气耗血，应中病即止，不宜过量久服 ③水煎温服，每日 2 ～ 3 次，餐后服用。应避免在经期服用，孕妇禁用。桃仁需捣碎后入煎
	中成药	①潮安胶囊孕妇禁用，寒凝血瘀者慎用。当归芍药颗粒孕妇慎用 ②治疗湿热瘀阻证痛经宜将当归芍药颗粒或潮安胶囊配合二妙丸同服

（四）气血虚弱证

表 8-21　气血虚弱证

要　点		内　容
症　状		**经期或经后小腹隐痛喜按，或小腹空坠不适，月经量少，色淡，质清稀**；面色无华，头晕心悸，神疲乏力。舌淡，脉细无力
治　法		**益气养血，调经止痛**
方剂应用		**圣愈汤**（人参、黄芪、当归、川芎、熟地黄、白芍）加减
中成药应用		①**妇女养血丸**：气虚血亏，受寒引起的经行腹痛 ②**参茸白凤丸**：气血不足所致月经不调，经行腹痛 ③**八宝坤顺丸**：气血两虚所致的痛经
合理用药与用药指导	方剂	①宜用当归身，养血调经；白芍酒制，善于养血调经，柔肝止痛 ②水煎温服，每日 2～3 次，餐前服用。人参可另煎兑服，服药期间不宜饮浓茶、食白萝卜；患者有外感症状时不宜服用
	中成药	①妇女养血丸、八宝坤顺丸孕妇禁用；月经过多者不宜服用妇女养血丸。血热证、实热证，及患有外感症状时均不宜服用参茸白凤丸、八宝坤顺丸 ②妇女养血丸、参茸白凤丸可用黄酒或温开水送服，于早晚餐前空腹温服，以利于吸收

（五）肝肾亏虚证

表 8-22　肝肾亏虚证

要　点		内　容
症　状		**经期或经后小腹绵绵作痛**，经行量少，色暗淡，质稀薄；**腰膝酸软，头晕耳鸣**；舌淡红，苔薄，脉沉细
治　法		**益肾养肝，缓急止痛**
方剂应用		**调肝汤**（当归、白芍、山茱萸、巴戟天、阿胶、山药、甘草）加减
中成药应用		①**安坤赞育丸**：气血两虚，肝肾不足所致月经不调 ②**复方乌鸡口服液**：气血两虚，肝肾不足所致月经不调
合理用药与用药指导	方剂	①白芍、当归宜酒制；巴戟天宜盐制，补肾助阳 ②甘草大量服用易导致假性醛固酮增多及水钠潴留 ③水煎温服，每日 2～3 次，餐前服用。阿胶宜单独烊化后兑入汤药中服用
	中成药	安坤赞育丸、复方乌鸡口服液孕妇禁用；热证、实证，及患有外感疾病者均不宜服用安坤赞育丸、复方乌鸡口服液；安坤赞育丸含鹿茸、紫河车，患性激素依赖型肿瘤者慎用；复方乌鸡口服液含糖，糖尿病患者慎用

三、健康指导

1. 本病应注意临近经期忌食生冷寒凉之品，包括各类冷饮、冰镇食物、雪梨、荸荠、苦瓜、鱼腥草、马齿苋等。

2. 由于本病有周期性发作的特点，一般应在经期前 7 ～ 15 天时开始服药，为巩固疗效，可将用药时间延长至经后 5 天左右，在经期用药时，应注意观察月经情况，如有月经过多或崩漏，应及时停药就医。

3. 本病的病因，有先天不足、后天饮食劳倦、情志所伤或六淫为害等多种因素。因此在治疗中，应注意不良生活习惯的调整，如注意经期和产后卫生，注意保暖，防止淋雨涉水等。

4. 平时应注意保持充足的休息和睡眠，调节情志避免气恼劳倦，保持精神愉快，气机畅达，经血通畅，均有利于缓解疼痛，促进疾病的早日痊愈。

第七节　崩　漏

一、概　述

崩漏是月经的周期、经期、经量发生严重失常的病证，经血非时暴下不止或不尽，前者谓之崩中，后者谓之漏下。崩与漏出血情况虽不同，然二者常相互转化，交替出现，且其病因病机基本相同，故概称崩漏。西医学中的无排卵性功能性子宫出血，可参照本证进行辨证治疗。

崩漏的辨证治疗，多根据发病缓急、出血新久、证候虚实，以“急则治其标，缓则治其本”为基本原则，灵活掌握和运用补益气血、滋补肝肾、补气摄血、活血止血、固冲止血等治法。

二、辨证论治

（一）气血两虚证

表 8–23　气血两虚证

要　点	内　容	
症　状	出血量多或淋沥不尽，血色淡薄，**面色无华，气短懒言，食欲不振，便溏**。舌质淡，苔薄白湿润，脉细弱	
治　法	**补脾摄血，引血归经**	
方剂应用	**归脾汤**去当归、茯神、远志（人参、黄芪、白术、酸枣仁、木香、龙眼肉、甘草、生姜、大枣）加党参、茜草、乌贼骨、仙鹤草	
中成药应用	①**定坤丹**：气血两虚，气滞血瘀，冲任失调所致崩漏 ②**乌鸡白凤丸**：气血两虚，阴虚有热，热迫血行所致崩漏 ③**养血饮口服液**：气血两虚，血失统摄，冲任不固所致崩漏	
合理用药与用药指导	方剂	①宜用麸炒白术，缓和燥性，增强健脾益气之功；选用炒酸枣仁，增强养心安神；甘草、黄芪宜蜜炙 ②水煎温服，每日 2 ～ 3 次，餐前服用。人参可另煎兑服，服药期间不宜饮浓茶、食白萝卜。阴虚火旺者慎用，患者有外感症状时不宜服用

（续表 8-23）

要点	内容	
合理用药与用药指导	中成药	①定坤丹孕妇禁用；热证、实证，及患有外感疾病者均不宜服用；患性激素依赖型肿瘤者慎用 ②定坤丹、乌鸡白凤丸服药期间不宜饮浓茶、食白萝卜。养血饮口服液含糖，糖尿病患者慎用

（二）脾不统血证

表 8-24　脾不统血证

要点	内容	
症　状	**出血量多，日久而止，气短神疲，面色㿠白，或面浮肢肿，手足不温，或饮食不佳，大便溏**。舌质淡，苔薄白，脉弱或沉弱	
治　法	**健脾补气，养血调经**	
方剂应用	**固本止崩汤**（人参、黄芪、白术、熟地黄、当归、黑姜）加升麻、山药、大枣、乌贼骨	
中成药应用	①**人参归脾丸**：脾气虚弱、统摄无权、血脉外溢所致崩漏 ②**阿胶三宝膏**：脾胃气虚、气血不足、统摄无权、冲任失固，不能约束经血所致崩漏 ③**山东阿胶膏**：脾气不足，统摄无权所致崩漏	
合理用药与用药指导	方剂	①宜用麸炒白术，健脾益气；黄芪宜蜜炙，补中益气之力增强 ②水煎温服，每日 2～3 次，餐前服用。实证、热证，及有外感症状时不宜服用。人参可另煎兑服，服药期间不宜饮浓茶、食白萝卜
	中成药	实证、热证，及有外感症状时均不宜服用。阿胶三宝膏、山东阿胶膏含糖，糖尿病患者慎用。人参归脾丸中含人参，服药期间不宜饮浓茶、食白萝卜

（三）肝肾不足证

表 8-25　肝肾不足证

要点	内容	
症　状	月经非时而下，或月经先期，经期延长，经血暗红，量少而淋沥不畅，**咽干颧红，心烦潮热，腰膝酸软**。舌红苔少或光剥苔，脉沉细无力	
治　法	**滋补肝肾，止血调经**	
方剂应用	**左归丸合二至丸**（熟地黄、山药、枸杞、山萸肉、菟丝子、鹿角胶、龟甲胶、川牛膝、女贞子、旱莲草）加黄芩、夏枯草、仙鹤草、制首乌	
中成药应用	①**妇科止血灵片**：肾阴不足，虚火动血所致崩漏 ②**安坤赞育丸**：气血两虚，肝肾不足，冲任不固，气虚不能摄血所致崩漏 ③**春血安胶囊**：肝肾不足，冲任不固所致崩漏	
合理用药与用药指导	方剂	①菟丝子宜盐炙，长于平补肝肾阴阳；山茱萸宜酒炙，增强滋补作用 ②何首乌有致肝损伤的不良反应报道，应避免长期大量服用，《中国药典》规定内服剂量为 6～12g

（续表 8-25）

要　点		内　容
合理用药与用药指导	方剂	③水煎温服，每日 2～3 次，餐前服用。鹿角胶、龟甲胶可单独烊化兑服。实证、热证，及有外感症状时不宜服用
	中成药	①孕妇禁用；气不摄血者，热证、实证，及患有外感疾病者均不宜服用 ②安坤赞育丸含鹿茸、紫河车，患性激素依赖型肿瘤者慎用；含人参，服药期间不宜饮浓茶、食白萝卜

（四）瘀血阻络证

表 8-26　瘀血阻络证

要　点		内　容
症　状		经血非时而下，量时多时少，时出时止，或淋沥不断，或停闭数月又突然崩中，继之漏下，经色暗有血块；舌质紫暗或尖边有瘀点，脉弦细或涩
治　法		活血化瘀，固冲止血
方剂应用		逐瘀止血汤（生地黄、大黄、赤芍、丹皮、当归尾、枳壳、龟甲、桃仁）或将军斩关汤（熟军炭、巴戟天、仙鹤草、茯神、蒲黄、炒阿胶、黄芪、炒当归、白术、生地、熟地、焦谷芽）加减
中成药应用		①宫血停颗粒：气滞血瘀，血不归经所致崩漏 ②四物胶囊：瘀血阻滞，气血虚弱所致崩漏 ③茜芷胶囊：气滞血瘀，冲任阻滞所致崩漏
合理用药与用药指导	方剂	①宜用大黄炭，凉血化瘀止血；选用当归尾，取其擅长活血破血之功；龟甲宜醋制，补肾健骨、滋阴止血；宜用蒲黄炒阿胶，止血安络 ②水煎温服，每日 2～3 次，餐后服用。桃仁需捣碎后入煎。宜饭后服用，实证、热证，及有外感症状时不宜服用
	中成药	孕妇禁用；宜饭后服用，以减小对胃肠道的刺激；阴虚火旺者慎用宫血停颗粒，血热所致崩漏慎用四物胶囊；宫血停颗粒含糖，糖尿病患者慎用

三、健康指导

1. 本病发病年龄常在青春期和绝经期，病程偏长，反复发作，且多伴有不同程度的贫血，因此在缓解症状的同时应注重治病求本，重视调理善后，适当辅以饮食调护。气血亏虚者宜食用富于营养、补益气血之品，如红枣、桂圆、莲子、红豆、枸杞、花生、瘦肉、猪肝等。

2. 本病治疗强调按年龄论治，坚持足疗程用药，如青春期宜止血调经，化生气血，一般要排卵月经达两个周期以上方可停止用药；育龄期崩漏血止后需待恢复排卵周期后方可停药；围绝经期的治疗，止血后需继续服用健脾养血中药，以促进顺利绝经。在治疗中，还应注意不良生活习惯的调整，如注意经期和产后卫生，经期忌食生冷寒凉之品，注意保暖。平时应注意保持充足的休息和睡眠，调节情志，避免气恼劳倦，保持精神愉快，使气机畅达，经血通畅，防止再次发作，巩固疗效。

第八节　绝经前后诸证

一、概　述

绝经前后诸证是指妇女在绝经前后、围绕月经周期紊乱或者绝经出现明显不适症状，如烘热汗出、烦躁易怒、潮热面红、眩晕耳鸣、心悸失眠、腰背酸楚、面浮肢肿、神志不宁等，称为绝经前后诸证，亦称为“经断前后诸证”。西医学围绝经期综合征或双侧卵巢切除或放射治疗后或早发绝经卵巢功能衰竭者，可参考此内容辨证论治。

绝经前后诸证治疗原则以调节肾阴阳之虚为主，若涉及他脏者，或疏肝、养阴、温阳，肝、脾、肾共调或兼而治之。

二、辨证论治

（一）阴虚火旺证

表 8-27　阴虚火旺证

<table>
<tr><th>要　点</th><th colspan="2">内　容</th></tr>
<tr><td>症　状</td><td colspan="2">绝经前后，月经紊乱，心烦易怒，懊恼不安，坐卧不宁，哭笑无常，夜卧多梦善惊，口干渴饮，尿黄便燥。舌质红，苔薄黄，脉弦细而数</td></tr>
<tr><td>治　法</td><td colspan="2">滋养降火宁神</td></tr>
<tr><td>方剂应用</td><td colspan="2">百合地黄汤（百合、生地黄）加减</td></tr>
<tr><td>中成药应用</td><td colspan="2">①更年安片：肾阴虚所致绝经前后诸证
②更年宁心胶囊：肾阴虚所致绝经前后诸证
③灵莲花颗粒：心肾阴虚，水火不交所致绝经前后诸证</td></tr>
<tr><td rowspan="2">合理用药与用药指导</td><td>方剂</td><td>①宜用生百合，清心安神；地黄宜生用，滋阴凉血
②水煎温服，睡前服用，脾肾阳虚者慎用</td></tr>
<tr><td>中成药</td><td>①孕妇禁用更年安片；不宜长期过量服用；脾肾阳虚者慎用
②灵莲花颗粒偶有胃部不适，纳差或恶心的不良反应，建议饭后服用，对本品过敏者禁用</td></tr>
</table>

（二）脾肾阳虚证

表 8-28　脾肾阳虚证

要　点	内　容
症　状	经断前后，**腰脊冷痛，肢软无力，神疲体倦，或浮肿便溏，或纳差腹胀**，或带下量多，色白清稀，甚者畏寒肢冷，面色皖白。舌淡嫩，苔白润，脉细弱无力
治　法	**温肾健脾，强筋壮骨**
方剂应用	**右归丸**（大怀熟地、炒山药、炒山茱萸、枸杞子、炒鹿角胶、菟丝子、制附子、杜仲、当归、肉桂）**合四君子汤**（党参、茯苓、白术、炙甘草）加减

（续表 8-28）

要　点		内　容
中成药应用		龙凤宝胶囊：脾肾阳虚所致绝经前后诸证
合理用药与用药指导	方剂	①宜用制附子，补火助阳、散寒止痛；杜仲宜盐炒，增强补肝肾、强筋骨；菟丝子宜盐炙，增补肝肾之功 ②附子有毒，不宜长期过量服用，《中国药典》规定内服剂量为 3 ～ 15g ③水煎温服，每日 2 ～ 3 次，餐后服用。附子入药宜先煎、久煎，鹿角胶宜烊化兑服
	中成药	龙凤宝胶囊孕妇禁用，阴虚火旺者慎用，患外感疾病期间不宜服用

（三）肝郁肾虚证

表 8–29　肝郁肾虚证

要　点		内　容
症　状		经断前后，**阵发性烘热汗出，腰膝酸软，烦躁易怒，情绪异常**，头晕耳鸣，乳房胀痛，月经紊乱，或胸闷善太息。舌淡红或偏暗，苔薄白，脉弦细
治　法		**滋肾养阴，疏肝解郁**
方剂应用		**一贯煎**（北沙参、麦冬、当归、生地黄、枸杞子、川楝子）**合逍遥散**（柴胡、当归、白芍、白术、茯苓、甘草、薄荷、煨姜）加减
中成药应用		①**女珍颗粒**：肝肾阴虚，心肝火旺所致绝经前后诸证 ②**坤宝丸**：肝肾阴虚所致绝经前后诸证
合理用药与用药指导	方剂	①一贯煎：重用生地黄，滋阴养血、补益肝肾；宜用当归身，偏于补血；北沙参、麦冬，滋养肺胃，养阴生津；川楝子，疏肝理气 ②川楝子有小毒，《中国药典》规定内服剂量为 5 ～ 10g ③水煎温服，睡前服用
	中成药	坤宝丸孕妇禁用；因含有何首乌，不宜长期过量服用。女珍颗粒、坤宝丸脾肾阳虚者慎用

三、健康指导

1. 妇女绝经期前后由于生理特点和激素水平的变化，易出现肾气虚衰、阴阳平衡失调，并可伴有烦躁不安、心悸失眠、骨质疏松等症状。因此日常应注意饮食调摄，如多进食含钙类食物，如牛奶、虾皮、豆制品、鱼粉、黑木耳等；多进食滋阴养血之品，如银耳、莲子、百合、小米粥、黑米粥、蘑菇、黑芝麻等，并适当补充新鲜蔬菜和水果，睡前不宜饮浓茶、咖啡。

2. 本病的发生与绝经前后的生理特点密切相关，发病年龄多在 45 ～ 55 岁。妇女七七之年，肾气由盛渐衰，天癸渐竭，冲任二脉逐渐亏虚，在此生理转折期，受内、外环境的影响，如素体阴阳有所偏衰，素性抑郁，宿有痼疾，或家庭、社会等环境变化，易导致肾阴阳平衡失调而发病。因此在治疗中，还应注意心理疏导与调护，以顺利度过绝经期。如调节情志避免气恼劳倦，保持精神愉快，气机畅达；注意调节生活节律，平时应注意保持充足的休息和睡眠，辅以适当的运动锻炼，劳逸结合。

第九节 带下过多

一、概　述

带下过多是指带下量明显增多，色、质、气味异常，或伴有局部及全身症状者。西医学各类型阴道炎、急慢性子宫颈炎、盆腔炎性疾病、内分泌功能失调等疾病以阴道分泌物增多为主要表现时，可参考此内容辨证论治。

带下过多的治疗以除湿为主，治脾宜运、宜升、宜燥；治肾宜补、宜固、宜涩；治湿热宜清、宜利。实证治疗也可配合外治法。

二、辨证论治

（一）脾虚湿盛证

表 8–30　脾虚湿盛证

要　点		内　容
症　状		带下量多，色白或淡黄，质稀薄，或如涕如唾，绵绵不断，无臭；面色㿠白或萎黄，四肢倦怠，脘胁不舒，纳少便溏，或四肢浮肿。舌淡胖，苔白或腻，脉细缓
治　法		健脾益气，升阳除湿
方剂应用		完带汤（人参、白术、山药、苍术、陈皮、柴胡、白芍、黑芥穗、车前子、甘草）加减
中成药应用		除湿白带丸：脾虚湿盛所致带下病 妇科白带膏：脾虚湿盛所致带下病
合理用药与用药指导	方剂	①宜用生晒参，能补气生津；脾虚便溏者，可选用党参。宜用土炒白术，健脾止泻。宜用麸炒山药，健脾止泻止带。宜用米泔水制苍术，燥湿健脾；柴胡宜生用，升阳、疏肝。白芍宜酒制，增行血活血之功。黑芥穗善入血分搜血中之风邪，亦可选用荆芥穗炭。宜用炒车前子，利水湿而不伤中阳。甘草宜蜜炙 ②白术、山药剂量最大 ③水煎温服，每日 2～3 次，餐前服用。人参需另煎，药汁兑服，车前子需包煎
	中成药	寒湿带下者慎用除湿白带丸；湿热带下者慎用妇科白带膏；孕妇慎用除湿白带丸、妇科白带膏

第8章

（二）肾阳亏虚证

表 8-31　肾阳亏虚证

要　点		内　容
症　状		带下量多，绵绵不断，质清稀如水；**腰痛如折，畏寒肢冷，小腹冷感**，面色晦暗，小便清长，或夜尿多，大便溏薄。舌质淡，苔白润，脉沉迟
治　法		**温肾培元，固涩止带**
方剂应用		**内补丸**（鹿茸、肉苁蓉、菟丝子、沙苑子、肉桂、制附子、黄芪、桑螵蛸、蒺藜、紫菀、茯神）加减
中成药应用		①**金樱子膏**：肾不固摄所致白带过多 ②**参茸卫生丸**：脾气素弱，或饮食失节，或忧愁思虑过极，脾运失职，或大病久病及肾，或年老肾气日衰，任带不固，以致子宫虚寒所致带下
合理用药与用药指导	方剂	①宜用鹿茸，温补力强；亦可用鹿角胶或鹿角霜，温补之力稍逊。苁蓉宜酒制，补肾助阳。宜用盐菟丝子，补肾益脾止泻。蒺藜宜炒用，疏肝祛风。黄芪宜蜜炙 ②蒺藜有小毒，制附子有毒，注意用量 ③水煎温服，每日 2 ～ 3 次，餐前服用。鹿茸需另煎，药汁兑服；若使用鹿角胶需烊化，若使用鹿角霜需捣碎先煎；附子需先煎 30 ～ 60 分钟
	中成药	实热证及阴虚火旺者慎用金樱子膏、参茸卫生丸；感冒发热患者慎用参茸卫生丸

（三）湿热下注证

表 8-32　湿热下注证

要　点		内　容
症　状		**带下量多，色黄或呈脓性，质黏，有臭气，或带下色白质黏，呈豆渣样**，外阴瘙痒，小腹作痛，口苦口腻，胸闷纳呆，小便短赤。舌红，苔黄腻，脉滑数
治　法		**清热利湿，解毒杀虫**
方剂应用		**止带方**（猪苓、茯苓、车前子、泽泻、茵陈、赤芍、牡丹皮、黄柏、栀子、牛膝）加减
中成药应用		①**妇炎净胶囊**：湿热蕴结，损及任带二脉所致带下病 ②**妇炎康片**：湿热下注，毒瘀互阻所致带下病 ③**盆炎净颗粒**：湿热阻滞，损及任带所致带下病 ④**宫炎平片**：湿热瘀阻，流注下焦所致带下病
合理用药与用药指导	方剂	①车前子宜生用，清热利尿力强；泽泻生用，利水泻热；赤芍宜生用，清热凉血；黄柏生用，清热燥湿、泻火解毒；栀子宜生用，清热泻火；脾胃较弱者也可用炒栀子或姜栀子；选用川牛膝或怀牛膝均可，宜生用，可引火下行 ②脾胃虚寒者赤芍、牡丹皮、黄柏、栀子等用量不宜过大；月经过多者赤芍、牡丹皮用量不宜过大 ③水煎温服，每日 2 ～ 3 次，餐前服用。方中车前子需包煎

（续表 8-32）

要　点	内　容	
合理用药与用药指导	中成药	①孕妇禁用妇炎康片、盆炎净颗粒；慎用宫炎平片、妇炎净胶囊 ②气血虚弱、脾肾阳虚或寒湿所致带下者及脾胃虚弱便溏者均慎用

三、健康指导

1. 平日不宜过食肥甘或辛辣之品，以免滋生湿热。服药期间饮食宜清淡、易于消化，忌食辛辣、生冷、油腻之品，切忌饮酒。

2. 注意保持外阴、内裤洁净。注意经期、产后卫生，禁止盆浴。经期勿冒雨涉水和久居阴湿之地，以免感受湿邪。对具有交叉感染的带下病，在治疗期间需禁止性生活，性伴侣应同时接受治疗。禁止游泳和使用公共洁具。避免多次人工流产。定期进行妇科检查，发现病变及时治疗。

第九章 中医儿科五官科常见病的辨证论治

知识导图

中医儿科五官科常见病的辨证论治
- 积滞
- 厌食
- 鼻渊
- 口疮
- 咽喉肿痛
- 耳鸣耳聋

第一节 积 滞

一、概 述

积滞，是指小儿内伤乳食，停聚中焦，积而不化，气滞不行所致的疾病，以脘腹胀满、嗳气酸腐、不思乳食、食而不化、大便溏薄或秘结酸臭为临床特征。西医学的小儿消化不良表现为上述症状者，可参考此内容辨证论治。

积滞为小儿常见病。母乳喂养或牛奶喂养的婴儿发病，为伤乳，幼儿发病者，为伤食。证候以辨虚实为主，病程较短，脘腹胀痛拒按，或伴低热，哭闹不安，多属实证；病程较长，脘腹胀满喜按，神疲形瘦，多属虚中夹实证；纯属虚证则少见。临床治疗，乳食内积之实证以消食导滞为主；脾虚夹积之虚中夹实证以健脾消食、消补兼施为法。积重而脾虚轻者，宜消中兼补；积轻而脾虚甚者，则补中兼消。

二、辨证论治

（一）乳食内积证

表 9-1 乳食内积证

要 点	内 容
症 状	不思乳食，嗳腐酸馊，或呕吐食物、乳片，脘腹胀满疼痛，大便酸臭或便秘，烦躁啼哭，夜眠不安，手足心热。舌质红，苔白厚，或黄厚腻，脉弦滑，或指纹紫滞
治 法	消乳化食，和中导滞
方剂应用	①乳积：消乳丸（香附、神曲、麦芽、陈皮、砂仁、甘草）加减；②食积：保和丸（山楂、神曲、半夏、茯苓、陈皮、连翘、莱菔子）加减

（续表 9-1）

要 点	内 容	
中成药应用	①保和丸（水丸）：饮食不节，食积中阻，脾胃升降功能失常所致食积 ②小儿消食片：乳食宿久，停滞不消所致积滞 ③小儿化食丸：乳食不节，损伤脾胃，以致宿食久停，郁滞化热所致积滞 ④大山楂丸：饮食不节，停滞中焦，损伤脾胃所致食积 ⑤四磨汤口服液：乳食内停，气机不畅所致食积	
合理用药与用药指导	方剂	①香附宜醋制，增强疏肝止痛，并能消积化滞；麸炒神曲、炒麦芽，长于消食健胃；食积腹泻者可选用焦神曲、焦麦芽；甘草宜蜜炙，长于补脾和胃、缓急止痛 ②消乳丸原方中香附、砂仁、神曲、麦芽使用剂量最大 ③水煎温服，每日 2 ～ 3 次，餐后服用。砂仁宜捣碎后下；莱菔子需捣碎后入煎
	中成药	①均用于乳食内积邪实者 ②脾胃虚弱者慎用上述中成药；孕妇、肠梗阻、肠道肿瘤、消化道术后禁用四磨汤口服液；空腹时不要大量服用大山楂丸，尤其是胃溃疡、十二指肠溃疡的患者更应注意

（二）脾虚夹积证

表 9–2　脾虚夹积证

要 点	内 容	
症 状	面色萎黄，形体消瘦，神疲肢倦，不思乳食，食则饱胀，腹满喜按，大便溏稀酸腥，夹有乳片或不消化食物残渣。舌质淡，苔白腻，脉细滑，或指纹淡滞	
治 法	健脾助运，消食化滞	
方剂应用	健脾丸（人参、白术、陈皮、麦芽、山楂、神曲、枳实）加减	
中成药应用	①健胃消食片：暴饮暴食所致食积 ②小儿胃宝丸：脾胃虚弱，饮食失节，乳食停滞所致积滞	
合理用药与用药指导	方剂	①小儿宜选用太子参，能补气生津；脾虚便溏者，可选用党参；麸炒白术，增强健脾作用；食积腹泻者也可选用土炒白术，长于补脾止泻；麸炒神曲、炒麦芽、炒山楂，长于消食健胃；食积腹泻者也可选用焦三仙，取其消食止泻之功；麸炒枳实，缓和峻烈之性，长于消积除痞 ②反酸烧心者山楂用量不宜过大 ③水煎温服，每日 2 ～ 3 次，餐后服用
	中成药	食积内热者慎用小儿胃宝丸

三、健康指导

1. 饮食应易消化，且营养丰富。避免贪凉饮冷、过食油腻与煎炸食品。

2. 伤食积滞患儿应暂时控制饮食，给予药物调理，积滞消除后逐渐恢复正常饮食。平时注意调节饮食，乳食要定时定量，少吃零食，纠正偏食、挑食。根据小儿生长发育需求，按由少到多、由稀到稠、由一种到多种，循序渐进地添加相适应的辅食，避免过多、过杂。

第二节　厌　食

一、概　述

厌食，是指脾胃受纳运化功能失常所致的疾病，以较长时间厌恶进食，食量减少为临床特征。西医学的厌食症可参考此内容辨证论治。

厌食的辨证重在区别以脾的运化功能改变为主，还是以脾胃气阴不足为主。脾失健运证除厌食外，其他症状不多，无明显虚象；脾胃气虚证伴面色少华、形体偏瘦等气虚征象；脾胃阴虚证伴口舌干燥、食少饮多等阴虚征象。若因症状不多而辨证困难时，可重点从舌象分析证候。临床治疗，采用运脾、健脾、养胃之法，分别论治。对于小儿，需注意宜以轻清之剂解脾气之困，拨清灵脏气以恢复转运之机，俾脾胃调和，脾运复健，则胃纳自开。消导不宜过峻，燥湿不宜过寒，补益不宜呆滞，养阴不宜滋腻，以免损脾碍胃，影响纳运。

二、辨证论治

（一）脾失健运证

表 9–3　脾失健运证

<table>
<tr><th colspan="2">要　点</th><th>内　容</th></tr>
<tr><td colspan="2">症　状</td><td>食欲不振，厌恶进食，食而乏味，或伴胸脘痞闷，嗳气泛恶，偶尔多食则脘腹饱胀，大便不调，形体尚可，精神如常。舌淡红，苔薄白或薄腻，脉尚有力</td></tr>
<tr><td colspan="2">治　法</td><td>调和脾胃，运脾开胃</td></tr>
<tr><td colspan="2">方剂应用</td><td>不换金正气散（陈皮、苍术、厚朴、草果、半夏、甘草、藿香、生姜、大枣）加减</td></tr>
<tr><td colspan="2">中成药应用</td><td>①健儿消食口服液：脾胃虚弱、运化失调所致厌食
②复方消食茶：脾失健运，乳食停滞所致厌食</td></tr>
<tr><td rowspan="2">合理用药与用药指导</td><td>方剂</td><td>①米泔水制苍术，缓和燥烈之性，长于燥湿健脾，亦可选用麸炒苍术，增强健脾和胃作用；选用姜厚朴，可增强宽中和胃作用；姜草果仁，以增强温胃止呕作用；选用姜半夏，加强降逆止呕作用；选用炙甘草，补脾益气
②生半夏有毒，炮制后用量亦不可过大，《中国药典》规定其使用剂量为每日 3 ～ 9g
③煎法服法：水煎温服，每日 2 ～ 3 次，餐前服用。方中草果需要捣碎后入煎；大枣需要破开或去核后入煎</td></tr>
<tr><td>中成药</td><td>①健儿消食口服液含有黄芪，能益卫固表，含有黄芩、麦冬，有一定的清热作用，可用于兼有手足心热、自汗者。复方消食茶含有薏苡仁、小槐花等，偏于健脾利湿，可用于兼有便溏者
②胃阴不足者慎用</td></tr>
</table>

（二）脾胃气虚证

表 9–4 脾胃气虚证

要 点	内 容	
症 状	不思进食，食不知味，**神倦多汗**，大便溏薄夹不消化食物，**面色少华，形体偏瘦，肢倦乏力**。舌淡，苔薄白，脉缓无力	
治 法	**健脾益气，佐以助运**	
方剂应用	异功散（人参、白术、茯苓、陈皮、甘草）加减	
中成药应用	①**参苓白术散**：脾胃气虚，升降失司所致纳呆 ②**启脾丸**：脾胃虚弱，水谷不运，饮食不清所致纳呆	
合理用药与用药指导	方剂	①人参可选用太子参，能补气生津；脾虚便溏者，可选用党参。麸炒白术，增强健脾作用；或选用土炒白术，长于补脾止泻。**炙甘草**，取其益气补中之效 ②原方各药剂量均等 ③水煎温服，每日 2 ～ 3 次，餐前服用
	中成药	①启脾丸可用于厌食兼食滞明显者 ②湿热内蕴者慎用参苓白术散和启脾丸 ③不建议将参苓白术散与四君子丸同时使用，不建议将启脾丸与四君子丸、大山楂丸同时使用，因皆属重复用药

（三）脾胃阴虚证

表 9–5 脾胃阴虚证

要 点	内 容	
症 状	不思进食，食少饮多，**皮肤失润，大便偏干**，小便短黄，甚或烦躁少寐，**手足心热**。**舌红少津，苔少或花剥，脉细数**	
治 法	**滋脾养胃，佐以助运**	
方剂应用	**养胃增液汤**（石斛、乌梅、沙参、玉竹、白芍、甘草）加减	
中成药应用	**儿宝颗粒**：脾胃虚弱、胃阴不足所致厌食	
合理用药与用药指导	方剂	①选用干石斛，长于清热生津，也可选用鲜石斛；乌梅、白芍、甘草宜生用；选用北沙参，善于益胃生津，滋阴力强 ②鲜石斛，用量可加大到 15 ～ 30g；反酸烧心者乌梅用量不宜过大 ③水煎温服，每日 2 ～ 3 次，餐前服用。石斛需先煎；若使用鲜石斛，可榨汁，药渣与群药同煎，药汁兑服
	中成药	食积内热厌食者慎用儿宝颗粒

三、健康指导

1. 根据不同年龄给予富含营养，易于消化，品种多样的食品。少食肥甘厚味、生冷坚硬等不易消化食物，鼓励多食蔬菜及粗粮。纠正不良饮食习惯，不偏食、挑食，不强迫进食，饮食定时定量，荤素搭配。先从小儿喜欢的食物着手，来诱导开胃，暂时不要考虑营养价值，待其食欲增进后，再按营养的需要供给食物。对病后胃气刚刚恢复者，要逐渐增加饮食，切勿暴饮暴食而致脾胃复伤。饭菜多样化，讲究色香味，以促进食欲。

2. 加强精神调护，保持良好情绪。

第三节　鼻　渊

一、概　述

鼻渊，是以鼻流浊涕，量多不止为主要特征的鼻病。西医学的急、慢性鼻窦炎，鼻息肉，腺样体肥大等疾病有上述表现者，均可参考此内容辨证论治。

鼻渊的辨证主要辨新久、分虚实。新病，起病急，病程短，以实证多见，多由外邪侵袭，导致肺、脾胃、肝胆的病变而发病，可见肺经风热证、胆腑郁热证、脾胃湿热证等。邪盛迁延，伤及正气，可致实中夹虚，易患感冒，反复发作。久病，病程长，缠绵难愈，多属虚证，或虚中夹实，多因邪毒久蕴，凝聚鼻窍，伤及肺脾而致，可见肺气虚寒和脾气虚弱。新病治疗以通窍、清热、祛湿为主，辨别病位所在，重在调和肺、脾胃、肝胆等脏腑。久病慢性改变，又应注意益气或温补。

二、辨证论治

（一）风热蕴肺证

表 9-6　风热蕴肺证

要　点		内　容
症　状		鼻塞，**涕黄稠而量多**，嗅觉差，鼻黏膜红肿，可伴**头痛，发热**，汗出，胸闷，咳嗽、痰多。舌红，苔黄、**脉浮数**
治　法		**祛风清热宣窍**
方剂应用		**泻白散**（桑白皮、地骨皮、粳米、甘草）合**辛夷清肺饮**（辛夷、石膏、知母、栀子、黄芩、枇杷叶、升麻、百合、麦冬）加减
中成药应用		①**利鼻片**：风热蕴肺所致鼻渊 ②**鼻渊通窍颗粒**：邪热犯肺，肺失宣降，邪热循经上壅鼻窍而致鼻渊 ③**鼻渊片**：邪热犯肺，肺失宣降，邪热循经上壅鼻窍而致鼻渊 ④**鼻舒适片**：邪热犯肺，肺失宣降，邪热循经上壅鼻窍而致鼻渊
合理用药与用药指导	方剂	①桑白皮、甘草宜蜜炙；若患者平素脾胃较弱，可用炒栀子；石膏生用，长于清热泻火，除烦止渴 ②泻白散中桑白皮、地骨皮用量最大 ③水煎温服，每日 2 ～ 3 次，餐后服用。辛夷宜包煎，石膏宜先煎

（续表 9-6）

要　点		内　容
合理用药与用药指导	中成药	①儿童、孕妇、哺乳期妇女及肝肾功能不全者禁用鼻渊片；孕妇慎用利鼻片。外感风寒或肺脾气虚者慎用利鼻片，且本品含有细辛、苍耳子，不宜过量、久用。脾虚腹胀者及运动员慎用鼻渊通窍颗粒 ②鼻舒适片可能具有的药物不良反应包括：少数可见嗜睡、乏力、胸闷、咽喉痛，心悸或皮肤瘀斑等；少数出现药物性过敏反应，如瘙痒、皮疹、胃肠道过敏反应，甚至出现血常规改变；个别使用后不出现困倦感，而有中枢兴奋症状，甚至可能诱发癫痫。新生儿或早产儿、癫痫患者、接受单胺氧化酶抑制剂治疗的患者、对本品高度过敏者禁用。胃溃疡患者宜饭后服用，用药期间不宜驾驶车辆，操作机器及高空作业

（二）胆经郁热证

表 9–7　胆经郁热证

要　点	内　容
症　状	脓涕量多，色黄或黄绿，或有臭味，鼻塞重，嗅觉差，鼻黏膜红赤。伴头痛较剧，口干，咽干，目眩，耳鸣，耳聋，寐少梦多，烦躁易怒，小便黄赤。舌质红，舌苔黄或腻，脉弦数
治　法	清胆泄热通窍
方剂应用	龙胆泻肝汤（龙胆、栀子、黄芩、泽泻、木通、车前子、当归、柴胡、生地黄、甘草）加减
中成药应用	①鼻渊舒胶囊：胆腑郁热所致鼻渊 ②藿胆丸：湿浊内蕴，胆经郁火所致鼻渊 ③胆香鼻炎片：胆失疏泄，气郁化火，胆火循经上犯，移热于脑，伤及鼻窍所致鼻渊
合理用药与用药指导	①孕妇禁用上述中成药 ②肺脾气虚、气滞血瘀者慎用鼻渊舒胶囊，且本品含有细辛、苍耳子、不宜过量、久用。脾虚便溏者慎用藿胆丸

三、健康指导

1. 鼻渊患者注意清洁鼻腔，去除积留的鼻涕，保持鼻道通畅，可让患者多做低头、侧头运动，以利窦内涕液排出。注意擤鼻方法，鼻塞甚者，不可强行擤鼻，以免邪毒逆入耳窍，导致耳窍疾病。急性者适当休息，注意营养，禁食辛辣刺激食物，戒除烟酒。

2. 对本病应积极、及时地治疗，以免使急性转为慢性，迁延日久难愈，或变生它疾。平时注意锻炼身体，增强体质，预防感冒，积极治疗邻近器官的疾病；注意劳动保护，工作环境粉尘多者，应戴口罩。

第四节　口　疮

一、概　述

口疮是以唇、颊、舌、上腭等处黏膜发生黄白色溃烂点，且灼热疼痛为主要特征的疾病。西医学的复发性口疮、复发性阿弗他口炎、复发性口腔溃疡等有上述表现者均可参考此内容辨证论治。

口疮辨证分为实证与虚证两类。实证多见心脾积热证，多由于平素过食辛辣厚味或嗜饮醇酒，复感风、火、燥邪，或五志化火而致，以口疮色红灼痛为主要特征。虚证多见脾肾阳虚证，常易反复发作，以口疮色白或暗，缠绵难愈为主要特征。临床治疗，实证宜清热泻火为主，虚证宜温补敛疮为主。

二、辨证论治

（一）心脾积热证

表 9-8　心脾积热证

要　点		内　容
症　状		口腔黏膜溃疡，灼痛明显，常因过食煎炒辛辣或少寐而发，伴口渴心烦、失眠、小溲短黄、大便秘结；检查见口腔黏膜表面有黄白色假膜，周边红肿。舌红，苔黄或腻，脉数有力
治　法		清心泻脾，消肿止痛
方剂应用		凉膈散（大黄、朴硝、栀子、黄芩、连翘、薄荷、竹叶、甘草）加减
中成药应用		①牛黄清胃丸：心胃火盛，熏蒸上焦，上攻于口所致的口疮 ②导赤丸：心经热盛，心火循经上炎所致口疮
合理用药与用药指导	方剂	①大黄、黄芩宜酒制；宜用薄荷叶，清头目、利咽喉；甘草宜生用，取清热解毒之效 ②若患者脾虚体弱，可适当减少用量 ③水煎温服，每日 2 ～ 3 次，餐后服用。芒硝，一般不入煎剂，待汤剂煎得后，溶入汤液中服用
	中成药	①孕妇禁用 ②阴虚火旺者、老人、儿童及素体脾胃虚寒者慎用；脾虚便溏者及体弱年迈者慎用

（二）脾肾阳虚证

表 9-9　脾肾阳虚证

要　点	内　容
症　状	口疮疼痛较轻，久难愈合，伴倦怠乏力，腰膝或少腹以下冷痛，小便清；检查见口疮色白或暗，周边淡红或不红。舌淡，苔白，脉沉迟

（续表 9-9）

要　点	内　容
治　法	温肾健脾，化湿敛疮
方剂应用	附子理中丸（人参、白术、甘草、干姜、附子）合金匮肾气丸（附子、桂枝、熟地黄、山药、茯苓、山茱萸、泽泻、丹皮）加减
中成药应用	临床上可选择附子理中丸、金匮肾气丸辅助治疗
合理用药与用药指导	①孕妇禁用金匮肾气丸，慎用附子理中丸 ②大肠湿热泄泻者不宜使用附子理中丸；湿热壅盛、风水泛滥水肿者不宜用金匮肾气丸

三、健康指导

1. 服用中药汤剂，实证者宜稍凉服；虚证者温服，缓缓含服，达到局部治疗作用。戒烟酒。饮食宜甘淡流质和软食。实证口疮饮食宜清淡，勿食咸及偏热性食物，不宜吃鱼腥类，忌辛辣、煎炸、膏粱厚味。阳虚者忌生冷。

2. 对情志不遂，心火上炎，加重口疮病情者，要开导患者忌忧思、恼怒，以免加重病情。口疮溃疡面大疼痛较甚者，宜卧床休息。实证患者室温宜偏低，虚证者室内宜偏暖，头面部防风、寒邪直袭。保持口腔清洁，定时漱口。注意身心健康，增强体质。生活起居有常，避免过劳。注意口腔清洁，经常用淡盐水漱口。

第五节　咽喉肿痛

一、概　述

咽喉肿痛是以咽痛或咽部不适感，或咽部红肿为主要特征的咽喉部疾病。西医学的感冒、扁桃体炎、百日咳、咽喉炎等有咽喉肿痛者均可参考此内容辨证论治。

咽喉肿痛的辨证有风热、实火、虚火之分。风热多由外感六淫所致，邪在卫表，故病程较短，病情较轻。若失治、误治，或肺胃邪热壅盛，则出现火毒上攻之证候，病情转重。虚火多以患者素体肺肾阴虚、津液不足为本，复以五志化火、嗜食烟酒辛辣，或长期受化学气体、粉尘等刺激诱发，易反复发作。基本治法为清利咽喉、消肿止痛，在表者宜疏风解表；火毒者宜泻火解毒；虚火者宜滋补肺肾。

二、辨证论治

（一）风热外袭证

表 9–10　风热外袭证

<table>
<tr><th>要　点</th><th colspan="2">内　容</th></tr>
<tr><td>症　状</td><td colspan="2">咽部疼痛，逐渐加重，吞咽或咳嗽时疼痛加剧，咽部红肿，颌下有臖核；伴见发热恶风，头痛，咳嗽痰黄。舌质红，苔黄，脉浮数</td></tr>
<tr><td>治　法</td><td colspan="2">疏风清热，消肿利咽</td></tr>
<tr><td>方剂应用</td><td colspan="2">疏风清热汤（荆芥、防风、牛蒡子、甘草、金银花、连翘、桑白皮、赤芍、桔梗、黄芩、天花粉、玄参、浙贝母）加减</td></tr>
<tr><td>中成药应用</td><td colspan="2">①清咽利膈丸：外感风邪，脏腑积热所致咽喉肿痛
②金嗓开音丸：风热邪毒内袭，上犯咽部所致咽喉肿痛
③复方鱼腥草片：风热外侵，肺经蕴热，邪热攻冲咽喉而致咽喉肿痛</td></tr>
<tr><td rowspan="2">合理用药与用药指导</td><td>方剂</td><td>①桑白皮、牛蒡子、甘草、荆芥宜生用；患者平素便溏，则可选择炒牛蒡子；选用浙贝母，长于清肺化痰
②牛蒡子滑肠，脾胃虚弱或便溏者慎用。桔梗用量大易致恶心不适
③水煎温服，每日 2 ～ 3 次，餐后服用</td></tr>
<tr><td>中成药</td><td>①孕妇禁用清咽利膈丸
②老人、儿童及虚火喉痹、脾胃虚弱者慎用；虚火喉痹、喉喑者慎用金嗓开音丸；虚火喉痹、乳蛾者慎用复方鱼腥草片</td></tr>
</table>

（二）火毒上攻证

表 9–11　火毒上攻证

<table>
<tr><th>要　点</th><th colspan="2">内　容</th></tr>
<tr><td>症　状</td><td colspan="2">咽喉疼痛红肿，吞咽困难，咽喉如鲠，咽部红肿明显，颌下有臖核、压痛，伴发热，口渴喜饮，头痛剧烈，小便短赤，大便秘结。舌质红，苔黄，脉数有力</td></tr>
<tr><td>治　法</td><td colspan="2">泄热解毒，利咽消肿</td></tr>
<tr><td>方剂应用</td><td colspan="2">清咽利膈汤（玄参、升麻、桔梗、甘草、茯苓、黄连、黄芩、牛蒡子、防风、芍药）加减</td></tr>
<tr><td>中成药应用</td><td colspan="2">①板蓝根颗粒：火毒炽盛，上灼于咽而致咽喉肿痛
②六神丸：热毒炽盛，上灼咽喉所致咽喉肿痛</td></tr>
<tr><td rowspan="2">合理用药与用药指导</td><td>方剂</td><td>①黄芩宜炒，偏于清热泻火；黄连宜酒制，引药上行，善清头目之火；牛蒡子宜炒用，长于解毒透疹，利咽散结，化痰止咳；甘草宜生用，以清热解毒
②桔梗可能导致恶心呕吐，若患者平时脾胃虚弱，用量宜小
③水煎温服，每日 2 ～ 3 次，餐后服用</td></tr>
<tr><td>中成药</td><td>①阴虚火旺者、老人及素体脾胃虚弱者慎用板蓝根颗粒和六神丸
②六神丸含蟾酥、雄黄等有毒物质，不宜过量、久用</td></tr>
</table>

（三）虚火上炎证

表 9–12　虚火上炎证

<table>
<tr><th>要　点</th><th colspan="2">内　容</th></tr>
<tr><td>症　状</td><td colspan="2">咽部干燥，微痛，干痒，灼热，有异物感，干咳少痰，或痰中带血；或伴颧红潮热，耳鸣多梦。舌红，苔少，脉细数</td></tr>
<tr><td>治　法</td><td colspan="2">滋阴降火，清肺利咽</td></tr>
<tr><td>方剂应用</td><td colspan="2">养阴清肺汤（玄参、甘草、白芍、麦冬、生地、薄荷、贝母、丹皮）或知柏地黄丸（知母、黄柏、生地、山药、茯苓、泽泻、丹皮、山茱萸）加减</td></tr>
<tr><td>中成药应用</td><td colspan="2">①知柏地黄丸：因素体阴虚或热伤津液，虚火上炎，熏灼咽喉所致咽喉肿痛
②金参润喉合剂：肺胃阴虚，虚火上炎，熏灼咽喉所致咽喉肿痛
③玄麦甘桔含片：热病伤阴，阴虚火旺，虚火上炎，熏灼咽喉所致咽喉肿痛</td></tr>
<tr><td rowspan="2">合理用药与用药指导</td><td>方剂</td><td>①甘草宜生用，长于清热解毒，祛痰止咳；白芍宜炒，以养血和营，敛阴止汗为主；川贝母，长于清润止咳；知母、黄柏宜盐制
②养阴清肺汤原方中生地用量最大
③水煎温服，每日 2 ～ 3 次，餐后服用</td></tr>
<tr><td>中成药</td><td>气虚发热及实热、感冒、脾虚便溏及气滞中满者慎用知柏地黄丸；风热或风寒喉痹者慎用金参润喉合剂；风热喉痹、乳蛾者慎用玄麦甘桔含片</td></tr>
</table>

三、健康指导

1. 平素宜少食煎炒和刺激性的食物。多服用富有营养，以及有清润作用的食物，如萝卜、马蹄等。平时注意适当多饮水。

2. 注意休息，减少操劳，以免引起虚火上炎。减少或避免过度发音讲话等。减少烟酒及其他粉尘刺激。

第六节　耳鸣耳聋

一、概　述

耳鸣，是指患者自觉耳内鸣响，如闻蝉声，或如潮声；耳聋，是指不同程度的听觉减退，甚至消失。耳鸣可伴有耳聋，耳聋亦可由耳鸣发展而来。西医的耳科病变（如中耳炎、鼓膜穿孔）、急性热性传染病（如猩红热、流行性感冒）、颅内病变（如脑肿瘤、听神经瘤）、药物中毒以及高血压、梅尼埃病、贫血、神经衰弱等疾病出现耳鸣耳聋症状均可参考此内容辨证论治。

耳鸣耳聋辨证主要在于辨虚实、辨脏腑。突发性耳鸣耳聋多属实证，包括风热侵袭、肝火上扰等，外感所致者病位在肺卫，内伤所致者病位在肝胆；渐进性耳鸣耳聋多属虚证，包括肾精亏虚、脾胃虚弱等，病位在肾与脾胃。实证治法以通窍、清热、泻火为主，及时采用中西医结合治疗效果更好；虚证则以补肾、健脾、通窍为主。

二、辨证论治

（一）风热侵袭证

表 9–13　风热侵袭证

要　点	内　容
症　状	耳鸣或耳聋突然发生，如吹风音，昼夜不停，耳部胀闷不适，或耳内作痒，听力下降，伴有发热恶寒，鼻塞流涕，咽痒咳嗽。舌质红，苔薄黄，脉浮数
治　法	疏风清热，宣肺利窍
方剂应用	银翘散（金银花、连翘、薄荷、荆芥、淡豆豉、牛蒡子、桔梗、淡竹叶、甘草）加减
中成药应用	临床上可选择银翘解毒丸辅助治疗

（二）肝火上扰证

表 9–14　肝火上扰证

要　点	内　容
症　状	耳鸣或耳聋突然发生，如闻潮声，或如雷鸣，时轻时重，多随情绪而波动，伴有头痛眩晕，面赤目赤，口苦咽干，烦躁，或夜寐不安，大便秘结。舌质红，苔黄，脉弦数
治　法	清肝泻火，开郁通窍
方剂应用	龙胆泻肝汤（龙胆草、栀子、黄芩、木通、泽泻、车前子、柴胡、甘草、当归、生地）加减
中成药应用	①龙胆泻肝丸（水丸）：肝胆湿热，肝火上扰所致耳鸣耳聋 ②通窍耳聋丸：肝经热盛所致耳鸣耳聋 ③泻青丸：肝胆火盛，循经上扰耳窍所致耳鸣耳聋
合理用药与用药指导	①龙胆泻肝丸与泻肝安神丸不宜同时使用，属重复用药 ②孕妇禁用泻青丸，过敏体质慎用。脾胃虚寒者及孕妇慎用通窍耳聋丸

（三）肾精亏损证

表 9–15　肾精亏损证

要　点	内　容
症　状	耳鸣或耳聋久发，耳鸣如蝉，昼夜不息，安静时尤甚，听力逐渐下降，伴有腰膝酸软，头晕目眩，或虚烦失眠，夜尿频多。舌淡红，少苔，脉细弱
治　法	补肾填精，滋耳复聪
方剂应用	耳聋左慈丸（磁石、熟地、山药、茯苓、泽泻、丹皮、山茱萸、竹叶、柴胡）加减
中成药应用	耳聋左慈丸：肝肾阴虚所致耳鸣耳聋

（续表 9-15）

要　点		内　容
合理用药与用药指导	方剂	①磁石宜煅用，长于聪耳明目，补肾纳气；熟地长于滋阴养血，益精填髓 ②原方中熟地黄用量最大，且性质滋腻，易妨碍消化，故脾胃虚弱、中满便溏、气滞痰多者慎用，或酌情减量 ③水煎温服，每日 2 ～ 3 次，餐后服用
	中成药	痰瘀阻滞者慎用耳聋左慈丸

（四）脾胃虚弱证

表 9-16　脾胃虚弱证

要　点		内　容
症　状		耳鸣或耳聋日久，耳鸣声低，**每遇疲劳加重**，伴有**倦怠乏力**，头晕目眩，**纳差便溏**，或失眠健忘，面色无华。舌质淡，苔白，脉细弱或沉弱
治　法		**健脾益气，聪耳通窍**
方剂应用		**益气聪明汤**（黄芪、甘草、芍药、黄柏、人参、升麻、葛根、蔓荆子）加减
中成药应用		可选用补中益气丸辅助治疗
合理用药与用药指导	方剂	①宜用生晒参，功偏补气生津；甘草、升麻宜蜜炙；黄柏酒制，缓和寒性，引药上行；炒蔓荆子，长于升清阳之气，祛风止痛 ②水煎温服，每日 2 ～ 3 次，餐后服用；人参另煎兑服，也可研粉吞服，一次 2g，一日 2 次
	中成药	阴虚内热者慎用补中益气丸，且不宜与感冒药同时服用

三、健康指导

1. 以清淡、富含营养、易消化饮食为主，可多吃新鲜蔬菜、水果及富含维生素的食物；忌烟酒、浓茶、咖啡等刺激性强的食物。脾虚患者尤要注意饮食调理。

2. 按中医传统，从饮食、情志、起居等方面加以注意十分必要。对肝火而致耳鸣耳聋者尤要注意精神调理，使其心情舒畅。对肾虚耳鸣耳聋者，尤要注意养息及减少房劳，减少温燥食物。因耳鸣多于夜间更甚，令人心烦，妨碍睡眠，故睡前用热水洗脚，有引火归元的作用，可减轻耳鸣症状。养成良好的生活习惯，劳逸结合，劳累、通宵不睡觉、紧张、吸烟、喝酒等都对耳有很大影响，应避免。对于重度耳聋的患者，要注意交通安全。

第十章 民族医药基础知识

知识导图

民族医药基础知识
- 藏医药基础知识
- 蒙医药基础知识
- 维吾尔医药基础知识

第一节 藏医药基础知识

一、藏医基础知识

表 10-1 藏医基础知识

要 点	内 容
五元学说	五元即土、水、火、风、空五种物质元素。五元各自具有不同的属性和功能。土元“沉、稳、坚、黏”，功能持载和固定，是万物产生和存在的基础；水元“重、寒、湿、润”，功能湿润和聚拢，能使万物滋润和聚拢成形；火元“热、轻、锐、腻”，功能温和与熟腐，能使万物产生温热和促使成熟；风元“轻、动、糙、燥”，能使万物运动和保持干燥；空元“空、虚”，能为万物运动和生长提供空间
三因学说	三因即隆、赤巴、培根三种因素。三因学说以三种因素的属性、功能、生克制约关系解释人体生理、病理及治疗机制等医学内容。三因源于五元，“隆”与五元中的“风”相同；“赤巴”为火；“培根”，“培”为水，“根”为土，与水、土两元相同
阴阳（寒热）学说	阴与阳代表两种既对立又统一，相互关联而又矛盾的事物或现象。藏医学中“阴阳”概念多以寒、热，日、月，水、火，强、弱，峻、缓，动、静等意思相对的名词来表述，尤其是以寒、热来表述的更多，几乎成了阴阳的代名词
治疗原则	藏医治疗原则，是以五元学说和三因学说为理论指导，建立在整体观和辨证论治理念之上的，包括总原则和具体治则 ①总原则：主要包括预防为主的原则，饮食起居为主的原则，治本为主、治标为次的原则，治主病为主、治并发症为次的原则等 ②具体治则：猫逮老鼠、山顶插旗、驱马入道、白鹭叼鱼、狭路逢敌、登梯高攀、勇士歼敌、调节仇杀、牛羊负驮
治疗方法	有平息法、补益法、消散法、汗法、油疗法、泻下法、药浴法、擦涂法、手术法、催吐法、滴鼻法、缓导泻法、峻导泻法、利尿法、罨敷法、金针穿刺法、放血疗法、火灸等 18 种

二、藏药基础知识

（一）藏药理论

表 10–2　藏药理论

要　点	内　容	
藏药与五元	土元为药物生长之本源，水元为药物生长的湿能，火元为药物生长的热源，风元为药物生长的动力，空元为药物生长提供空间，五元缺一不可	
药物的六味、八性、十七效	六　味	甘、酸、咸、苦、辛、涩。药物气味由药物中的五元所决定
	八　性	重、腻、凉、钝、轻、糙、热、锐。八性源于五元，其中土元偏盛药物性能则重、腻；水元偏盛药物性能则凉、钝；火元偏盛药物性能则热、锐；风元偏盛药物性能则轻、糙
	十七效	柔、重、温、腻、稳、寒、钝、凉、软、稀、燥、干、热、轻、锐、糙、浮。十七效源自五元，其中重、稳、温、钝、柔、腻六效源自五元中的土元；热、锐、干、轻、燥五效源自火元；凉、稀、软三效源自水元；寒、糙、浮三效源自风元

（二）配　伍

表 10–3　配　伍

要　点	内　容	
方　法	概　述	根据上述药物六味、八性、十七效理论，藏医在配方时形成按味、性、效配伍的方法
	按味配方	共计 57 种配伍法
	按性效配方	将性、效相同或相近的药味配伍到一个方剂中，或将与疾病性质相反的一类性效药物配伍于一个方剂中，谓之按性效配方，相当于中医相须法
	按化味配方	将化味相同的药物配伍在一起，谓之按化味配方
原　则	①君、臣、佐、使配伍原则 ③加减原则	②找温和的配伍原则 ④寒、热药性分别配伍的原则

（三）剂　型

藏药的剂型主要有汤剂、散剂、丸剂、糊剂、酥油丸、灰丹剂、膏剂、药酒、胶囊等。

（四）部分重要常用方剂简介

表 10–4　部分重要常用方剂简介

藏成药	功能与主治
七十味珍珠丸	安神，镇静，通经活络，调和气血，醒脑开窍。用于“黑白脉病”“龙血”不调；中风、瘫痪、半身不遂、癫痫、脑溢血、脑震荡、心脏病、高血压及神经性障碍

第10章

（续表 10-4）

要　点	内　容
二十五味松石丸	清热解毒，疏肝利胆，化瘀。用于肝郁气滞，血瘀，肝中毒，肝痛，肝硬化，肝渗水及各种急、慢性肝炎和胆囊炎
二十五味珊瑚丸	开窍，通络，止痛。用于“白脉病”，神志不清，身体麻木，头晕目眩，脑部疼痛，血压不调，头痛，癫痫及各种神经性疼痛
六味安消散	和胃健脾，消积导滞，活血止痛。用于脾胃不和，积滞内停所致的胃痛胀满、消化不良、便秘、痛经
仁青芒觉	清热解毒，益肝养胃，明目醒神，愈疮，滋补强身。用于自然毒、食物毒、配制毒等各种中毒症；“培根木布”，消化道溃疡，急慢性胃肠炎，萎缩性胃炎，腹水，麻风病等
仁青常觉	清热解毒，调和滋补。用于“隆、赤巴、培根”各病，陈旧性胃肠炎、溃疡，“木布”病，萎缩性胃炎，各种中毒症；梅毒，麻风，陈旧热病，炭疽，疖痛，干黄水，化脓等
坐珠达西	疏肝，健胃，清热，愈溃疡，消肿。用于“木布”病，胃脘嘈杂，吐泻胆汁，急腹痛及陈旧内科疾病，水肿等
七味红花殊胜丸	清热消炎，保肝退黄。用于新旧肝病，巩膜黄染，食欲不振等
五味渣驯丸	清肝热，利胆退黄。用于肝炎、肝肿大等
二十五味小叶莲丸	祛风镇痛，调经血。用于妇女血症，风症，子宫虫病，小腹疼痛，月经不调等
洁白丸	健脾和胃，止痛止吐，分清泌浊。用于胸腹胀满，胃脘疼痛，消化不良，呕逆泄泻，小便不利
大月晶丸	消炎解毒，和胃止酸，消食化痞
萨热十三味鹏鸟丸	消炎止痛，通经活络，醒脑开窍。用于中风，“白脉病”引起的口眼歪斜，麻木瘫痪，脉管炎，腱鞘炎，四肢关节不利，麻风等
三十五味沉香丸	清瘟泻热，宽胸益肺，祛风通痹
十三味菥冥丸	清热，通淋，消炎止痛。用于淋病，膀胱炎等
降脂丸	清血除脂。用于高脂血症
二十九味能消散	祛寒化痞，消食，调肝益肾。用于食积不化，肠病，中毒，肝病，子宫病，胃肠痞病，胆痞病，风寒引起的痞瘤等
十一味金色丸	清热解毒，化瘀。用于胆囊痞肿，巩膜黄染，消化不良，中毒症。对黄疸性肝病疗效最佳
十味黑冰片丸	温胃消食，破积利胆。用于龙病，食积不化，恶心，培根痞瘤，胆囊炎，胆结石及黄疸

（续表 10-4）

要　点	内　容
八味沉香散	**清心热，养心，安神，开窍**。用于热病攻心，神昏谵语；冠心病，心绞痛
志嘎汗散	清热解毒，消炎。用于**小儿流感、脑炎**等
五味麝香丸	清热解毒，凉血消肿。用于血热毒盛，小儿疖疮，痈毒，咽喉肿痛，口舌生疮，牙龈出血，痄腮

第二节　蒙医药基础知识

一、蒙医基础知识

表 10-5　蒙医基础知识

要　点	内　容
三　根	**"赫依""希日""巴达干"为三根**，是人体的本基。其中，"赫依"属五元之气，中性，是生命活动（包括语言思维）动力的支配者；"希日"属五元之火，是机体阳或热能的基物；"巴达干"属五元之土和水，是机体阴或寒性的基物
七　素	又称七精。**分别为精华、血、肉、脂、骨、髓及红或白精，是机体的构成物质**。七素与三根之间有着互依互养的关系，当三根变态时，体征表现在七素，反之七素反常时，三根失常或其平衡受到破坏
三　秽	**稠、稀、汗等三种排泄物**，是七素生化过程中的产物，对诊治疾病有重要参照意义

二、蒙药基础知识

（一）蒙药理论

表 10-6　蒙药理论

要　点	内　容
药　味	药物有不同的味道，蒙药有六种药味，即甘、酸、咸、苦、辛、涩
药　力	用阴阳学说高度归类繁多的药性，即寒性或者热性为药力
药　能	也称药效能。是药物去克制三根之 20 种特性的效能名称。共有 17 个，称作"十七效"
药物功能	药物作用于人体所产生的治疗效果为药物功能

（二）蒙医配伍

表 10-7　蒙医配伍

要　点	内　容
组方依据	组方选药时所遵循的依据如下： ①依据药味配组

（续表 10-7）

要　点	内　容
组方依据	②依据药物功能配组 ③依据药物化味配组
组方准则	包括方剂组成、各组成数量和药量比例等

（三）传统剂型

蒙药的传统剂型有汤剂（汤散）、散剂、丸剂、膏剂、灰剂、油剂。还有搅全剂与酒剂。

（四）用药方法

蒙医有口服、外敷、外涂、洗、泡、漱、熏、吸、喷、灌肠、腔内滴等用药方法。口服最为多用，是蒙医传统用药的主要途径。“服药十则”，见表 10-8。

表 10-8　服药十则

要　点	内　容
早晨空腹服	治疗寒证及驱虫药
食前服	补养或下清“赫依”（通便、通经）药
食间服	上行“赫依”（理气）药
食药交替服	司命“赫依”（镇静）药
不定期服	平喘、祛痰或催吐药
与食混服	止逆药
夹食服	止噎或开胃药（饭前饭后各一半）
睡前服	治“巴达干”病或毒剧麻药及催眠药

（五）用药剂量

临床用药剂量应根据药物性质、剂型、病情轻重以及患者年龄、性别、体质等情况而定。

（六）用药禁忌

1. 妊娠用药禁忌：一般毒剧、刺激性药、峻烈泻剂和具有稀血（活血）、破痞功能的药，孕妇禁用；缓泻剂和具有利尿、活血化瘀功能的药，孕妇慎用。

2. 病证用药禁忌：一定要辨别病证的寒热性质，对热证忌热性、温性药；对寒证忌寒性、凉性药。

3. 老年、儿童用药禁忌：对老年、儿童一般禁用峻泻剂和内有草乌且味数少的制剂。

4. 饮食禁忌：蒙医认为浓茶、猪肉、山羊肉和荞麦等，为用药期间必忌之饮食。

第三节 维吾尔医药基础知识

一、维吾尔医基础知识

1. 爱日康（四大物质）学说：包括火、气、水、土四大元素。

2. 密杂吉（气质）学说：包括 8 种正常气质（热、湿、寒、干、干热、湿热、湿寒，干寒）和 8 种异常气质。

3. 合立体（体液）学说：包括 4 种正常体液（胆液质、血液质、黏液质、黑胆质）和 4 种异常体液。

4. 艾杂（器官）学说：包括三大支配器官（脑、心、肝）和主要被支配器官（肝、肺、胃、胆、肠、脾、肾）和次要被支配器官（骨骼、肌筋、韧带、腱膜、脂肪、皮肤、毛发、指甲）。

5. 库外提（力）学说：包括生命力、精神力（12 种）和自然力（7 种）。

6. 台比艾提（素质）学说：说明它是支配人体一切正常活动，如果出现异常能量及时纠正，从而能预防各种疾病的力量。

7. 艾非阿勒（形）与艾尔瓦（神）学说：说明形是人的年龄（老小）、体形（胖瘦）、性别（男女）等差别与健康和疾病的关系；说明神是输送 4 种体液和产生支配器官力量的力。

8. 赛艾提（健康）学说：说明健康必要的 8 种条件。

9. 买热孜（疾病）学说：包括气质失调型疾病（体液型及非体液型各 8 种）、形状改变型疾病、结构损伤型疾病三大类型及病级、病期、病危等。

10. 台西合斯（诊断）学说：包括七诊（除了望、闻、问、切以外，还有尿诊、便诊和痰诊），其中对脉诊、尿诊较为重视。

11. 波核浪（危象）学说：说明人体素质与疾病斗争的高潮时刻及其定义、种类、危象前后表现、危象发生日期、危象对疗效和预后的影响等。

12. 依拉吉（治疗）学说：包括治疗原则和治疗方法；治疗原则为调整失调气质，平衡失调体液，表根缓急，助防祛邪，七因制宜和及治防变。治疗方法又分为护理疗法、食物疗法、药物疗法和用手疗法。

二、维吾尔药基础知识

（一）维吾尔药理论

表 10–9 维吾尔药理论

要 点	内 容
药 性	维吾尔药的药性，系指根据药物作用于机体后发生的不同反应和疗效而决定的药物属性。又称为“药物的气质”“药物的性质”，简称药性。维吾尔医认为，药物的药性分为热、湿、寒、干四种，还有相当部分的药物具有混合的药物属性，即：干热、湿热、湿寒、干寒。还有一部分药物药性平和，称为“平”

（续表 10-9）

要点		内容
药性级别		维吾尔药药性的级别，是维吾尔药学中独有特色理论之一，是说明药物属性的强弱程度、分类等级和临床应用的学说。维吾尔医认为药物有强弱程度的差别。维吾尔医根据药物性质的强弱不同，将它分为四级，即：1、2、3、4 级。**1 级为药性最弱，4 级为药性最强。药性 4 级的药物大多数具有毒性**
药味	概述	维吾尔药的药味，是药物本身具有的一种能使舌面得到某种味觉的特性。它一般分为 9 种，即烈味、辛味、咸味、酸味、苦味、涩味、油味、甜味、淡味
	烈味	此味药物使舌感强烈，药味渗透迅速
	辛味	此味药物使舌感到辛辣、发燥，药味渗透较快
	咸味	此味药物使舌感到咸味、不烈、使舌发红，药味渗透较快
	酸味	此味药物使舌感到酸味、微烈，使舌迅速积液，药味渗透也较好
	苦味	此味药物使舌感到苦味、使舌面发燥、发硬
	涩味	此味药物使舌感到涩味、使舌面收敛，但不是苦味药那样发燥
	油味	此味药物使舌感到油腻味、使舌面润滑、变软、扩展感
	甜味	此味药物使舌感到甜味、使舌面保持原状、软润，而且使吸引力（加孜巴）处于向往的状态
	淡味	此味药物使舌感到淡味、使舌面保持原状、软润等，但是吸引力（加孜巴）处于不向往的状态
矫正药		维吾尔药学中独具特色的用药方法之一。系指某种药对某器官的疾病具有显著疗效，但对另一器官产生不良影响，甚至有害时，为了消除或矫正这一药物的不良反应的用药方法

（二）方　剂

表 10-10　方　剂

要点	内容
组成	维吾尔医为了达到以下几种目的和几种原因组成一定的方剂： ①为了降低某一药物的烈性或毒副作用，需加一些矫正药，组成一定的方剂 ②为了增强药物的药力和作用，组成方剂。即病情较重和复杂时，单味药无法纠正较重的病情，故根据病情需加一些有关药物，组成一定的方剂 ③起主要作用的药在到达目的并起到作用之前，有可能因某种原因减弱或甚至失去作用时，为了保持它的应有作用，提高它的到达能力，需加一些药物，组成一定的方剂 ④起主要作用的药有异味，会引起恶心或呕吐时，为了纠正其他的异味，需加一些药物组成一定的方剂 ⑤由于所用药物的来源有植物、动物和矿物，为了便于使用，组成一定的方剂 ⑥根据治病的需要，药物的性质，及其制作、保存和运输的要求，组成一定的方剂

（续表 10-10）

要　点	内　容
命　名	以主药名称命名、以所起的作用命名、以发明人的名称命名、以所治的疾病名称命名、以方剂口味命名、以方剂药性命名、以方剂的大小命名
用　量	维吾尔医方剂学中用一定的计算方法来计算和制定方剂的用量。如：为了治疗头晕由薰衣草、阿亚热吉排克拉、药西瓜、阿里红、戎盐等 5 味药组成某一方剂，要制定出该方剂的一次服用量，是将每一味药的一次用量相加，除以 5 即可；要制定出它的 5 次服用，将一次用量乘 5 即可。方剂中单味药的用量，虽然根据患者的具体情况可以加减使用，但是，维吾尔医古籍中的用量为经过千百年的验证，不宜随意改动。这些维吾尔医方剂古籍，具有一定的法定性和技术指导作用

（三）制剂和剂型

根据维吾尔药的性质和治疗的需求，维吾尔药制剂剂型分为四大类，即：膏状制剂、硬状制剂、散状制剂、液状制剂，详见图 10-1。

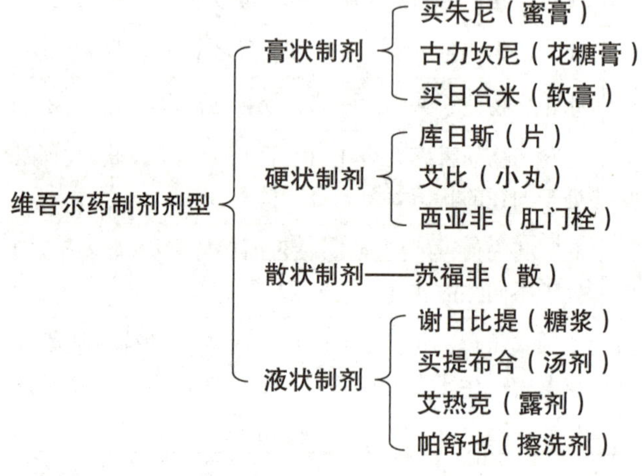

图 10-1　维吾尔药制剂剂型

第10章

第十一章 中药调剂和贮藏养护

知识导图

中药调剂和贮藏养护
- 中药处方
- 处方审核
- 处方调配、复核与发药
- 中药煎药
- 中药临方炮制和临方制剂加工
- 中药的质量变异
- 中药的贮藏与养护

第一节 中药处方

一、处方的概念

处方是医疗和药剂配制的重要书面文件。处方包含法定处方、协议处方和医师处方三大类。

二、中药处方格式

中药处方由三部分组成。

表 11–1 中药处方格式

要 点	内 容
前 记	包括医疗机构名称、费别，患者姓名、性别、年龄、门诊或住院病历号、科别或病区和床位号，中医临床诊断及开具日期等，并可添列特殊要求的项目。中医诊断，包括病名和证型（病名不明确的可不写病名），应填写清晰、完整，并与病历记载相一致
正 文	以 Rp 或 R（拉丁文 Recipe“请取”的缩写）标示，分列药品名称、数量、用量、用法，中成药还应当标明剂型、规格
后 记	医师签名或者加盖专用签章，药品金额以及审核、调配、核对、发药药师签名或者加盖专用签章

三、处方的常用术语

（一）与药名有关的术语

表 11–2　与药名有关的术语

要　点	内　容
炮制类	采用不同的方法炮制中药，可获得不同的作用和疗效。如酒蒸大黄，蜜炙麻黄，炒山药
修治类	修治是除去杂质和非药用部分，以洁净药材，保证其符合医疗需要。如远志去心，山茱萸去核，乌梢蛇去头、鳞片等
产地类	中药讲究道地药材，医师在药名前常标明产地。如怀山药、田三七、东阿胶、杭白芍、江枳壳、广藿香、建泽泻等
品质类	药材的品质优劣直接影响疗效，历代医家都非常重视药材的质量优劣，医师处方对药品质量提出了要求。如明天麻、子黄芩、左牡蛎、左秦艽、金毛狗脊、鹅枳实、马蹄决明、九孔石决明、净山楂等
采时、新陈类	药材的质量与采收季节密切相关，有的以新鲜者为佳，有的以陈久者为佳。医师处方对此也有不同要求。如绵茵陈（质嫩）、陈香橼、陈佛手、陈皮、嫩桂枝、鲜芦根、鲜茅根、霜桑叶等
颜色、气味类	药材的颜色和气味也与质量密切相关。如紫丹参、香白芷、苦杏仁等

（二）与调剂有关的术语

表 11–3　与调剂有关的术语

要　点	内　容
中药调剂	指调剂人员根据医师处方，按照配方程序和原则，及时、准确地调配和发放药剂的一项操作技术
饮片用量	一般以克（g）为单位，按干品重量计算，鲜品使用时，药品名称前要注明“鲜”
饮片常规用量	系指成人一日常用剂量，饮片用量的规定常规为一个数值范围，如黄芪 9 ～ 30g
脚　注	根据治疗的需要和饮片的性质，医师在开具饮片处方时会对某味药物的煎煮方式或用法提出简明要求，用简明的词语指示药剂人员在调剂时要采取特定的处理方法，是对饮片处方中某单味药的特殊医嘱。脚注的内容包含特殊调剂方法、保存方法、煎法、服法等

（三）与煎煮等有关的术语

1. 特殊煎服法：属特殊医嘱，常以脚注的形式进行标注说明，常见的有单包、配方用、先煎、后下、包煎、另煎、打碎、冲服、煎汤代水等。

2. 煎药量：儿童每剂一般煎至 100 ～ 300ml；成人每剂一般煎至 400 ～ 600ml。

3. 煎药方法。

四、处方调剂的流程

中药调剂流程一般可分为审方、计价、调配、复核和发药五个部分。

药师调剂处方时必须做到"四查十对"：查处方，对科别、姓名、年龄；查药品，对药名、剂型、规格、数量；查配伍禁忌，对药品性状、用法用量；查用药合理性，对临床诊断。

第二节　处方审核

一、处方审核的原则和要求

处方审核由具有药师以上专业技术职务任职资格的人员负责。在审方中必须注意以下几点。

1. 认真审查处方各项内容，包括处方前记、正文、后记是否清晰完整，并确认处方的合法性，对不规范处方或不能判定其合法性的处方不得调剂。对老年、妊娠期、儿童、肝肾功能异常等特殊人群的用药适宜性进行重点审核，如发现问题，应向处方医生或患者核对；

2. 药师审核处方后，认为存在用药不适宜时，如有用药不对证，妊娠禁忌、配伍禁忌、超剂量用药、超时间用药、服用方法有误、毒麻药使用违反规定等，应当告知处方医师，请其确认或者重新开具处方；

3. 药师发现严重不合理用药或者用药错误，应当拒绝调剂，及时告知处方医师，并应当记录，按照有关规定报告；

4. 处方一般当日有效，特殊情况下需延长有效期的，由开具处方的医师注明有效期，但最长不得超过 3 天；

5. 药师不应擅自涂改医师处方所列的药味、剂量、处方旁注等。

二、处方审核的主要内容

（一）中药处方规范性

1. 中药饮片处方的书写要求

（1）应当体现"君、臣、佐、使"的特点要求；

（2）名称应当按《中国药典》规定准确使用，《中国药典》没有规定的，应当按照本省（区、市）或本单位中药饮片处方用名与调剂给付的规定书写；

（3）剂量使用法定剂量单位，用阿拉伯数字书写，原则上应当以克（g）为单位，"g"（单位名称）紧随数值后；

（4）调剂、煎煮的特殊要求注明在药品右上方，并加括号，如打碎、先煎、后下等；

（5）对饮片的产地、炮制有特殊要求的，应当在药品名称之前写明；

（6）根据整张处方中药味多少选择每行排列的药味数，并原则上要求横排及上下排列整齐；

（7）中药饮片用法用量应当符合《中国药典》规定，无配伍禁忌，有配伍禁忌和超剂量使用时，应当在药品上方再次签名；

（8）中药饮片剂数应当以“剂”为单位；

（9）处方用法用量紧随剂数之后，包括每日剂量、采用剂型（水煎煮、酒泡、打粉、制丸、装胶囊等）、每剂分几次服用、用药方法（内服、外用等）、服用要求（温服、凉服、顿服、慢服、饭前服、饭后服、空腹服等）等内容；

（10）按毒麻药品管理的中药饮片的使用应当严格遵守有关法律、法规和规章的规定。

2. 中成药处方的书写要求

（1）按照中医诊断（包括病名和证型）结果，辨证或辨证辨病结合选用适宜的中成药；

（2）中成药名称应当使用经药品监督管理部门批准并公布的药品通用名称，医院中药制剂名称应当使用经省级药品监督管理部门批准的名称，备案的医院内传统中药制剂应当使用备案时的名称；

（3）用法用量应当按照药品说明书规定的常规用法用量使用，特殊情况需要超剂量使用时，应当注明原因并再次签名；

（4）片剂、丸剂、胶囊剂、颗粒剂分别以片、丸、粒、袋为单位，软膏及乳膏剂以支、盒为单位，溶液制剂、注射剂以支、瓶为单位，应当注明剂量；

（5）**每张中成药处方不得超过5种药品**，每一种药品应当分行顶格书写，药性峻烈的或含毒性成分的药物应当避免重复使用，功能相同或基本相同的中成药不宜叠加使用；

（6）中药注射剂应单独开具处方。

3. 饮片处方药味的规范用名——中药饮片的正名和别名

中药饮片正名是饮片的规范化名称，是以《中国药典》（现行版）和局、部颁《药品标准》或《炮制规范》（现行版）为依据。除正名以外的名称为别名。常见的饮片正名与相关别名见表11-4。

表11-4　常见的饮片正名与相关别名

正　名	别　名	正　名	别　名
丁　香	公丁香	竹　茹	淡竹茹、细竹茹、青竹茹、竹二青
儿　茶	孩儿茶	延胡索	元胡、玄胡索
三　七	田三七、参三七、旱三七、田七、滇七、**金不换**	血余炭	血余、发炭、乱发炭
姜　炭	**炮姜炭、干姜炭**	血　竭	麒麟竭、麒麟血
土鳖虫	**地鳖虫、䗪虫、地鳖**	决明子	草决明、马蹄决明
大血藤	**红藤、血藤、活血藤**	防　己	粉防己、汉防己
大　黄	川军、生军、锦纹、将军	红　花	草红花、红蓝花
山豆根	广豆根、南豆根	麦　冬	麦门冬、杭寸冬、杭麦冬、寸冬
山茱萸	山萸肉、杭山萸、枣皮	赤小豆	红小豆、红豆
山　药	怀山药、淮山药、淮山	苍　术	茅苍术
千金子	续随子	杜　仲	川杜仲、木棉

（续表 11-4）

正　名	别　名	正　名	别　名
马钱子	番木鳖、马前、马前子	牡丹皮	粉丹皮、丹皮、牡丹根皮
王不留行	王不留、留行子	牡　蛎	左牡蛎
天　冬	天门冬、明门冬	佛　手	川佛手、广佛手、佛手柑、佛手片
天花粉	栝楼根、瓜蒌根、花粉	辛　夷	木笔花、辛夷花、毛辛夷
木　瓜	宣木瓜	羌　活	川羌活、西羌活
木蝴蝶	玉蝴蝶、千张纸、云故纸、白故纸	沙苑子	沙苑蒺藜、潼蒺藜
五味子	辽五味子、北五味子、五梅子	诃　子	诃子肉、诃黎勒
牛蒡子	大力子、鼠黏子、牛子、恶实	补骨脂	破故纸
牛　膝	怀牛膝	附　子	川附子、淡附片、炮附子
升　麻	绿升麻、周升麻	青　皮	小青皮、青橘皮
丹　参	紫丹参、赤参	青　蒿	嫩青蒿
乌　药	台乌药	青　果	干青果、橄榄
功劳叶	十大功劳叶	忍冬藤	金银藤、银花藤
甘　草	粉甘草、皮草、国老	油松节	松节
艾　叶	祁艾、蕲艾、灸草、冰台	郁　金	黄郁金、黑郁金、玉金
龙眼肉	桂圆肉、益智	佩　兰	佩兰叶、省头草、醒头草
北沙参	辽沙参、东沙参、莱阳沙参	金银花	忍冬花、双花、二花、银花
白　芍	杭白芍、白芍药	泽　泻	建泽泻、福泽泻
白　芷	杭白芷、香白芷	细　辛	北细辛、辽细辛、小辛
白　果	银杏	珍　珠	真珠、濂珠
梅　花	绿萼梅、绿梅花	茜　草	红茜草、茜草根、茜根、活血丹、血见愁、地血
瓜　蒌	全瓜蒌、栝楼、药瓜	茵　陈	绵茵陈、茵陈蒿
芒　硝	马牙硝、英硝、金硝、牙硝	茺蔚子	益母草子、坤草子
西红花	藏红花、番红花	南沙参	泡沙参、空沙参、白沙参、白参
西河柳	柽柳、山川柳、观音柳、赤柽柳	栀　子	山栀子、山栀
百　部	百部草、肥百部、野天门冬	枸杞子	甘枸杞、枸杞、枸杞果
当　归	秦当归、云当归、川当归	厚　朴	川厚朴、紫油厚朴、川朴、赤朴、烈朴
肉苁蓉	淡大芸	砂　仁	缩砂仁、春砂仁、缩砂密
肉豆蔻	肉果、玉果	牵牛子	黑丑、白丑、二丑、黑白丑

（续表 11-4）

正　名	别　名	正　名	别　名
朱　砂	丹砂、辰砂、镜面砂、朱宝砂	香加皮	北五加皮、杠柳皮
香　附	香附子、莎草根	黄　连	川连、雅连、云连、味连、鸡爪连
重　楼	七叶一枝花、蚤休、草河车	蛇　蜕	龙衣
前　胡	信前胡、岩风	淫羊藿	仙灵脾
首乌藤	夜交藤	续　断	川续断、川断、接骨草、六汗
穿山甲	山甲珠、炮山甲、鲮鲤	葛　根	甘葛根、干葛
秦　艽	左秦艽	蛤　壳	海蛤壳
莱菔子	萝卜子	蒺　藜	刺蒺藜、白蒺藜
桂　枝	桂枝尖、嫩桂枝、柳桂	椿　皮	椿根皮、臭椿皮
桔　梗	苦桔梗、白桔梗、玉桔梗	槟　榔	花槟榔、大腹子、海南子
柴　胡	北柴胡、南柴胡、软柴胡	磁　石	灵磁石、活磁石、生磁石、慈石
党　参	潞党参、台党参、防参	蝉　蜕	蝉衣、蝉退
拳　参	紫参	罂粟壳	米壳、御米壳
益母草	坤草、茺蔚、益明	赭　石	代赭石
浙贝母	象贝母、大贝母	墨旱莲	旱莲草
海螵蛸	乌贼骨	僵　蚕	白僵蚕
浮　萍	紫背浮萍、浮萍草、水萍、田萍	娑罗子	梭罗子
通　草	通脱木	独　活	川独活、香独活
桑　叶	霜桑叶、冬桑叶	肉　桂	紫油肉桂
桑白皮	桑皮、桑根白皮	黄　芩	条芩、子芩、枯芩、片芩

表 11-5　常见的并开药名

处方药名	调配应付	处方药名	调配应付
焦三仙	焦山楂、焦麦芽、焦神曲	焦四仙	焦山楂、焦麦芽、焦神曲、焦槟榔
龙　牡	煅龙骨、煅牡蛎	腹皮子	大腹皮、生槟榔
二地丁	蒲公英、紫花地丁	炒知柏	盐知母、盐黄柏
二决明	生石决明、决明子	棱　术	三棱、莪术
砂　蔻	砂仁、蔻仁	乳　没	乳香、没药
二　母	知母、浙贝母	二门冬（二冬）	天冬、麦冬
谷麦芽	炒谷芽、炒麦芽	二　乌	制川乌、制草乌

（续表 11-5）

处方药名	调配应付	处方药名	调配应付
金银花藤（忍冬花藤）	金银花、金银藤	二蒺藜（潼白蒺藜）	蒺藜、沙苑子

（二）中药处方用药适宜性

1. 饮片处方用药适宜性

（1）根据辨证诊断合理选择方药：

方从法出，法随证立：如麻黄汤属汗法、逍遥散属和法、大承气汤属下法等。

病、证不同则方不同：如少阳证选小柴胡汤，阳明气分热盛证用白虎汤，心经火热证和心火下移小肠证用导赤散等。

同类中药因病证不同而选择不同：如同是解表药，表虚证选择桂枝，表实证选择麻黄，同是治头痛药，阳明头痛选白芷，太阳头痛用羌活，厥阴头痛用藁本或吴茱萸、鼻渊头痛用辛夷或细辛等。

（2）饮片处方药味的生品与制品：有些处方药味虽未注明炮制要求，生品制品同存，需要根据诊断和方剂（加减方）内容做出判断，并尽可能地给处方医师提出建议。

表 11-6　饮片处方药味的生品与制品

药名	各种炮制作用	方　剂	药名	各种炮制作用	方　剂
黄芪	生：固表止汗	玉屏风散	黄连	生：泻火解毒	泻心汤
	炙：补气升阳	补中益气汤		萸：行气化湿	香连丸
当归	生：补血	当归补血汤	知母	生：清热	白虎汤
	酒：活血	桃红四物汤		盐：入肾	大补阴丸、知柏地黄丸
大黄	生：泻下	大承气汤	半夏	姜：温中降逆	香砂六君丸、温胆汤、小陷胸汤
	熟：化瘀	大黄䗪虫丸		法：偏祛寒痰	小青龙汤

（3）饮片处方药味数量和单味药剂量

饮片处方用药味数偏多、剂量偏大，不仅会增加患者的经济负担，还可能有潜在的安全隐患。但处方药味的多少和剂量的大小往往因疾病种类、病情轻重、用药目的、治疗思路、学术流派等的不同而呈现不同的特征。如白芍缓急止痛用量偏大，平抑肝阳用量中等，柔肝健脾用量最小。柴胡在小柴胡汤中为君药，用量大，在逍遥散中为臣药，用量与各药相等，在补中益气汤中为佐药，用量偏小。此外，对于毒性饮片和药性峻烈的饮片要格外关注，若确实需要超量使用则应由医生再次确认签字。

（4）饮片处方药味的脚注：脚注是处方药味在调剂、煎法、用法等方面的特殊医嘱，是处方审核的重要内容。现行版《中国药典》收载特殊调剂、特殊煎法和用法见表 11-7。

表 11-7 饮片的特殊调剂、内服特殊煎法和特殊用法、外用方法

序号	名称	特殊调剂	内服特殊煎法和特殊用法	外用方法
1	丁公藤		配制酒剂内服	配制酒剂外搽
2	丁香	用时捣碎		研末外敷
3	人工牛黄		多做配方用	外用适量，敷患处
4	人参	切薄片，或用时粉碎、捣碎	另煎兑服，也可研粉吞服	
5	儿茶	用时打碎	包煎；多入丸散服	外用适量
6	刀豆	用时捣碎		
7	三七	碾成细粉	吞服	外用适量
8	土木香		多入丸散服	
9	土荆皮			外用适量，醋或酒浸涂擦，或研末调涂患处
10	大叶紫珠			外用适量，研末敷于患处
11	大皂角	用时捣碎	多入丸散用	外用适量，研末吹鼻取嚏或研末调敷患处
12	大青盐		内服或入丸散用	外用适量，研末擦牙或水化漱口、洗目
13	大枣	用时破开或去核		
14	大黄		用于泻下不宜久煎	外用适量，研末敷于患处
15	大蓟炭		多入丸散服	
16	山香圆叶			外用适量
17	山楂叶		内服或泡茶饮	
18	山慈菇	切薄片，或用时捣碎		外用适量
19	千里光			外用适量，煎水熏洗
20	千金子	用时打碎	去壳，去油用；多入丸散服	外用适量，捣烂敷患处
21	千金子霜		多入丸散服	外用适量
22	川贝母		研粉冲服	
23	川乌	用时捣碎		
24	制川乌		先煎、久煎	
25	川楝子	用时捣碎		外用适量，研末调涂
26	广东紫珠			外用适量，研粉敷患处
27	小叶莲		多入丸散服	

（续表 11-7）

序号	名称	特殊调剂	内服特殊煎法和特殊用法	外用方法
28	小驳骨			外用适量
29	飞扬草			外用适量，煎水洗
30	马齿苋			外用适量，捣敷患处
31	马勃	剪成小块		外用适量，敷患处
32	马钱子		炮制后入丸散用；不宜久服	有毒成分能经皮肤吸收，外用不宜大面积涂敷
33	天山雪莲		水煎或酒浸服	外用适量
34	天南星		生品内服宜慎	外用生品适量，研末以醋或酒调敷患处
35	天然冰片		入丸散服	外用适量，研粉点敷患处
36	木芙蓉叶			外用适量
37	木鳖子	用时捣碎		外用适量，研末，用油或醋调涂患处
38	五味子	用时捣碎		
39	五倍子			外用适量
40	车前子		包煎	
41	瓦松			外用适量，研末涂敷患处
42	瓦楞子		先煎	
43	牛黄		多入丸散用	外用适量，研末敷患处
44	牛蒡子	用时捣碎		
45	毛诃子		多入丸散服	
46	巴豆	去皮取净仁		外用适量，研末涂患处，或捣烂以纱布包擦患处
47	巴豆霜		多入丸散用	外用适量
48	水飞蓟		供配制成药用	
49	水牛角	洗净，镑片或锉成粗粉	宜先煎 3 小时以上	
50	水红花子			外用适量，熬膏敷患处
51	功劳木			外用适量
52	甘松			外用适量，泡汤漱口或煎汤洗脚或研末敷患处
53	甘遂		炮制后多入丸散用	外用适量，生用
54	艾片		入丸散用	外用研粉点敷患处

（续表 11-7）

序号	名称	特殊调剂	内服特殊煎法和特殊用法	外用方法
55	艾叶			外用适量，供灸治或熏洗用
56	石吊兰			外用适量，捣敷或煎水外洗
57	石决明		先煎	
58	石膏	粉碎成粗粉	先煎	
59	煅石膏			外用适量，研末撒敷患处
60	平贝母	用时捣碎	研粉冲服	
61	四季青			外用适量，水煎外涂
62	仙鹤草			外用适量
63	白及		研末吞服	外用适量
64	白附子		一般炮制后用	外用生品适量捣烂，熬膏或研末以酒调敷患处
65	白矾	用时捣碎		外用适量，研末敷或化水洗患处
66	白果	除去硬壳，用时捣碎		
67	白扁豆	用时捣碎		
68	白蔹			外用适量，煎汤洗或研成极细粉敷患处
69	白鲜皮			外用适量，煎汤洗或研粉敷
70	瓜蒌子	用时捣碎		
71	冬凌草			外用适量
72	玄明粉		溶入煎好的汤液中服用	外用适量
73	半夏	用时捣碎	内服一般炮制后使用	外用适量，磨汁涂或研末以酒调敷患处
74	母丁香	用时捣碎		研末外敷
75	地肤子			外用适量，煎汤熏洗
76	地榆			外用适量，研末涂敷患处
77	地锦草			外用适量
78	芒硝		一般不入煎剂，待汤剂煎得后，溶入汤液中服用	外用适量
79	亚乎奴			外伤肿痛，干粉适量加酒或蛋清调敷患处；创伤出血，干粉适量外敷，一日1次

（续表 11-7）

序号	名称	特殊调剂	内服特殊煎法和特殊用法	外用方法
80	亚麻子	生用捣碎或炒研		
81	西瓜霜			外用适量，研末吹敷患处
82	西红花		煎服或沸水泡服	
83	西河柳			外用适量，煎汤擦洗
84	西洋参	去芦，切薄片或用时捣碎	另煎兑服	
85	百部			外用适量，水煎或酒浸
86	肉桂	用时捣碎		
87	朱砂		多入丸散服，不宜入煎剂	外用适量
88	竹节参	用时捣碎		
89	延胡索	用时捣碎	研末吞服	
90	华山参	用时捣碎	不宜多服	
91	自然铜	用时捣碎	多入丸散服，若入煎剂宜先煎	外用适量
92	血竭	打成碎粒或研成细末	或入丸剂	外用研末撒或入膏药用
93	合欢皮			外用适量，研末调敷
94	决明子	用时捣碎		
95	冰片		入丸散用	外用研粉点敷患处
96	关黄柏			外用适量
97	灯盏细辛		煎服或研末蒸鸡蛋服	外用适量
98	安息香		多入丸散用	
99	红大戟		入丸散服，内服醋制用	外用适量，生用
100	红豆蔻	用时捣碎		
101	红参	用时粉碎或捣碎	另煎兑服	
102	红粉		不可内服	外用适量，研极细粉，单用或与其他药味配成散剂或制成药捻；不宜久用
103	赤小豆			外用适量，研末调敷
104	赤石脂		先煎	外用适量，研末敷患处
105	芫花		醋芫花研末吞服	外用适量
106	花椒			外用适量，煎汤熏洗
107	花蕊石		多研末服	外用适量

（续表 11-7）

序号	名称	特殊调剂	内服特殊煎法和特殊用法	外用方法
108	芥子	用时捣碎		外用适量
109	芦荟		宜入丸散	外用适量，研末敷患处
110	芦根		鲜品用量加倍，或捣汁用	
111	苏合香		宜入丸散服	
112	杠板归			外用适量，煎汤熏洗
113	豆蔻	用时捣碎	后下	
114	两头尖			外用适量
115	两面针		不能过量服用；忌与酸味食物同服	外用适量，研末调敷或煎水洗患处
116	连钱草			外用适量，煎汤洗
117	吴茱萸			外用适量
118	牡蛎		先煎	
119	体外培育牛黄		多入丸散用	外用适量，研末敷患处
120	皂角刺			外用适量，醋蒸取汁涂患处
121	皂矾			外用适量
122	余甘子		多入丸散服	
123	龟甲		先煎	
124	龟甲胶		烊化兑服	
125	辛夷		包煎	外用适量
126	沉香	用时捣碎或研成细粉	后下	
127	没药		炮制去油，多入丸散用	
128	诃子	用时打碎		
129	补骨脂			外用 20% ～ 29% 酊剂涂患处
130	阿胶	捣成碎块	烊化兑服	
131	阿魏		多入丸散	多入外用膏药
132	附子		先煎、久煎	
133	青果	用时打碎		
134	青蒿		后下	
135	青礞石		多入丸散服，3 ～ 6g；煎汤 10 ～ 15g，布包先煎	

（续表 11-7）

序号	名称	特殊调剂	内服特殊煎法和特殊用法	外用方法
136	青黛		宜入丸散用	外用适量
137	苦木			外用适量
138	苦玄参			外用适量
139	苦地丁			外用适量，煎汤洗患处
140	苦杏仁	用时捣碎	生品入煎剂后下；内服不宜过量	
141	苦参			外用适量，煎汤洗患处
142	苦楝皮			外用适量，研末，用猪脂调敷患处
143	松花粉			外用适量，撒敷患处
144	枫香脂		宜入丸散服	外用适量
145	郁李仁	用时捣碎		
146	虎杖			外用适量，制成煎液或油膏涂敷
147	岩白菜			外用适量
148	委陵菜			外用适量
149	使君子	用时捣碎	使君子 9 ～ 12g，捣碎入煎剂；使君子仁 6 ～ 9g，多入丸散或单用，作 1 ～ 2 次分服。小儿每岁 1 ～ 1.5 粒，炒香嚼服，一日总量不超过 20 粒	
150	侧柏叶			外用适量
151	金果榄			外用适量，研末吹喉或醋磨涂敷患处
152	金荞麦		用水或黄酒隔水密闭炖服	
153	金钱白花蛇		研粉吞服	
154	金铁锁		多入丸散服	外用适量
155	金礞石		多入丸散服，3 ～ 6g；煎汤 10 ～ 15g，布包先煎	
156	乳香		煎汤或入丸、散，3 ～ 5g	外用适量，研末调敷
157	鱼腥草		不宜久煎；鲜品用量加倍，水煎或捣汁服	外用适量，捣敷或煎汤熏洗患处

（续表 11-7）

序号	名称	特殊调剂	内服特殊煎法和特殊用法	外用方法
158	京大戟		入丸散服，每次 1g；内服醋制用	外用适量，生用
159	闹羊花		浸酒或入丸散	外用适量，煎水洗
160	炉甘石			外用适量
161	降香		后下	外用适量，研细末敷患处
162	细辛			外用适量
163	珍珠		多入丸散用	外用适量
164	珍珠母		先煎	
165	荜茇	用时捣碎		
166	草乌		一般炮制后用	
167	制草乌		宜先煎、久煎	
168	草乌叶		多入丸散用	
169	草豆蔻	用时捣碎		
170	草果	用时捣碎		
171	茵陈			外用适量，煎汤熏洗
172	胡椒		研粉吞服	外用适量
173	荔枝核	用时捣碎		
174	南五味子	用时捣碎		
175	栀子			外用生品适量，研末调敷
176	砂仁	用时捣碎	后下	
177	牵牛子	用时捣碎	入丸散用	
178	轻粉		内服每次 0.1 ～ 0.2g，一日 1 ～ 2 次，多入丸剂或装胶囊服，服后漱口	外用适量，研末掺敷患处
179	鸦胆子		用龙眼肉包裹或装入胶囊吞服	外用适量
180	哈蟆油		用水浸泡，炖服，或作丸剂服	
181	钟乳石		先煎	
182	钩藤		后下	
183	重楼			外用适量，研末调敷
184	禹余粮		先煎；或入丸散	

（续表 11-7）

序号	名称	特殊调剂	内服特殊煎法和特殊用法	外用方法
185	胖大海		沸水泡服或煎服	
186	姜黄			外用适量
187	首乌藤			外用适量，煎水洗患处
188	洋金花		宜入丸散；亦可作卷烟分次燃吸（一日量不超过1.3g）	外用适量
189	穿山龙		水煎，也可制成酒剂用	
190	穿山甲		一般炮制后用	
191	穿心莲			外用适量
192	秦皮			外用适量，煎洗患处
193	珠子参	用时捣碎		外用适量，研末敷患处
194	莱菔子	用时捣碎		
195	桃仁	用时捣碎		
196	桃枝			外用适量，煎汤洗浴
197	夏天无		研末分 3 次服	
198	鸭跖草			外用适量
199	徐长卿		后下	
200	狼毒			熬膏外敷
201	高山辣根菜		水煎或入丸散	外用适量，研末敷
202	拳参			外用适量
203	益智	用时捣碎		
204	娑罗子	用时打碎		
205	海马	用时捣碎或碾粉		外用适量，研末敷患处
206	海龙	用时捣碎或切段		外用适量，研末敷患处
207	海金沙		包煎	
208	海螵蛸			外用适量，研末敷患处
209	浮萍			外用适量，煎汤浸洗
210	通关藤			外用适量
211	预知子	用时打碎		
212	桑螵蛸	用时剪碎		
213	黄山药			外用适量，捣烂敷患处

（续表 11-7）

序号	名称	特殊调剂	内服特殊煎法和特殊用法	外用方法
214	黄连	用时捣碎		外用适量
215	黄柏			外用适量
216	黄蜀葵花		研末内服	外用适量，研末调敷
217	黄藤			外用适量
218	菟丝子			外用适量
219	救必应			外用适量，煎浓汤涂敷患处
220	野菊花			外用适量，煎汤外洗或制膏外涂
221	蛇床子			外用适量，多煎汤熏洗，或研末调敷
222	蛇蜕		研末吞服	
223	甜瓜子	用时捣碎		
224	猪牙皂	用时捣碎	多入丸散用	外用适量，研末吹鼻取嚏或研末调敷患处
225	猪胆粉		冲服或入丸散	外用适量，研末或水调涂敷患处
226	麻黄根			外用适量，研粉撒扑
227	鹿角胶		烊化兑服	
228	鹿角霜	用时捣碎	先煎	
229	鹿茸		研末冲服	
230	商陆			外用适量，煎汤熏洗
231	旋覆花		包煎	
232	羚羊角		宜另煎 2 小时以上；磨汁或研粉服	
233	断血流			外用适量，研末敷患处
234	斑蝥		炮制后多入丸散用	外用适量，研末或浸酒醋，或制油膏涂敷患处；不宜大面积用
235	葶苈子		包煎	
236	萹蓄			外用适量，煎洗患处
237	棕榈		一般炮制后用	
238	硫黄		内服 1.5 ～ 3g，炮制后入丸散服	外用适量，研末油调涂敷患处

（续表 11-7）

序号	名称	特殊调剂	内服特殊煎法和特殊用法	外用方法
239	雄黄		入丸散用	外用适量，熏涂患处
240	紫石英		先煎	
241	紫花前胡		水煎或入丸、散	
242	紫草			外用适量，熬膏或用植物油浸泡涂擦
243	紫珠叶		研末吞服	外用适量，敷于患处
244	蛤壳		先煎，蛤粉包煎	外用适量，研极细粉撒布或油调后敷患处
245	蛤蚧	除去鳞片及头足，切成小块	多入丸剂或酒剂	
246	黑芝麻	用时捣碎		
247	黑豆			外用适量，煎汤洗患处
248	筋骨草			外用适量，捣烂敷患处
249	鹅不食草			外用适量
250	番泻叶		后下，或开水泡服	
251	湖北贝母		研粉冲服	
252	滑石		先煎	外用适量
253	滑石粉		包煎	外用适量
254	蓖麻子	用时去壳，捣碎		外用适量
255	蒲黄		包煎	外用适量，敷患处
256	雷丸	粉碎；不得蒸煮或高温烘烤	不宜入煎剂，一般研粉服，一次 5 ～ 7g，饭后用温开水调服，一日 3 次，连服 3 天	
257	蜂房	剪块		外用适量，研末油调敷患处，或煎水漱，或洗患处
258	蜂胶		多入丸散用，或加蜂蜜适量冲服	外用适量
259	蜂蜡			外用适量，熔化敷患处；常作成药赋形剂及油膏基质
260	锦灯笼			外用适量，捣敷患处
261	满山红		6 ～ 12g，用 40% 乙醇浸服	
262	榧子	去壳取仁，用时捣碎		

（续表 11-7）

序号	名称	特殊调剂	内服特殊煎法和特殊用法	外用方法
263	酸枣仁	用时捣碎		
264	磁石		先煎	
265	辣椒			外用适量
266	赭石		先煎	
267	蕤仁	用时捣碎		
268	蕲蛇		研末吞服	
269	薄荷		后下	
270	橘核	用时捣碎		
271	蟾酥		多入丸散用	外用适量
272	鳖甲	醋鳖甲用时捣碎	先煎	
273	麝香	用时研碎	多入丸散用	外用适量

（5）饮片处方的服用

表 11-8　饮片处方的服用

要　点		内　容
内服汤剂	药液温度	一般汤剂应在温而不凉时服用，但热性病者应冷服，而寒性病者应热服
	服用次数	每剂药物一般煎药汁 2 次，分第一煎、第二煎（有些滋补药也可以煎 3 次）。可将第一煎、第二煎药汁混合后分服，也可将两次所煎药汁顿服、分数次服等等，需视病情不同而分别对待，病情危急可以一日 2～3 剂，病缓者可以一日服一煎，病情紧急可以一次服完，重、急病可 4 小时服一次，呕吐患者或小儿宜小量频服，代茶饮不拘时频服
	服药时间	**一般药物宜于饭后服，滋补药宜饭前服，驱虫和泻下药宜空腹服，安眠药宜睡前服，抗疟药宜在发作前 1～2 小时服用，健胃药和对胃肠刺激性较大的药物宜饭后服**。无论饭前或饭后服药，均应略有间隔，以免影响疗效。重病者不拘时间，迅速服用，有的也可煎汤代茶饮。昏迷的患者吞咽困难可用鼻饲法。应根据病情需要和药物性能确定不同的服药时间
外用汤剂		汤剂的外用，主要是利用药物与皮肤接触从而达到“外治内效”。常见的有： ①熏蒸法，即以药物加水煎汤，利用“蒸汽”来熏蒸局部或肌体 ②洗浸法，则用适当药物煎液或浸液来洗浸。洗浸是传统的“药浴”方法。如皮肤病的疥疮湿癣，可用苦参、地肤子、野菊花、豨莶草等药物煎洗患处，从而达到除湿止痒、杀虫解毒的目的。汤剂外治多取其温通经络、活血止痛、止痒以及康复健身等作用。有些外治的疗效还优于内服

（6）饮片的用药禁忌

表 11–9　饮片的用药禁忌

要　点	内　容	
配伍禁忌	①“十八反”配伍禁忌：本草明言十八反，半蒌贝蔹及攻乌。藻戟遂芫俱战草，诸参辛芍叛藜芦。具体是：甘草反甘遂、京大戟、海藻、芫花；乌头（川乌、附子、草乌）反半夏、瓜蒌（全瓜蒌、瓜蒌皮、瓜蒌仁、天花粉）、贝母（川贝、浙贝）、白蔹、白及；藜芦反人参、南沙参、丹参、玄参、苦参、细辛、芍药（赤芍、白芍） ②“十九畏”配伍禁忌：硫黄原是火中精，朴硝一见便相争。水银莫与砒霜见，狼毒最怕密陀僧。巴豆性烈最为上，偏与牵牛不顺情。丁香莫与郁金见，牙硝难合京三棱。川乌草乌不顺犀，人参最怕五灵脂。官桂善能调冷气，若逢石脂便相欺。大凡修合看顺逆，炮爁炙煿莫相依。具体是：硫黄畏朴硝（包括芒硝、玄明粉），水银畏砒霜，狼毒畏密陀僧，巴豆（包括巴豆霜）畏牵牛子（包括黑丑、白丑），丁香（包括母丁香）畏郁金，川乌（包括附子）、草乌畏犀角，芒硝（包括玄明粉）畏三棱，官桂畏石脂，人参畏五灵脂	
妊娠禁忌	妊娠禁用药	①多为剧毒或性能峻猛的中药，凡禁用的中药绝对不能使用 ②《中国药典》一部收载的妊娠禁用中药有：丁公藤、三棱、干漆、红粉、千金子、千金子霜、土鳖虫、川乌、马兜铃、马钱子、马钱子粉、天仙子、天仙藤、巴豆、巴豆霜、猪牙皂、水蛭、甘遂、朱砂、全蝎、芫花、两头尖、阿魏、京大戟、闹羊花、草乌、牵牛子、轻粉、洋金花、莪术、商陆、斑蝥、雄黄、黑种草子、蜈蚣、罂粟壳、麝香
	妊娠忌用药	大皂角、天山雪莲
	妊娠慎用药	①一般包括活血祛瘀、破气行滞、攻下通便、辛热及滑利类的中药 ②《中国药典》一部收载的妊娠慎用中药有：人工牛黄、三七、牛黄、牛膝、大黄、川牛膝、制川乌、小驳骨、飞扬草、天花粉、天南星、制天南星、王不留行、天然冰片（右旋龙脑）、木鳖子、片姜黄、艾片（左旋龙脑）、白附子、玄明粉、芒硝、西红花、肉桂、华山参、冰片（合成龙脑）、牡丹皮、红花、芦荟、苏木、体外培育牛黄、皂矾、没药、附子、苦楝皮、郁李仁、制草乌、草乌叶、虎杖、金铁锁、乳香、卷柏、枳壳、枳实、禹州漏芦、禹余粮、急性子、桂枝、桃仁、穿山甲、凌霄花、益母草、薏苡仁、黄蜀葵花、硫黄、常山、通草、番泻叶、蒲黄、漏芦、赭石、瞿麦、蟾酥
饮食禁忌	即通常所说的“忌口”，又称“服药禁忌”，即病人在服药或用药期间，对某些食物不宜同时进服，必须根据疾病和药物的性能特点来考虑。如古人曾认为常山忌葱；地黄、首乌忌葱、蒜、白萝卜；人参忌白萝卜；薄荷忌鳖肉；茯苓忌醋；鳖甲忌苋菜；蜜忌生葱；服温热药忌生冷食物；服寒凉药忌食辛辣食物；服镇静安神药，忌食辛辣、酒、浓茶等刺激和兴奋中枢神经的食物；服滋补药忌饮茶；高热患者忌食油；肾炎患者及水肿患者不能吃咸；患哮喘、过敏性皮炎、肝炎、疮疖等患者，忌发物	

（续表 11-9）

要 点	内 容
证候禁忌	是指某类或某种中药不适用于某类或某种证候，在使用时应予以避忌的，又名病证禁忌。**如体虚多汗者，忌用发汗药；阳虚里寒者，忌用寒凉药；阴虚内热者，慎用苦寒清热药；脾胃虚寒、大便稀溏者，忌用苦寒或泻下药；阴虚津亏者，忌用淡渗利湿药；火热内炽和阴虚火旺者，忌用温热药；妇女月经过多及崩漏者，忌用破血逐瘀之品；脱证神昏者，忌用香窜的开窍药；邪实而正不虚者，忌用补虚药；表邪未解者，忌用固表止汗药；湿热泻痢者，忌用涩肠止泻药，又如体虚多汗者忌用发汗力较强的麻黄；虚喘、高血压及失眠患者，慎用麻黄；湿盛胀满、水肿患者，忌用甘草；麻疹已透及阴虚火旺者，忌用升麻；有肝功能障碍者，忌用黄药子；肾病患者忌用马兜铃；哺乳期妇女不宜大量使用麦芽**等

2. 中成药处方用药适宜性

（1）根据诊断合理选用中成药：辨证施治是中医临床的优势所在，根据诊断辨证或辨证与辨病相结合地正确选用中成药，是取得较好临床疗效的关键。如六神丸、清咽丸等可治疗实热引起的咽喉肿痛，而风热外袭引起的咽喉疼痛应选用复方鱼腥草片、金嗓开音丸等，对虚火上炎引起的咽喉干燥微痛则应选用玄麦甘桔颗粒、铁笛丸等。

同类中成药也因组方的不同而各有所长，如安宫牛黄丸、至宝丹、紫雪，同治温热病热入心包证，但其中安宫牛黄丸偏于清热安神，至宝丹偏于芳香开窍，紫雪偏于镇痉息风，应注意鉴别使用以取得最佳疗效。

（2）中成药的用法

①应根据患者的体质强弱、病情轻重缓急及各种剂型的特点，选择适宜的剂型，能口服给药的，不采用注射给药；能肌内注射给药的，不选用静脉注射或滴注给药。

②中成药的内服用法：一般中成药均以温开水送服，但有的中成药需要含服或含于舌下。有时也可将中成药入汤剂煎煮以增强疗效。

③中成药的外用方法：有调敷患处、涂患处、贴患处、撒布患处、吹布患处等。

④中成药联合用药：为适应复杂病情的需要，中成药在临床使用时常常配伍联合使用。如附子理中丸联合健脾丸治疗阳虚夹湿泄泻，事半功倍；乌鸡白凤丸配香砂六君丸，“相使”为用，开气血生化之源，养血调经之功增强。金匮肾气丸补火助阳、纳气平喘，亦可配以麦味地黄丸或生脉散防止其燥烈伤阴。含相同毒性药的中成药慎重联用，如痹祺胶囊和华佗再造丸同含马钱子，柏子养心丸和天王补心丹同含朱砂，风湿骨痛胶囊和复方小活络丸同含制川乌和制草乌。

⑤特殊人群使用中成药：老人、儿童、孕产妇、肝肾功能不全等患者的病、生理特点有其独特性，因此应关注特殊人群的用药安全性。老年人不宜长期大量使用攻邪类中成药，如辛温发汗、清热泻火、峻下通便、破血行滞等。小儿疾病治疗应首选有儿童用法用量的儿童专用中成药，非儿童专用中成药应结合具体病情，在保证有效性和安全性的前提下，根据儿童年龄与体重选择相应药量，一般情况 3 岁以内服 1/4 成人量，3 ～ 5 岁可服 1/3 成人量，5 ～ 10 岁可服 1/2 成人量，10 岁以上与成人量相差不大即可。

肝功能不全患者不用或慎用含有朱砂、雄黄、何首乌、千里光、黄药子等成分的中成药；肾功能不全患者不应服用含寻骨风、天仙藤、朱砂莲、朱砂、雄黄、雷公藤等成分的中成药。

第三节　处方调配、复核与发药

一、饮片处方调配

（一）饮片斗谱安排

表 11-10　饮片斗谱安排

要　点	内　容
基本原则	①按饮片使用频率排序。常用药物应放在斗架的中上层，便于调剂操作。如黄芪、党参与甘草；当归、白芍与川芎；麦冬、天冬与北沙参；肉苁蓉、巴戟天与补骨脂；金银花、连翘与板蓝根；防风、荆芥与白芷等 ②**按饮片的质地轻重排序。质地较轻且用量较少的药物，应放在斗架的高层**。如月季花、白梅花与佛手花；地骨皮、千年健与五加皮；玫瑰花、代代花与厚朴花；络石藤、青风藤与海风藤；密蒙花、谷精草与木贼草等。**质地沉重和易于造成污染的药物（如炭药），多放在斗架的较下层**。前者如磁石、赭石与紫石英；龙骨、龙齿与牡蛎等。后者如藕节炭、茅根炭与地榆炭；大黄炭、黄芩炭与黄柏炭等。**质地松泡且用量较大的药物，多放在斗架最低层的大药斗内**。如芦根与茅根；茵陈与金钱草；白花蛇舌草与半枝莲；灯心草与通草；竹茹与丝瓜络；薄荷与桑叶；荷叶与荷梗等 ③**同一处方中经常一起配伍应用的可同放于一个斗中**。如麻黄、桂枝；酸枣仁、远志；射干、北豆根；党参、黄芪；桃仁、红花；杜仲、续断；陈皮、青皮等
其他原则	有些药物放在一起可能会造成意外事故的发生，因此在摆放时应注意以下几点： ①**属于配伍禁忌的药物，不能装于一斗或上下药斗中**。如甘草与京大戟、甘遂、芫花等 ②**外观性状相似的饮片，尤其是外观形状相似但功效不同的饮片，不宜排列在一起**。如蒲黄与海金沙，山药与天花粉，苦杏仁与桃仁，厚朴与海桐皮，荆芥与紫苏叶，大蓟与小蓟，炙甘草与炙黄芪，当归与独活，制南星与象贝（浙贝），菟丝子与苏子，熟地与黄精，知母与玉竹，蛇床子与地肤子，玫瑰花与月季花，血余炭与干漆炭，韭菜子与葱子等 ③**药名相近，但性味功效不同的饮片不应排列在一起**。如附子与白附子，藜芦与漏芦，天葵子与冬葵子等 ④**同一植物来源但不同部位入药的并且功效不相同的饮片不能排列在一起**。如麻黄与麻黄根 ⑤**为防止灰尘污染，有些中药不宜放在一般的药斗内，而宜存放在加盖的瓷罐中，以保持清洁卫生**。如熟地黄、龙眼肉、青黛、玄明粉、松花粉、生蒲黄、乳香面、儿茶面、没药面、血竭面等 ⑥**有恶劣气味的药物，不能与其他药物装于一个药斗中**。如阿魏、鸡矢藤等 ⑦**贵细药品（价格昂贵或稀少的中药）不能存放在一般的药斗内，应设专柜存放，**

（续表 11-10）

要 点	内 容
其他原则	由专人管理，每天清点账物。如牛黄、麝香、西红花、人参、西洋参、羚羊角、鹿茸、珍珠、冬虫夏草、海龙、海马等 ⑧毒性中药和麻醉中药应按照有关规定存放，绝不能放于一般药斗内，必须专柜、专锁、专账、专人管理，严防意外事故的发生

（二）饮片调配用具

中药计量工具是中药称重的衡器，中药调剂工作中最常用的是传统的戥称（又称戥子），其次是分厘戥、盘秤、勾秤、台秤、天平及字盘秤，乃至现代电子秤的使用。所用衡器必须定期计量强检。

（三）药味调配操作

1. 调配时应选用经检验（强检）合格的戥秤，根据处方药物体积重量，选用适当的戥子。一方多剂的处方应按“等量递减”“逐剂复戥”的原则进行称量分配。每一剂的重量误差应控制在 ±5% 以内。

2. 对体积松泡而量大的饮片如通草、灯心草等应先称，以免覆盖前药。

3. 对黏度大的饮片如瓜蒌、熟地黄等应后称，放于其他饮片之上，以免沾染包装用纸。

4. 调配含有毒性中药饮品的处方，每次处方剂量不得超过二日极量，对处方未注明“生用”的，应给付炮制品。

5. 处方中有需要特殊处理的药品，如先煎、后下、包煎、冲服、烊化、另煎等，要单包成小包并注明用法；鲜药应分剂量单包成小包。矿物类、动物贝壳类、果实种子类等质地坚硬的药品，需碾碎、捣碎后再分剂量调配。处方中有需要临时炮制加工的药品，可称取生品后由专人按照炮制方法进行炮制。

（四）饮片的处方应付

处方应付系指调剂人员根据医师处方的要求，选用符合规格标准的药物，进行处方调配。处方应付一般包括中药别名和并开药应付、中药炮制品应付。

1. 常见的处方应付实例

（1）处方直接写药名（或炒），需调配清炒品，如紫苏子、莱菔子、谷芽、麦芽、王不留行、酸枣仁、蔓荆子、苍耳子、牛蒡子、白芥子等。

（2）处方直接写药名（或炒），需调配麸炒品，如僵蚕、白术、枳壳等。

（3）处方直接写药名（或制），需调配炮制品，如草乌（水制）、川乌（水制）、天南星（矾制）、附子（炮制）、吴茱萸（甘草水制）、远志（甘草水制去心）、厚朴（姜制）、何首乌等。

（4）处方直接写药名（或炒或炙），需调配烫制品，如龟甲、鳖甲等。

（5）处方直接写药名（或煅），需调配煅制品，如花蕊石、钟乳石、自然铜、金礞石、青礞石、瓦楞子等。

（6）处方直接写药名（或炒或炭），需调配炭制品，如干漆、炮姜、地榆、侧柏叶、蒲黄等。

（7）处方直接写药名（或炒或炙），需调配蜜炙品，如枇杷叶、马兜铃等。

（8）**处方直接写药名（或炒或炙），需调配醋炙品**，如延胡索等。

（9）**处方直接写药名（或炒或炙），需调配盐炙品**，如补骨脂、益智仁等。

2. 处方注明炮制要求的，则按要求调配

处方药名注酒炒，需调配酒炒品，如酒黄芩、酒当归等；处方药名注焦，需调配炒焦品，如焦麦芽等；处方药名注姜制，需调配姜制品，如姜半夏等；处方药名注霜，需调配霜制品，如柏子仁霜等；处方药名注煨，需调配煨制品。如煨木香等。

（五）部分毒性中药及按麻醉药管理的饮片调配

毒性中药系指毒性剧烈，治疗剂量与中毒剂量相近，使用不当会致人中毒或死亡的中药。毒性中药品种有27种：砒石（红砒，白砒）、砒霜、水银、雄黄、轻粉、红粉、白降丹、生川乌、生草乌、生白附子、生附子、生半夏、生南星、生狼毒、生甘遂、生藤黄、洋金花、闹羊花、雪上一枝蒿、斑蝥、青娘虫、红娘虫、蟾酥、生马钱子、生巴豆、生千金子、生天仙子。具体内容见表11-11。

表11-11　部分毒性中药品种的用法用量

名　称	用法用量	注意事项
红　粉	外用适量，研极细粉单用或与其他药味配伍成散剂或制成药捻	只可外用，不可内服；外用亦不宜久用；孕妇禁用
雄　黄	0.05～0.1g，入丸散用。外用适量，熏涂患处	内服宜慎；不可久用；孕妇禁用
蟾　酥	0.015～0.03g，多入丸散用。外用适量	孕妇慎用
轻　粉	外用适量，研末掺敷患处。内服每次0.1～0.2g；一日1～2次，多入丸剂或装胶囊服，服后漱口	不可过量；内服慎用；孕妇禁用
斑　蝥	内服，0.03～0.06g，炮制后多入丸散用。外用适量，研末或浸酒醋，或制油膏涂敷患处	内服慎用；孕妇禁用，不宜大面积用
砒石（红砒，白砒）砒霜	内服0.002～0.004g，入丸散外用适量，研末撒、调敷或入膏药中贴之	毒性大，用时宜慎；不宜与水银同用；体虚及孕妇忌服
闹羊花	内服，0.6～1.5g，浸酒或入丸散。外用适量，煎水洗	不宜多服、久服；体虚者及孕妇禁用
白降丹	外用适量，研末调敷或作药捻	不可内服，具腐蚀性
生草乌	一般炮制后用	生品内服宜慎；孕妇禁用；不宜与半夏、瓜蒌、瓜蒌子、瓜蒌皮、天花粉、川贝母、浙贝母、平贝母、伊贝母、湖北贝母、白蔹、白及同用

（续表 11-11）

名　称	用法用量	注意事项
生附子	3 ～ 15g，先煎，久煎	孕妇慎用，不宜与半夏、瓜蒌、瓜蒌子、瓜蒌皮、天花粉、川贝母、浙贝母、平贝母、伊贝母、湖北贝母、白蔹、白及同用
生巴豆	外用适量，研末涂患处，或捣烂以纱布包擦患处	孕妇禁用，不宜与牵牛子同用
生甘遂	内服，0.5 ～ 1.5g，炮制后多入丸散用。外用适量，生用	孕妇禁用，不宜与甘草同用
生狼毒	熬膏外敷	不宜与密陀僧同用
生藤黄	内服，0.3 ～ 0.6g。外用适量	内服慎用
生天仙子	内服，0.06 ～ 0.6g	心脏病、心动过速、青光眼患者及孕妇禁用
青娘虫	内服，0.03 ～ 0.06g，多入丸散用。外用适量	体虚及孕妇忌服
红娘虫	内服，0.1 ～ 0.3g，多入丸散用。外用适量	体虚及孕妇忌服
生川乌	一般炮制后用	同生草乌
生千金子	内服，1 ～ 2g，去壳，去油用，多入丸散服。外用适量，捣烂敷患处	孕妇禁用
生白附子	3 ～ 6g。一般炮制后用，外用生品适量捣烂，熬膏或研末以酒调敷患处	孕妇慎用；生品内服宜慎
生马钱子	内服，0.3 ～ 0.6g，炮制后入丸散	孕妇禁用；不宜生用；不宜多服久服；运动员慎用；有毒成分能经皮肤吸收，外用不宜大面积涂敷
雪上一枝蒿	内服研末，0.06 ～ 0.12g，或浸酒外用适量，酒磨敷	未经炮制，不宜内服；服药期间，忌食生冷、豆类及牛羊肉
生天南星	外用生品适量，研末以酒或醋调敷患处	孕妇慎用；生品内服宜慎

按麻醉药管理的饮片只有一味罂粟壳，其炮制规格有生罂粟壳和蜜罂粟壳，处方用名罂粟壳时给付蜜罂粟壳。

1. 毒性中药的用法用量及调配

毒性中药饮片是毒性中药材经过加工炮制后可直接用于中医临床的药品。**含有 27 种毒性中药饮片的处方，每次处方剂量不得超过二日极量。如在审方时对处方有疑问，必须经处方医生重新审定后方可调配。处方保存两年备查。对处方未注明“生用”的，应给付炮制品，不属于毒性饮片处方。**

2. 罂粟壳的用法用量及调配

罂粟壳也称米壳，有生罂粟壳和蜜罂粟壳两个炮制品。**临床使用时的用量一般在 3 ～ 6g。本品有成瘾性，故不宜常服，孕妇及儿童禁用，运动员慎用。**

罂粟壳必须凭有麻醉药处方权的执业医师签名的淡红色麻醉药处方方可调配，应于群药中，且与群药一起调配，不得单方发药，每张处方不得超过三日用量，连续使用不得超过七天，成人一次的常用量为每天 3 ～ 6g。处方保存三年备查。

（六）有毒、小毒中药的用法用量及调配

现行《中国药典》载有毒性药材和饮片共计 83 种，其中有大毒的药材和饮片 10 种，如川乌、马钱子（马钱子粉），天仙子、巴豆（巴豆霜）、草乌、斑蝥等；有毒的药材和饮片 42 种，如三颗针、山豆根、天南星（制天南星）、木鳖子、附子、雄黄等；有小毒的药材和饮片 31 种，如土鳖虫、川楝子、苦杏仁、北豆根、重楼、蛇床子等。见表 11-12。

表 11-12　现行《中国药典》收载毒性药材和饮片的用法用量

序号	药品名称	毒性	用法用量	妊娠禁忌	其他注意事项
1	艾叶	小毒	3 ～ 9g。外用适量，供灸治或熏洗用		
2	水蛭	小毒	1 ～ 3g	禁用	
3	丁公藤	小毒	3 ～ 6g，用于配制酒剂，内服或外搽	禁用	有强烈的发汗作用，虚弱者慎用
4	九里香	小毒	6 ～ 12g		
5	土鳖虫	小毒	3 ～ 10g	禁用	
6	大皂角	小毒	1 ～ 1.5g，多入丸散用。外用适量，研末吹鼻取嚏或研末调敷患处	忌服	咳血及吐血者忌用
7	小叶莲	小毒	3 ～ 9g，多入丸散用		
8	川楝子	小毒	5 ～ 10g。外用适量，研末调涂		
9	飞扬草	小毒	6 ～ 9g。外用适量，煎水洗	慎用	
10	北豆根	小毒	3 ～ 9g		
11	地枫皮	小毒	6 ～ 9g		
12	红大戟	小毒	1.5 ～ 3g。入丸散服，每次 1g；内服醋制用。外用适量，生用	禁用	
13	两面针	小毒	5 ～ 10g。外用适量，研末调敷或煎水洗患处		不能过量，忌与酸味食物同服
14	吴茱萸	小毒	2 ～ 5g。外用适量		
15	苦木	小毒	枝 3 ～ 4.5g；叶 1 ～ 3g 外用适量		
16	苦杏仁	小毒	5 ～ 10g，生品入煎剂后下		内服不宜过量
17	蒺藜	小毒	6 ～ 10g		
18	重楼	小毒	3 ～ 9g。外用适量，研末调敷		

（续表 11-12）

序号	药品名称	毒性	用法用量	妊娠禁忌	其他注意事项
19	金铁锁	小毒	0.1～0.3g，多入丸散服 外用适量	慎用	
20	南鹤虱	小毒	3～9g		
21	急性子	小毒	3～5g	慎用	
22	草乌叶	小毒	1～1.2g，多入丸散用	慎用	
23	鸦胆子	小毒	0.5～2g，龙眼肉包裹或入胶囊吞服。外用适量		
24	猪牙皂	小毒	1～1.5g，多入丸散。外用适量，研末吹鼻取嚏或研末调敷患处	禁用	咯血、吐血者禁用
25	绵马贯众	小毒	4.5～9g		
26	绵马贯众炭	小毒	5～10g		
27	蛇床子	小毒	3～10g。外用适量，多煎汤熏洗，或研末调敷		
28	紫萁贯众	小毒	5～9g		
29	榼藤子	小毒	10～15g		不宜生用
30	鹤虱	小毒	3～9g		
31	翼首草	小毒	1～3g		
32	三棵针	有毒	9～15g		
33	千金子	有毒	1～2g，去壳去油用，多入丸散服。外用适量，捣烂敷患处	禁用	
34	千金子霜	有毒	0.5～1g，多入丸散服。外用适量	禁用	
35	土荆皮	有毒	外用适量，醋或酒浸涂擦，或研末调涂患处		
36	山豆根	有毒	3～6g		
37	干漆	有毒	2～5g	禁用	对漆过敏者禁用
38	天南星	有毒	外用生品适量，研末以醋或酒调敷患处	慎用	生品内服宜慎
39	木鳖子	有毒	0.9～1.2g。外用适量，研末用油或醋调涂患处	慎用	
40	仙茅	有毒	3～10g		
41	半夏	有毒	内服一般炮制后使用，3～9g。外用适量，磨汁涂或研末以酒调敷患处		不宜与川乌、制川乌、草乌、制草乌、附子同用；生品内服宜慎

（续表 11-12）

序号	药品名称	毒性	用法用量	妊娠禁忌	其他注意事项
42	甘遂	有毒	0.5～1.5g，炮制后多入丸散用。外用适量，生用	禁用	不宜与甘草同用
43	白附子	有毒	3～6g，一般炮制后用，外用生品适量捣烂，熬膏或研米以酒调敷患处	慎用	生品内服宜慎
44	白屈菜	有毒	9～18g		
45	白果	有毒	5～10g		生食有毒
46	全蝎	有毒	3～6g	禁用	
47	华山参	有毒	0.1～0.2g	慎用	不宜多服；青光眼患者禁服；前列重度肥大者慎用
48	朱砂	有毒	0.1～0.5g，多入丸散服，不宜入煎剂。外用适量	禁用	不宜少量久服或大量服，肝肾功能不全者禁服
49	两头尖	有毒	1～3g。外用适量	禁用	
50	芫花	有毒	1.5～3g。醋芫花研末吞服，每日1次，每次0.6～0.9g。外用适量	禁用	不宜与甘草同用
51	苍耳子	有毒	3～10g		
52	附子	有毒	3～15g，先煎、久煎	慎用	不宜与半夏、瓜蒌、瓜蒌子、瓜蒌皮、天花粉、川贝母、浙贝母、平贝母、伊贝母、湖北贝母、白蔹、白及同用
53	京大戟	有毒	1.5～3g。入丸散服，每次1g；内服醋制用。外用适量，生用	禁用	不宜与甘草同用
54	制川乌	有毒	1.5～3g，先煎、久煎	慎用	不宜与半夏、瓜蒌、瓜蒌子、瓜蒌皮、天花粉、川贝母、浙贝母、平贝母、伊贝母、湖北贝母、白蔹、白及同用
55	制天南星	有毒	3～9g	慎用	
56	制草乌	有毒	1.5～3g，先煎、久煎	慎用	不宜与半夏、瓜蒌、瓜蒌子、瓜蒌皮、天花粉、川贝母、浙贝母、平贝母、伊贝母、湖北贝母、白蔹、白及同用
57	苦楝皮	有毒	3～6g。外用适量，研末，用猪脂调敷患处	禁用	肝肾功能不全者慎用

（续表 11-12）

序号	药品名称	毒性	用法用量	妊娠禁忌	其他注意事项
58	金钱白花蛇	有毒	2～5g；研粉吞服，1～1.5g		
59	洋金花	有毒	0.3～0.6g；宜入丸散；亦可作卷烟分次燃吸（每日不超过 1.5g）。外用适量	禁用	外感及痰热咳喘、青光眼、高血压及心动过速者禁用
60	牵牛子	有毒	3～6g，入丸散服，1.5～3g/次	禁用	不宜与巴豆、巴豆霜同用
61	轻粉	有毒	外用适量，研末掺敷患处。内服每次 0.1～0.2g，1～2 次/日，多入丸剂或装胶囊服，服后漱口	禁服	不可过量，内服慎用
62	香加皮	有毒	3～6g		不宜过量
63	狼毒	有毒	熬膏外敷		不宜与密陀僧同用
64	臭灵丹草	有毒	9～15g		
65	商陆	有毒	3～9g。外用适量，煎汤熏洗	禁用	
66	常山	有毒	5～9g	慎用	有催吐副作用，量不宜过大
67	硫黄	有毒	外用适量，研末油调涂敷患处。内服 1.5～3g，炮制后入丸散服	慎用	不宜与芒硝、玄明粉同用
68	雄黄	有毒	0.05～0.1g，入丸散用。外用适量，熏涂患处	禁用	内服宜慎，不可久用
69	蓖麻子	有毒	2～5g。外用适量		
70	蜈蚣	有毒	3～5g	禁用	
71	罂粟壳	有毒	3～6g	禁用	易成瘾，不宜常服；儿童禁用；运动员慎用
72	蕲蛇	有毒	3～9g；研末吞服，每次 1～1.5g，2～3 次/日		
73	蟾酥	有毒	0.015～0.03g，多入丸散。外用适量	慎用	
74	川乌	大毒	一般炮制后用	禁用	生品内服宜慎，不宜与半夏、瓜蒌、瓜蒌子、瓜蒌皮、天花粉、川贝母、浙贝母、平贝母、伊贝母、湖北贝母、白蔹、白及同用
75	马钱子	大毒	0.3～0.6g，炮制后入丸散	禁用	不宜多服久服、生用；运动员慎用；有毒成分能经皮肤吸收，外用不宜大面积涂敷

（续表 11-12）

序号	药品名称	毒性	用法用量	妊娠禁忌	其他注意事项
76	马钱子粉	大毒	0.3 ～ 0.6g，入丸散	禁用	不宜多服久服、生用；运动员慎用；有毒成分能经皮肤吸收，外用不宜大面积涂敷
77	天仙子	大毒	0.06 ～ 0.6g	禁用	心脏病、心动过速、青光眼者禁用
78	巴豆	大毒	外用适量，研末涂患处，或捣烂以纱布包擦患处	禁用	不宜与牵牛子同用
79	巴豆霜	大毒	0.1 ～ 0.3g，多入丸散用。外用适量	禁用	不宜与牵牛子同用
80	红粉	大毒	外用适量，研极细粉单用或与其他药味配成散剂或制成药捻	禁用	只外用，不内服，亦不宜久用
81	闹羊花	大毒	0.6 ～ 1.5g，浸酒或入丸散。外用适量，煎水洗	禁用	体虚者禁用，不宜多服、久服
82	草乌	大毒	一般炮制后用	禁用	生品内服宜慎；不宜与半夏、瓜蒌、瓜蒌子、瓜蒌皮、天花粉、川贝母、浙贝母、平贝母、伊贝母、湖北贝母、白蔹、白及同用
83	斑蝥	大毒	0.03 ～ 0.06g，炮制后多入丸散用。外用适量，研末或浸酒醋，或制油膏涂敷患处，不宜大面积用	禁用	内服慎用

二、中成药处方调配

（一）中成药处方调配的程序和注意事项

1. 调配中成药仍应遵从前述的调配工作制度，严格按审方、计价、调配、复核和发药程序进行。执业药师应熟悉常用中成药的药物组成、剂型特点、功能与主治、用法与用量、注意事项等，要注意处方药物与处方上的临床诊断是否合理，是否相符，特别是对孕妇、老人和婴幼儿的用药更应引起充分的重视。当患者在药店自行购买非处方中成药时，执业药师应对患者进行指导，帮助患者选用安全有效的药物。

2. 中成药的调配必须注意药品的有效期。药品必须在有效期内使用，超过有效期时，会导致作用降低或可能产生毒性，因此不能继续使用。

为防止药品过期失效，确保用药安全，调剂部门应注意药品的有效期，加强管理，定期检查，做到近效期药品先用。对有效期内的药品也要注意检查其外观性状，一旦发现异常情况，应立即停止销售。

（二）妊娠禁用、忌用与慎用的中成药

与单味中药一样，有些中成药也会损伤胎儿及母体，妊娠妇女应当有所避忌。一般分为妊娠慎用、忌用与禁用。

《中国药典》收载的妊娠禁用、忌用的主要品种有：三七片、三七伤药片（胶囊、颗粒）、三七血伤宁胶囊、三两半药酒、五味麝香丸、七厘胶囊（散）、九气拈痛丸、九分散、九味肝泰胶囊、九制大黄丸、十滴水（软胶囊）、十香返生丸、十一味能消丸、十二味翼首散、二十七味定坤丸、人参再造丸、大七厘散、大川芎口服液、大黄清胃丸、大黄䗪虫丸、山楂化滞丸、小金丸（片、胶囊）、小活络丸、马钱子散、天菊脑安胶囊、开胸顺气丸（胶囊）、天麻祛风补片、天舒胶囊、云南白药（胶囊）、云香祛风止痛酊、木瓜丸、木香槟榔丸、比拜克胶囊、止咳宝片、止痛化癥胶囊（片）、止痛紫金丸、桂枝茯苓胶囊（丸、片）、根痛平颗粒、脑立清丸（胶囊）、少腹逐瘀丸、中华跌打丸、牛黄至宝丸、牛黄消炎片、牛黄清宫丸、牛黄解毒丸（片、软胶囊、胶囊）、片仔癀（胶囊）、化癥回生片、丹桂香颗粒、丹蒌片、风湿马钱片、风湿定片、风湿骨痛胶囊、风寒双离拐片、乌梅丸、六味安消散（胶囊）、六味香连胶囊、心宁片、心脑康胶囊、心脑宁胶囊、心脑静片、心通口服液、心舒胶囊、玉泉胶囊（颗粒）、玉真散、龙泽熊胆胶囊、平消片（胶囊）、白蚀丸、瓜霜退热灵胶囊、冯了性风湿跌打药酒（禁内服、忌擦腹部）、地榆槐角丸、再造丸、西黄丸、当归龙荟丸、伤痛宁片、华佗再造丸、血府逐瘀胶囊（丸、口服液）、血美安胶囊、血栓心脉宁胶囊（片）、壮骨关节丸、壮骨伸筋胶囊、庆余辟瘟丹、关节止痛膏、安宫止血颗粒、如意定喘片、妇炎康片、妇科千金胶囊、妇科通经丸、红灵散、坎离砂、花红胶囊、芪冬颐心颗粒（口服液）、芪蛭降糖胶囊、克咳片、克痢痧胶囊、苏合香丸、医痫丸、尪痹颗粒（片）、抗宫炎胶囊、抗栓再造丸、利胆排石片（颗粒）、利膈丸、伸筋丹胶囊、伸筋活络丸、肛泰软膏、龟龄集、沈阳红药胶囊、补肾益脑丸、灵宝护心丹、尿塞通片、阿魏化痞膏、附桂骨痛片（胶囊、颗粒）、纯阳正气丸、肾炎康复片、肾衰宁胶囊、国公酒、季德胜蛇药片、金佛止痛丸、金黄利胆胶囊、金蒲胶囊、乳块消片（胶囊、颗粒）、乳疾灵颗粒、乳癖散结胶囊、周氏回生丸、治伤胶囊、治咳川贝枇杷滴丸、参附强心丸、茵芪肝复颗粒、荡石胶囊、按摩软膏、胃肠复元膏、骨友灵搽剂、骨折挫伤胶囊、骨刺丸、骨刺宁胶囊、复方牛黄消炎胶囊、复方牛黄清胃丸、复方珍珠散、复方夏天无片、复方益肝丸、保妇康栓、追风透骨丸、独圣活血片、养血荣筋丸、活血止痛散、宫瘤清胶囊、冠心苏合丸、祛风止痛片、祛伤消肿酊、神香苏合丸、狼疮丸、益心丸、益母丸、益母草口服液（颗粒、膏）、消肿止痛酊、消络痛片（胶囊）、消渴灵片、消糜栓、调经止痛片、通天口服液、通心络胶囊、通幽润燥丸、通窍镇痛散、通痹片、清宁丸、清泻丸、桑葛降脂丸、梅花点舌丸、控涎丸、银屑灵膏、得生丸、麻仁润肠丸、痔康片、清眩治瘫丸、清脑降压片（胶囊、颗粒）、清淋颗粒、颈复康颗粒、紫金锭、紫雪散、暑症片、跌打丸、跌打活血散、舒筋丸、舒筋活血定痛散、痧药、痛经丸、疏风定痛丸、暖脐膏、腰痛丸（片）、腰痛宁胶囊、腰痹通胶囊、瘀血痹胶囊（颗粒）、槟榔四消丸（大蜜丸、水丸）、鲜益母草胶囊、熊胆救心丸（熊胆救心丹）、醒脑再造胶囊、礞石滚痰丸、麝香风湿胶囊、麝香抗栓胶囊、麝香保心丸、麝香舒活搽剂（麝香舒活精）、麝香镇痛膏、蠲哮片。

《中国药典》收载的妊娠慎用的主要品种有：三妙丸、三黄片、万氏牛黄清心丸、万应胶

囊、万应锭、十香止痛丸、山玫胶囊、川芎茶调丸（散、片、颗粒）、女金丸、马应龙八宝眼膏、马应龙麝香痔疮膏、天麻丸、木瓜分气丸、木香顺气丸、五虎散、少林风湿跌打膏、牛黄上清丸（片、软胶囊、胶囊）、牛黄清心丸、气滞胃痛片（颗粒）、正心泰片（胶囊）、分清五淋丸、丹七片、丹红化瘀口服液、风痛安胶囊、乌军治胆片、乌蛇止痒丸、心可舒片、心荣口服液、四方胃片、四妙丸、白癜风胶囊、朴沉化郁丸、当归拈痛丸、竹沥达痰丸、伤湿止痛膏、华山参片、血脂康胶囊、灯台叶颗粒、安宫牛黄丸（散）、安宫降压丸、防风通圣丸（颗粒）、妇乐颗粒、妇炎净胶囊、妇科分清片、妇康宁片、芪参益气滴丸、抗骨髓炎片、抗感口服液（颗粒）、利胆片、利鼻片、沉香化气丸、补脾益肠丸、附子理中丸（片）、枣仁安神胶囊、明目上清片、固本统血颗粒、乳宁颗粒、乳核散结片、乳康胶囊、乳增宁胶囊、乳癖消片（胶囊、颗粒）、京万红软膏、泻痢消胶囊、珍黄胶囊（珍黄丸）、荜铃胃痛颗粒、栀子金花丸、胃乃安胶囊、胃脘舒颗粒、胃康胶囊、骨仙片、复方大青叶合剂、复方川贝精片、复方丹参片（颗粒、滴丸）、复方血栓通胶囊、复方陈香胃片、复方青黛丸、复方珍珠暗疮片、复方蛤青片、复方滇鸡血藤膏（复方鸡血藤膏）、复明片、保心片、胆石通胶囊、独一味胶囊（片）、养心氏片、活血止痛膏、活血通脉片、穿龙骨刺片、冠心生脉口服液、祛风舒筋丸、祖师麻片、桂附理中丸、速效牛黄丸、夏天无片、健胃片、健脑丸（胶囊）、益脑宁片、消痤丸、消渴平片、烫伤油、诺迪康胶囊、通关散、通脉养心口服液、黄疸肝炎丸、黄连上清丸（片）、麻仁滋脾丸、痔宁片、痔炎消颗粒、清肺抑火丸、速效牛黄丸、清胃黄连丸（水丸、大蜜丸）、清咽润喉丸、清膈丸、越鞠保和丸、跌打镇痛膏、舒心口服液（糖浆）、舒肝丸、舒肝平胃丸、舒胸片（胶囊）、舒筋活络酒、痛风定胶囊、湿毒清胶囊、强肾片、疏痛安涂膜剂、稳心颗粒（片、胶囊）、鼻炎康片、鼻咽灵片、镇心痛口服液、糖脉康颗粒、麝香祛痛气雾剂（搽剂）、麝香痔疮栓、麝香跌打风湿膏。

（三）含毒性饮片、按麻醉药管理饮片以及含朱砂的中成药调配

含27种毒性中药的中成药，应严格按说明书使用，含相同毒性成分的中成药应尽量避免联合使用，防止药物过量而引发毒性反应。对含有此类成分的中成药处方应注意严格审核、调配数量准确和发药交代完整清晰。现行《中国药典》收载含27种毒性、按麻醉药管理以及含朱砂等饮片的中成药见表11-13。

表11-13　含27种毒性饮片、按麻醉药管理饮片以及含朱砂的中成药

含毒性成分	中成药药品名称
巴豆霜	胃肠安丸
斑　蝥	癣湿药水
草　乌	正骨水
蟾　酥	血栓心脉宁片、灵宝护心丹、金蒲胶囊、熊胆救心丸、麝香保心丸、麝香通心滴丸
蟾酥（制）、朱砂、雄黄	梅花点舌丸、牙痛一粒丸
蟾酥、雄黄	牛黄消炎片、六应丸

（续表 11-13）

含毒性成分	中成药药品名称
淡附片	小儿肺咳颗粒、四逆汤、肾康宁片、肾康宁胶囊、肾康宁颗粒、痰饮丸、复方蛤青平、桂附理中丸
附　片	复方蛤青片、桂附理中丸
附片（黑顺片）	春血安胶囊、温胃舒胶囊
附子（黑顺片）、蟾酥	益心丸
附子（制）	参附强心丸、前列舒丸、济生肾气丸、桂附地黄丸、桂附地黄胶囊、益肾灵颗粒、乌梅丸
附子、生川乌	定喘膏
附子、制川乌	附桂骨痛片、附桂骨痛颗粒
干蟾皮	季德胜蛇药片
盐酸罂粟碱	肛泰软膏
黑顺片	天麻丸、天麻祛风补片、止血复脉合剂、正天丸、固肾定喘丸
红　粉	九一散
红粉、轻粉	拔毒膏、九圣散
马钱子粉	九分散、风湿马钱片、平消片、平消胶囊、伤科接骨片、舒筋丸、疏风定痛丸、痹祺胶囊
马钱子粉（调制）	腰痛宁胶囊
蜜罂粟壳	宣肺止嗽合剂
闹羊花	六味木香散、生发搽剂
炮附片	右归丸
生白附子、生天南星	玉真散
生半夏	复方鲜竹沥液、暑湿感冒颗粒、藿香正气口服液、藿香正气水、藿香正气软胶囊、藿香正气滴丸
生草乌、马钱子	跌打镇痛膏
生草乌、天南星	祛伤消肿酊
生川乌	天和追风膏、药艾条、麝香镇痛膏
生川乌、生草乌	少林风湿跌打膏、安阳精制膏、狗皮膏
生川乌、生草乌、生附子	阳和解凝膏
生川乌、生草乌、雄黄	阿魏化痞膏
生天南星	伤疖膏、如意金黄散
生天南星、生半夏	活血止痛膏
唐古特乌头	安儿宁颗粒
天仙子	溃疡散胶囊

（续表 11-13）

含毒性成分	中成药药品名称
雄　黄	小儿化毒散、牛黄至宝丸、牛黄解毒丸、牛黄解毒片、牛黄解毒软胶囊、牛黄解毒胶囊、纯阳正气丸、珠黄吹喉散
雄黄、马钱子粉	郁金银屑片
雄黄、朱砂	周氏回生丸、暑症片、小儿至宝丸、小儿惊风散、小儿清热片、牛黄抱龙丸、牛黄净脑片、牛黄清心丸（局方）、牛黄清宫丸、牛黄镇惊丸、安宫牛黄散、安宫牛黄丸、安脑丸、红灵散、医痫丸、局方至宝散、复方牛黄消炎胶囊、速效牛黄丸、紫金锭
雪上一枝蒿、制草乌	三七伤药片、三七伤药胶囊、三七伤药颗粒
雪上一枝蒿	骨痛灵酊
洋金花	化痔栓
洋金花、制蟾酥	如意定喘片
罂粟壳	二母安嗽丸、克咳片、肠胃宁片、京万红软膏、咳喘宁口服液、复方满山红糖浆、洋参保肺丸、消炎止咳片、强力枇杷膏（蜜炼）、橘红化痰丸、止嗽化痰丸
罂粟壳浸膏	止咳宝片
制草乌	三七血伤宁胶囊、小金丸、小金片、小金胶囊、云南白药、云南白药胶囊、复方夏天无片、祛风止痛胶囊
制蟾酥、雄黄、朱砂	痧药
制川乌	中华跌打丸、复方羊角片、活血壮筋丸、麝香风湿胶囊、骨友灵搽剂
制川乌、制草乌	小活络丸、木瓜丸、风湿骨痛胶囊、骨刺丸、骨刺消痛片、追风透骨丸、祛风舒筋丸、筋痛消酊
制川乌、制草乌、制马钱子	风寒双离拐片、伸筋活络丸
制马钱子	马钱子散、伸筋丹胶囊、甜梦口服液（甜梦合剂）、甜梦胶囊、疏风活络丸
制马钱子、附片（黑顺片）、制川乌、朱砂	通痹胶囊
朱　砂	一捻金、一捻金胶囊、二十五味松石丸、二十五味珊瑚丸、十香返生丸、七厘胶囊、七厘散、八宝坤顺丸、万氏牛黄清心丸、小儿百寿丸、小儿金丹片、小儿肺热平胶囊、小儿解热丸、天王补心丸、天王补心丸（浓缩丸）、牛黄千金散、气痛丸、仁青常觉、心脑静片、瓜霜退热灵胶囊、苏合香丸、补肾益脑丸、柏子养心丸、柏子养心片、香苏正胃丸、益元散、琥珀抱龙丸、紫雪散、舒肝丸、避瘟散、平肝舒络丸、抗栓再造丸、人参再造丸

（续表 11-13）

含毒性成分	中成药药品名称
朱砂、巴豆霜	保赤散
朱砂、白附子	抱龙丸
朱砂、附子	再造丸
朱砂、马钱子	仁青芒觉
朱砂、雄黄、巴豆霜	七珍丸
朱砂、雄黄、制川乌、巴豆霜、千金子霜、斑蝥	庆余辟瘟丹
朱砂粉	清泻丸

三、处方复核、发药与用药指导

（一）中药处方复核

表 11-14　中药处方复核

要　点	内　容
中药饮片调配复核的内容	中药饮片调配后，必须经复核后方可发出 ①核对调配好的药品是否与处方所开药味及剂数相符，有无错味、漏味、多味和掺杂异物，每剂药的剂量误差应小于 ±5%。必要时要复称 ②还需审查有无配伍禁忌（十八反、十九畏）、妊娠禁忌药物、毒麻药有无超量。毒性中药、贵细药品的调配是否得当 ③对于需特殊煎煮或处理的药味如先煎、后下、包煎、烊化、另煎、冲服等是否单包并注明用法 ④审查药品质量，保证无伪劣饮片，审查有无虫蛀、发霉变质，有无生炙不分或以生代炙，整药、籽药应捣未捣，调配处方有无乱代乱用等现象。如发现问题及时调换 ⑤复核检查无误后，必须签字，方可包装药品 ⑥外用药应使用专用包装，并要有外用标志 ⑦**调剂复核工作应当由主管药师或执业药师等专业技术人员负责，复核率应当达到100%**
中成药调剂复核内容	中成药调配后，也需经过复核后方可发出。按照“四查十对”审查调配药品。中成药复核工作应当由药师及以上专业技术人员负责

（二）发药与用药指导

1. 中药饮片用药指导内容与要点

（1）向患者说明中药的用药禁忌。如忌食辛辣、油腻等。

（2）向患者耐心说明方药的用法用量，尤其是对中药不熟悉的患者，必要时介绍煎药流程。

（3）对特殊储存要求的饮片，如鲜药，需让患者明确储存方法。

（4）对有特殊煎法的饮片，要逐一向患者说明煎煮方法。

（5）如处方中有需患者自备的药引，需向患者强调。如热粥送服，黄酒送服。

（6）如有需自行处理的饮片、贵细饮片，要特别做出说明。如红参需患者自行蒸软后，切、分入药。

（7）如有关于药品疗效、药源情况、不良反应方面的咨询，应尽可能解答，如不确定，应在事后详查后予以回复。

2. 中成药用药指导内容与要点

（1）与患者核对药品种类和数量，根据处方向患者明确药品的用法用量，如用药时间、用药间隔等。对特殊剂型，如栓剂、滴眼液、贴膏剂等，需特别说明使用方法。

（2）如有联合用药情况，向患者交代联合用药需注意的问题，如中成药和西药，应相隔半小时左右服用。

（3）向患者说明中成药的使用禁忌和注意事项。特别是对含罂粟壳、含毒性药味、含朱砂和雄黄、含易引发肝肾损害药味等的中成药，应重点向患者说明药物的功效、使用方法和注意事项。

（4）如有需特殊储存的药品，提醒患者按要求储存。

（5）对特殊人群，如过敏体质、妊娠妇女等，应详细询问用药史、过敏史等相关信息，避免发生药害事件。

（6）如有关于药品疗效、药品质量、不良反应等方面的咨询，应尽可能做答，如不确定，应在事后详查并予以回复。

第四节　中药煎药

中药汤剂的煎煮

（一）煎药程序

1. 煎药人员收到待煎药时应核对处方药味、数量、剂量及质量，查看是否有需要特殊处理的饮片，如发现疑问及时与医师或调剂人员联系，确认无误后方可加水煎煮。

2. 为便于煎出有效成分，在煎煮前先加常温水浸泡饮片，浸泡时间一般不少于 30 分钟，使药材充分吸收水分。但不宜使用 60℃以上的热水浸泡饮片，以免使药材组织细胞内的蛋白质遇热凝固、淀粉糊化，不利于药物成分的溶出。加水量的多少受饮片的重量、质地等影响，一般用水量以高出药面 2 ～ 5cm 为宜，第二煎则应酌减。用于小儿内服的汤剂可适当减少用水量。注意在煎煮过程中不要随意加水或抛弃药液。

3. 煎煮用火应遵循“先武后文”的原则。即在沸前宜用武火，使水很快沸腾；沸后用文火，保持微沸状态，使之减少水分蒸发，以利于药物成分的煎出。解表药多用武火，补虚药多用文火。

4. 煎药时间的长短，常与加水量、火力、药物吸水能力及治疗作用有关。中药煎煮一般分为一煎、二煎。一般药一煎沸后煎 20 ～ 30 分钟，二煎沸后煎 15 ～ 20 分钟；解表、清热、芳香类药不宜久煎，一煎沸后煎 15 ～ 20 分钟，二煎沸后煎 10 ～ 15 分钟；而滋补药一煎沸后文火煎 40 ～ 60 分钟，二煎沸后煎 30 ～ 40 分钟为宜。

5. 群药按一般煎药法煎煮，需特殊煎煮的饮片则按特殊方法处理。在煎煮过程中要经常搅动，并随时观察煎液量，使饮片充分煎煮，避免出现煎干或煎糊现象。若已煎干则宜加新水重煎，若已煎糊则应另取饮片重新煎煮。

6. 每剂药煎好后，应趁热及时滤出煎液，以免因温度降低而影响煎液的滤出及有效成分的含量。滤药时应压榨药渣，使药液尽量滤净。将两次煎液合并混匀后分两次服用。

7. 每剂药的总煎出量：成人 400 ～ 600ml，儿童 100 ～ 300ml。

8. 煎药质量要求：依法煎煮的药液应有原处方中各味中药的特征气味，无霉烂、酸腐等其他异味；剩余的残渣无硬心，无白心、无焦化或煳化，挤出的残液量不超出残渣总重量的20%。

9. 核对患者的姓名、取药号、药味、质量及煎煮方法等，复核无误后，即可签字发出。

（二）煎药的注意事项

煎药的用具一定是以化学性质稳定，不易与所煎之药起化学变化为前提。煎药可选择砂锅、陶瓷器皿、玻璃器皿、不锈钢器皿等。切忌使用铁、铝制等器皿。

煎煮药物应使用符合国家卫生标准的饮用水。

煎药室的内外环境应保持洁净，保证安全，注意防火、防毒和防煤气中毒等。煎药人员必须严格遵守煎药操作规程，思想集中，认真执行。

（三）中药特殊煎服法

表 11–15　中药特殊煎服法

要　点	内　容
先　煎	①矿物、动物骨甲类饮片。打碎先煎 15 分钟，方可与其他药物同煎。如蛤壳、紫石英、石决明、珍珠母、瓦楞子、鳖甲、龟甲、鹿角霜、磁石、牡蛎、生石膏、赭石、自然铜等。水牛角宜先煎 3 小时以上 ②某些有毒饮片。一般应先煎 1 ～ 2 小时达到降低毒性或消除毒性的目的。如含有毒成分乌头碱的川乌、草乌或制附子
后　下	①气味芳香类饮片。一般在其他群药煎好前 5 ～ 10 分钟入煎即可。如降香、沉香、薄荷、砂仁、白豆蔻、鱼腥草等 ②久煎后有效成分易被破坏的饮片。一般在其他群药煎好前 10 ～ 15 分钟入煎即可。如钩藤、苦杏仁、徐长卿、生大黄、番泻叶等
包　煎	①含黏液质较多的饮片。如车前子、葶苈子等 ②富含绒毛的饮片。如旋覆花、枇杷叶等 ③花粉等微小饮片，因总表面积大，疏水性强，故也宜包煎，以免因其漂浮而影响有效成分的煎出。如蒲黄、海金沙、蛤粉、六一散等
烊化（溶化）	胶类中药不宜与群药同煎，以免因煎液黏稠而影响其他药物成分的煎出或结底煳化。如阿胶、鳖甲胶、鹿角胶、龟鹿二仙胶等
另　煎	一些贵重中药饮片，为使其成分充分煎出，减少其成分被其他药渣吸附引起的损失，需先用另器单独煎煮取汁后，再将渣并入其他群药合煎，然后将前后煎煮的不同药液混匀后分服。如人参、西洋参等质地较疏松者，通常视片型、体积等另煎 0.5 ～ 1 小时。而羚羊角等质地坚硬者，则应单独煎煮 2 小时以上。西红花亦可沸水泡服

（续表 11-15）

要　点	内　容
兑　服	对于液体中药，放置其他药中煎煮，往往会影响其成分，故应待其他药物煎煮去渣取汁后，再行兑入服用。如黄酒、竹沥水、鲜藕汁、姜汁、梨汁、蜂蜜等
冲　服	贵细中药用量少，宜先研成粉末再用群药的煎液冲服，避免因与他药同煎而导致其成分被药渣吸附而影响药效。如雷丸、蕲蛇、羚羊角、三七、琥珀、鹿茸、紫河车、沉香、川贝、金钱白花蛇等
煎汤代水	对于质地松泡、用量较大，或泥土类不易滤净药渣的药物，可先煎 15 ～ 25 分钟，去渣取汁，再与其他药物同煎。如葫芦壳、灶心土等

第五节　中药临方炮制和临方制剂加工

一、中药临方炮制

中药临方炮制通常是指医师在开具中药处方时，根据药物性能和治疗需要，要求中药师遵医嘱临时将生品中药饮片进行炮制的操作过程。现行法律规定，中药饮片应当按照国家药品标准炮制；国家药品标准没有规定的，应当按照省、自治区、直辖市人民政府药品监督管理部门制定的炮制规范炮制。对市场上没有供应的中药饮片，医疗机构可以根据本医疗机构医师处方的需要，在本医疗机构内炮制、使用。医疗机构炮制中药饮片，应当向所在地设区的市级人民政府药品监督管理部门备案。另外，根据临床用药需要，医疗机构可以凭本医疗机构医师的处方对中药饮片进行再加工。

二、临方制剂加工

临方制剂加工，又称个体化制剂加工。即药师根据医生开具的中药处方（一人一方），受患者委托，为患者制作丸剂、散剂、颗粒剂、胶囊剂、膏方、酒剂等中药个体化制剂的加工服务，可满足不同患者的个性化需求。根据我国的法律法规，医疗机构中药制剂必须有相关部门审批，获得文号或备案后才能给患者使用，但是受患者委托，按医师处方（一人一方）应用中药传统工艺加工而成的制品则不受此限制。

第六节　中药的质量变异

一、常见的中药质量变异现象

（一）中药饮片贮存中常见的质量变异现象

表 11-16　中药饮片贮存中常见的质量变异现象

要　点	内　容
虫　蛀	含淀粉、糖、脂肪、蛋白质等成分较多的饮片最易生虫，如白芷、北沙参、薏苡仁、柴胡、大黄、鸡内金等。当归、党参等被虫蛀之后易走油

（续表 11-16）

要　点	内　容
霉　变	凡含有糖类、黏液质、淀粉、蛋白质及油类的饮片较易霉变，如牛膝、天冬、马齿苋、菊花、蕲蛇、五味子、人参、独活、紫菀等
泛　油	泛油习称“走油”，含油脂多的饮片，内部油脂易于溢出表面而造成走油现象。一般可分为两种，一种为含挥发油的饮片，如当归、苍术等；另一种为含脂肪油的饮片，如柏子仁、桃仁、杏仁等。另外，含糖量多的饮片，常因受潮而造成返软而“走油”，如牛膝、麦冬、天冬、熟地、黄精等
变　色	指饮片的色泽起了变化，如由浅变深或由鲜变暗等。某些饮片的颜色由浅变深，如泽泻、白芷、山药、天花粉等；有些饮片由深变浅，如黄芪、黄柏等；有些饮片由鲜艳变暗淡，如红花、菊花、金银花、梅花等花类药
气味散失	主要是含有挥发油的饮片，如肉桂、沉香、豆蔻、砂仁等
风　化	含结晶水的无机盐类药物，日久逐渐失去结晶水，变为非结晶状的无水物质，从而变为粉末状，如胆矾、硼砂、芒硝等
潮　解	习称返潮、回潮，如大青盐、咸秋石、芒硝等
粘　连	指有些固体饮片，由于熔点较低，遇热则发黏而粘结在一起，或含糖分较高的饮片，吸潮后粘结在一起，使原来形态发生改变的现象。如芦荟、没药、乳香、阿魏、鹿角胶、龟甲胶、天冬、熟地等
腐　烂	指动植物类饮片，尤其是鲜药，如鲜生姜、鲜生地、鲜芦根、鲜石斛等

（二）中成药贮存中常见的质量变异现象

表 11-17　中成药贮存中常见的质量变异现象

要　点	内　容
虫　蛀	易虫蛀的常见剂型有蜜丸、水丸、散剂等
霉　变	易霉变的常见剂型有蜜丸、煎膏剂、片剂等
酸　败	易发生酸败的剂型有合剂、酒剂、煎膏剂、糖浆剂、软膏剂等
挥　发	指在高温下中成药所含挥发油或乙醇的散失。如芳香水剂、酊剂等
沉　淀	是液体制剂的一种常见变质现象。中成药的液体制剂，在温度和 pH 值的影响下易发生沉淀，常见的剂型有药酒、口服液、注射液等

二、引起中药质量变异的因素

（一）自身因素对中药质量变异的影响

表 11-18　自身因素对中药质量变异的影响

要　点	内　容
水　分	一般饮片均含有一定量的水分。而含水量则与其质量有着密切的关系。如果含水量高于或低于饮片本身应有的水分含量，就易发生质量的变化。水分过高，饮片容易发生虫蛀、霉烂、潮解、粘连等。反之，若水分过低，饮片又会发生风化、气味散失、泛油、干裂、脆化等现象

（续表 11-18）

要　点	内　容
淀　粉	是一种适合蛀虫、霉菌生长的营养基质，同时，含淀粉较多的饮片很容易吸收水分，当表面水分增加时，更便于霉菌、虫卵繁殖，因此淀粉含量高的饮片容易发生虫蛀、霉变
黏液质	是一种近似树胶的多糖类物质，它存在于植物细胞中。黏液质遇水后会膨胀发热，既易于发酵，又是微生物、虫卵的营养基质。因此，含黏液质的饮片也易于发霉、生虫
油　脂	含油脂的饮片，若长时间与空气、日光、湿气等接触，或因微生物的作用，会发生氧化反应，继而发生异味、酸败等现象。油脂也易在脂酶影响下水解，形成甘油和脂肪酸而具有异味
挥发油	含挥发油的药物，都具有不同的浓郁气味，长期与空气接触，随着油分的挥发，其气味会随之减弱，且在温度较高时，会加速挥发
色　素	有些色素很不稳定，易受到日光、空气等影响而遭到破坏，受潮后也易发霉变色
鞣　质	鞣质分为水解鞣质和缩合鞣质，含水解鞣质的五味子、石榴皮、大黄、丁香等可被酸、碱、酶所催化水解失去鞣质特性，含有缩合鞣质的虎杖、桂皮、四季青、钩藤等长期接触空气，在酶的影响下容易氧化，缩合成暗红色或更深颜色的鞣红沉淀。若长期储存或加工炮制，都会引起颜色变化
无机化合物	在外界的影响下，容易产生物理、化学性的变化，如磁石在空气中久置会失去磁性
树　脂	该类饮片软化点、熔点较低，高温储存或日晒常部分融化、粘连；个别品种如阿魏夏季易吸附水汽，由固态变为黏稠液体；秋冬季又会散失水分，变为黏硬的固体

（二）环境因素对中药质量变异的影响

表 11-19　环境因素对中药质量变异的影响

要　点	内　容
温　度	药物在贮存过程中，外界温度的改变，对药物变质速度有很大的影响。在常温情况下，储藏中的中药一般都比较稳定
湿　度	指空气中含有水蒸气量的程度，也就是空气潮湿的程度。它是影响药物质量的一个极重要因素，不仅可引起药物的物理和化学变化，而且能影响微生物的繁殖及害虫的生长。一般炮制品的绝对含水量应控制在 7% ～ 13%，贮存环境的相对湿度应控制在 35% ～ 75%
日　光	日光的照射，是使中药变色、气味散失、挥发、风化、泛油的因素之一
空　气	空气中氧和臭氧对中药的变异起着重要作用，以氧化反应最为主要
霉　菌	引起中药霉变的霉菌属于真菌中不形成大的子实体的丝状菌类，常寄生于有机体或腐生于粮食、食品、中药或其他产品上使之发霉变质。一般室温在 20℃～ 35℃，相对湿度在 75% 以上，霉菌极易萌发为菌丝，发育滋长
虫　害	温度在 18℃～ 35℃，药材含水量达 13% 以上及空气的相对湿度在 70% 以上时，最利于常见害虫的繁殖生长

（续表 11-19）

要　点	内　容
包装容器	常用的包装有陶瓷容器、玻璃容器、金属容器、木质容器、纸及硬纸包装、塑料包装等。容器密封方法一般有封盖法、塞口法、泥头密封、熔蜡密封、热合密封及粘贴密封等
贮存时间	为保证药品质量，减少损失，保证患者用药安全，药品不宜长时间贮存，要做到先产先出、近效期先出

第七节 中药的贮藏与养护

一、中药贮藏

（一）《中国药典》“凡例”【贮藏】项下对各名词术语的规定

【贮藏】项下的规定，系对药品贮藏与保管的基本要求，除矿物药应置干燥洁净处不作具体规定外，一般以下列名词术语表示：

表 11-20　《中国药典》“凡例”【贮藏】项下对各名词术语的规定

要　点	内　容
遮　光	系指用不透光的容器包装，例如棕色容器或黑色包装材料包裹的无色透明、半透明容器
密　闭	系指将容器密闭，以防止尘土及异物进入
密　封	系指将容器密封，以防止风化、吸潮、挥发或异物进入
熔封或严封	系指将容器熔封或用适宜的材料严封，以防止空气和水分的侵入并防止污染
阴凉处	系指不超过 20℃的环境
凉暗处	系指避光并不超过 20℃的环境
冷　处	系指 2℃～ 10℃的环境
常　温	系指 10℃～ 30℃的环境 除另有规定外，【贮藏】项未规定贮存温度的一般系指常温

（二）中药贮藏对环境的基本要求

1. 按包装标示的温度要求储存药品，包装上没有标示具体温度的，按照《中国药典》规定的贮藏要求进行储存。

2. 储存药品相对湿度为 35%～ 75%。

3. 储存药品应当按照要求采取避光、遮光、通风、防潮、防虫、防鼠等措施。

4. 特殊管理的药品应当按照国家有关规定储存。

（三）中药饮片的贮藏要求

对于含不同性质化学成分或用不同炮制方法炮制的饮片，可根据其具体情况，确定不同的贮存方法。

1. **含挥发油多的药材和饮片**，如薄荷、当归、川芎、荆芥等，贮藏时室温不可太高，否则容易走失香气或泛油，**应置阴凉、干燥处贮存**。

2. **含糖分及黏液质较多的饮片**，如肉苁蓉、熟地黄、天冬、党参等，**应贮于通风干燥处**。

3. **含淀粉多的药材和饮片**，如天麻、粉葛、山药等，**应贮于通风、干燥处，以防虫蛀**。

4. 种子类药材因炒制后增加了香气，如紫苏子、莱菔子、薏苡仁、扁豆等，若包装不坚固则易受虫害及鼠咬，**故应密闭贮藏于缸、罐中**。

5. **动物类药材**主要有皮、骨、甲、蛇虫躯体，易生虫和泛油，并且有腥臭气味。**应密封保存，四周无鼠洞，并有通风设备，阴凉贮存**。

6. **盐炙的**泽泻、知母、车前子、巴戟天等饮片，很容易吸收空气中的湿气而受潮，若温度过高盐分就会从表面析出，**故应贮于密闭容器内，置通风干燥处贮存**。

7. **蜜炙的**款冬花、甘草、枇杷叶等饮片，易被污染、虫蛀、霉变或鼠咬，**通常密闭贮于缸、罐内，并置通风、干燥处贮存，以免吸潮**。

8. **加酒炮制的**当归、常山、大黄等饮片，加醋炮制的芫花、大戟、香附、甘遂等饮片，**均应贮于密闭容器中，置阴凉处贮存**。

9. **某些矿物类饮片**如硼砂、芒硝等，在干燥空气中容易失去结晶水而风化，**故应贮于密封的缸、罐中，并置于凉爽处贮存**。

10. 毒性中药应严格按照有关的管理规定办理，设专人负责管理，切不可与一般饮片混贮，以免发生意外事故。

11. 易燃的硫黄、火硝等，必须按照消防管理要求，贮存在安全地点。

12. 少数贵重饮片如人参、西洋参、麝香、熊胆、西红花、冬虫夏草等，应与一般饮片分开贮藏，专人管理，并注意防虫、防霉，置阴凉、通风、干燥处贮藏。细贵药品中的麝香，应用瓶装密闭，以防香气走失；牛黄宜瓶装，在霉季时放入石灰缸中，以防受潮霉变；人参极易受潮、发霉、虫蛀、泛油、变色，在霉季也应放入石灰箱内贮存等。

13. 中药饮片分类保管养护品种见表11-21。

表11-21　中药饮片分类保管养护品种

分类品种	饮　片
易生虫饮片	党参、人参、南沙参、冬虫夏草、当归、独活、白芷、防风、板蓝根、甘遂、生地、泽泻、全瓜蒌、枸杞子、大皂角、桑椹、龙眼肉、核桃仁、莲子、薏苡仁、苦杏仁、青风藤、桑白皮、鹿茸、蕲蛇、鸡内金、菊花、金银花、凌霄花、北沙参、防己、莪术、川贝母、金果榄、佛手、陈皮、砂仁、酸枣仁、红花、闹羊花、蒲黄、芫花、蝉蜕、黄柏、狗肾、地龙、甘草、黄芪、山药、天花粉、桔梗、灵芝、猪苓、茯苓、水蛭、僵蚕、蜈蚣、乌药、葛根、丹参、何首乌、赤芍、苦参、延胡索、升麻、萆薢、大黄、肉豆蔻、淡豆豉、柴胡、地榆、川芎、半夏、玉竹
易发霉饮片	天冬、牛膝、独活、玉竹、黄精、白果、橘络、全瓜蒌、山茱萸、莲子心、枸杞子、大枣、马齿苋、大蓟、小蓟、大青叶、桑叶、哈蟆油、鹿筋、狗肾、水獭肝、蛤蚧、黄柏、白鲜皮、川槿皮、人参、党参、当归、知母、紫菀、菊花、红花、金银花、白及、木香、五味子、洋金花、蝼蛄、地龙、蕲蛇、蜈蚣、甘草、葛根、山柰、青皮、芡实、薏苡仁、栀子、羌活、黄芩、远志

（续表 11-21）

分类品种	饮片
易泛油饮片	独活、火麻仁、核桃仁、榧子、千金子、当归、牛膝、巴豆、狗肾、木香、龙眼肉、橘核、杏仁、蝼蛄、前胡、川芎、白术、苍术
易变色饮片	月季花、白梅花、玫瑰花、款冬花、红花、山茶花、金银花、扁豆花、橘络、佛手、通草、麻黄
易失去气味饮片	广藿香、香薷、紫苏、薄荷、佩兰、荆芥、细辛、肉桂、花椒、月季花、玫瑰花、吴茱萸、八角茴香、丁香、檀香、沉香、厚朴、独活、当归、川芎
易升华饮片	樟脑、薄荷脑、冰片
易软化融化类饮片	松香、芦荟、阿魏、猪胆膏、白胶香、安息香、柿霜、乳香、没药、苏合香
易风化饮片	硼砂、白矾、绿矾、芒硝、胆矾
易潮解饮片	芒硝、大青盐、绿矾、胆矾、硼砂、咸秋石、盐附子、全蝎、海藻、昆布

（四）中成药剂型与贮藏要求

表 11-22　中成药剂型与贮藏要求

要点	内容	
丸剂	蜜丸	一般应密封后，贮存于干燥处，应防潮、防霉变、防虫蛀
	水丸、糊丸	宜密封置于干燥处
	浓缩丸	可同水丸、糊丸一样保管养护，密封贮存。
	蜡丸	应密封并置阴凉干燥处贮存
	除另有规定外，各种丸剂均应密封贮存，防止受潮、发霉、虫蛀、变质	
散剂	①一般散剂用防潮、韧性大的纸或塑料薄膜包装折口或熔封后，再装入外层袋内、封口 ②除另有规定外，散剂应密闭贮存，含挥发性原料药物或易吸潮原料药物的散剂应密封贮存	
片剂	①片剂常用无色、棕色玻璃瓶或塑料瓶封口加盖密封，亦可用塑料袋包装密封 ②除另有规定外，片剂应密封贮存	
膏剂	煎膏剂（膏滋）	除另有规定外，煎膏剂应密封，置阴凉处贮存
	膏药	除另有规定外，膏药应密闭，置阴凉处贮存
	软膏剂（油膏）	另有规定外，软膏剂应避光，密封贮存

（续表 11-22）

要点		内容
合剂		在贮存期间允许有少量轻摇易散的沉淀。除另有规定外，合剂应密封，置阴凉处贮存
颗粒剂		除另有规定外，颗粒剂应密封，在干燥处贮存，防止受潮
胶囊剂		贮存温度不宜超过 30℃。除另有规定外，胶囊剂应密封贮存
糖浆剂		应使用深色盛装容器避光保存，灌装后密封，防潮热，防污染。除另有规定外，糖浆剂应密封，避光置干燥处贮存
注射剂	注射液	应密封于中性硬质玻璃安瓿中，防冻结，防高热，并应按说明书规定的条件贮藏
	注射用无菌粉末	应密封于西林瓶中，并应按说明书规定的条件贮藏
	除另有规定外注射剂应避光贮存	
胶剂		置于室内阴凉干燥处。胶剂应密闭贮存，防止受潮
酒剂		在贮藏期间允许有少量轻摇易散的沉淀。除另有规定外，酒剂应密封，置阴凉处贮存
露剂		除另有规定外，露剂应密封，置阴凉处贮存
栓剂		除另有规定外，应在 30℃以下密闭贮存。防止因受热、受潮而变形、发霉、变质
其他剂型	锭剂	除另有规定外，应密闭，置阴凉干燥处贮存
	贴膏剂	除另有规定外，应密封贮存
	滴丸剂	除另有规定外，应密封贮存
	酊剂	除另有规定外，应置遮光容器内密封，置阴凉处贮存
	流浸膏剂与浸膏剂	除另有规定外，应置遮光容器内密封，流浸膏剂应置阴凉处贮存
	凝胶剂	除另有规定外，应避光，密闭贮存，并应防冻
	茶剂	应密闭贮存；含挥发性及易吸潮药物的茶剂应密封贮存
	搽剂、洗剂、涂膜剂	除另有规定外，搽剂应避光密封贮存，洗剂应密闭贮存，涂膜剂应避光密闭贮存
	鼻用制剂	除另有规定外，应密闭贮存
	眼用制剂	除另有规定外，应遮光密封贮存
	气雾剂、喷雾剂	除另有规定外，气雾剂应置凉暗处贮存，并避免曝晒、受热、撞击，喷雾剂应避光密封贮存

二、中药养护

（一）传统养护技术

1. 清洁养护法。

2. 除湿养护法：常用的方法有通风法和吸湿防潮法。吸湿防潮法常采用的干燥剂有：①生石灰块；②无水氯化钙。

3. 密封（密闭）养护法：一般可分为容器密封、罩帐密封和库房密封三类。

4. 低温养护法：采用低温（2 ～ 10℃）贮存饮片。

5. 高温养护法：一般情况下温度高于 40℃，蛀虫就停止发育、繁殖，当温度高于 50℃时，蛀虫将在短时间内死亡。**但必须注意含挥发油的饮片烘烤时温度不宜超过 60℃，以免影响饮片的质量**。

6. **对抗贮存法**：对抗贮存法也称异性对抗驱虫养护，是采用两种或两种以上药物同贮，相互克制，起到防止虫蛀、霉变作用的养护方法。如**牡丹皮与泽泻、山药同贮，蛤蚧与花椒、吴茱萸或荜澄茄同贮，蕲蛇或白花蛇与花椒或大蒜瓣同贮，土鳖虫与大蒜同贮，人参与细辛同贮，冰片与灯心草同贮，硼砂与绿豆同贮，藏红花与冬虫夏草同贮**等。

（二）现代养护技术

1. 干燥养护技术：干燥养护技术又可分为远红外加热干燥技术、微波干燥技术等数种。

2. 气调养护技术。

3. $^{60}Co-\gamma$ 射线辐射杀虫灭菌养护技术。

4. 包装防霉养护法。

5. 气幕防潮养护技术。

6. 蒸气加热养护技术。

7. 气体灭菌养护技术：主要是指环氧乙烷防霉技术及混合气体防霉技术。

8. 中药挥发油熏蒸防霉技术：荜澄茄、丁香挥发油的效果最佳。

9. 超高压处理技术。

10. 植物源天然防霉剂养护技术：来源于柑橘、杜仲、大蒜汁、甘草及竹叶等属的防霉剂已在生产上应用。

11. 生物防控养护技术：微生物如乳酸菌、酵母菌、芽孢杆菌等都可抑制霉菌的繁殖和真菌毒素的产生。

第十二章 中药的合理应用

知识导图

中药的合理应用
- 中药合理用药概述
- 中药饮片的合理应用
- 中成药的合理应用
- 中西药的联合应用
- 特殊人群的中药应用

第一节 中药合理用药概述

一、基本原则

合理用药的基本原则就是安全、有效、简便、经济，四者缺一不可，而安全必须放在首位。既要权衡患者应用药物所获得的收益，又要考虑用药后对患者可能造成的伤害；既要考虑药物的疗效与治疗疾病的需要，又要顾及患者的经济承受能力及保护卫生资源与生态环境。并以此为宗旨，制定出最好的药物治疗方案。进而达到：最大限度地发挥药物的治疗效果，减少药物不良反应的发生；有效地防治疾病，提高患者的生命质量，降低发病率；控制医疗保健费用的过度增长，使社会和患者都获得最佳效益。

二、不合理用药的主要表现

临床上经常出现不合理用药的案例，概括起来主要有以下几种：

1. 辨析病证不准确，用药指征不明确；
2. 给药剂量失准，用量过大或过小；
3. 给药途径不适，未选择最佳给药途径；
4. 疗程长短失宜，用药时间过长或过短；
5. 服用时间不当，不利于药物的药效发挥；
6. 乱用贵重药品，因盲目自行购用，或追求经济效益，导致滥用贵重药品；
7. 同类重复使用，因对药物的性能不熟，或单纯追求经济效益，导致同类药重复使用；
8. 违反用药禁忌，有悖于明令规定的配伍禁忌、妊娠禁忌、服药时的饮食禁忌及证候禁忌。

三、不合理用药的后果

大体可归纳为以下几种：

1. 浪费医药资源；
2. 延误疾病的治疗；
3. 引发药物不良反应及药源性疾病的发生；
4. 造成医疗事故和医疗纠纷。

四、保证合理用药的主要措施

1. 努力研习中医药学。
2. 准确辨析患者的病证。
3. 参辨患者的身体状况。
4. 确认有无药物过敏史。
5. 选择质优的饮片。
6. 合理配伍。
7. 选择适宜的给药途径及剂型。
8. 正确掌握剂量及用法。
9. 制定合理的用药时间和疗程。
10. 严格遵守用药禁忌。
11. 认真审方堵漏。
12. 详细嘱告用药宜忌。
13. 按患者的经济条件斟酌选药。

第二节 中药饮片的合理应用

一、中药配伍原则

（一）七情配伍

七情是单行、相使、相须、相畏、相杀、相恶、相反的合称，用以说明中药配伍后药效，毒性变化的关系。具体内容见表12-1。

表12-1　七情配伍

药　效	七　情	中药配伍
协同增效，充分利用	相　须	金银花＋连翘
	相　使	枸杞子＋菊花
拮抗减效，加以注意	相　恶	生姜＋黄芩
减轻或消除原有的毒性，应用毒性药或剧烈药，考虑选用	相畏、相杀	半夏畏生姜，或生姜杀半夏
产生或增加毒性，配伍禁忌	相　反	十八反

（二）“十八反”“十九畏”

有些药物配伍后能产生毒性反应或降低疗效，即用药配伍禁忌。影响较大的“十八反”“十九畏”即前人的用药经验总结。

（三）中药气味配伍

1. 四气配伍

（1）药性相同者可相辅相成，增强疗效。如四逆汤：附子配伍干姜。

（2）药性相反者配伍，各对其证，用于寒热错杂的复杂证候，或相反相成，制性存用，降低毒副作用，如左金丸：黄连配伍吴茱萸。

2. 五味配伍：利用不同味的药物配伍组方，功效不同。如辛味药与甘味药配伍，可起辛甘发散、辛甘扶阳和辛甘化阳的功效。如桂枝甘草汤，桂枝配伍甘草，辛甘化阳，益心气、通心阳、止心悸。

3. 气味配伍。

（四）中药升降浮沉配伍

药物有升降浮沉的性用不同，治法亦有升降浮沉的因势利导，两者参合而行之，则治法甚多，变化无穷。

（五）中药归经配伍

1. 运用引经报使的方法，使药效更加集中于某一经络、某一脏腑，从而提高疗效。

2. 引经报使药如：

（1）细辛——手少阴经；（2）黄柏——足太阳经；

（3）独活——足少阴经；（4）升麻——足阳明经、足太阴经；

（5）川芎——少阳经。

二、中药复方配伍

1. 复方中药物用量依君臣佐使而递减：最为常见，一般君药用量最大，臣药次之，佐使药用量为小，如苓桂术甘汤，小承气汤，厚朴三物汤等。

2. 复方中各药物的用量相等：比较常见，如越鞠丸。

3. 复方中主药用量小于其他药物用量：常见于主药为贵重药材如人参、牛黄、麝香、犀角等。

三、中药饮片不同炮制品的正确应用

（一）当归、酒当归与当归炭

表 12-2 当归、酒当归与当归炭

炮制品	性能特点	方剂举例
生当归	质润，长于补血调经，润肠通便，常用于血虚证、血虚便秘、痈疽疮疡等	当归四逆汤：温经散寒，养血通脉，治疗血虚寒厥证
酒当归	善活血调经，常用于血瘀经闭、痛经，风湿痹痛，跌仆损伤等	四物汤：补血调血，调经化瘀，治疗营血虚滞证

（续表 12-2）

炮制品	性能特点	方剂举例
当归炭	以止血和血为主，多用于崩中漏下，月经过多，血虚出血	**共入散剂**：止血和血，治疗崩中漏下，月经过多

（二）紫苏子与炒紫苏子

表 12-3　紫苏子与炒紫苏子

炮制品	性能特点	方剂举例
紫苏子	生用多用于兼有肠燥便秘的痰壅气逆之咳喘	**苏子降气汤**（《医方简义》）：降气平喘，祛痰止咳，喘哮之缓者
炒紫苏子	辛散之性缓和，多用于咳喘	**降气定喘丸**、苏子降气汤（《太平惠民和剂局方》）

（三）大蓟与大蓟炭

表 12-4　大蓟与大蓟炭

炮制品	性能特点	方剂举例
生蓟	凉血止血，化瘀消肿，常用于热淋，痈肿疮毒等热邪偏盛的出血证	**大蓟散**：清肺解毒，凉血止血，用于治疗肺疽
大蓟炭	凉性减弱，收敛止血作用增强，常用于吐血、呕血、咯血等症	**十灰散**：凉血止血，治疗血热妄行证

（四）干姜与姜炭

表 12-5　干姜与姜炭

炮制品	性能特点	方剂举例
干　姜	性热而偏燥，以温中散寒，回阳通脉，温肺化饮为主，能守能走，故对中焦寒邪胜而兼湿者以及寒饮伏肺的喘咳尤为适宜；又因力速而作用较强，故用于回阳复脉，其效甚佳；常用于脘腹冷痛，呕吐、泄泻，肢冷脉微，痰饮咳喘等	**温脾汤**：温阳补脾，泻下寒积，用于治疗冷积便秘
姜　炭	功专止血温经，固涩止血作用较强，临床多用于各种虚寒性出血	①**如圣散**：固涩止血，用于治疗妇人血崩 ②**生化汤**：选用炮姜，养血祛瘀，温经止痛，用于治疗血虚寒凝，瘀血阻滞证。产后恶露不行

（五）枳壳与麸炒枳壳

表 12-6　枳壳与麸炒枳壳

炮制品	性能特点	方剂举例
枳　壳	生品较峻烈，偏于行气宽中除胀，用于气实壅满所致之脘腹胀痛或胁肋胀痛，瘀滞疼痛，及子宫下垂，脱肛，胃下垂	**血府逐瘀汤**：活血化瘀，行气止痛，用于治疗胸中血瘀证
麸炒枳壳	缓和烈性，偏于理气健胃消食，多用于宿食停滞，呃逆嗳气，风疹瘙痒	**槐花散**：清肠止血，疏风行气，用于治疗风热湿毒，壅遏肠道，损伤血络

（六）生大黄、酒大黄、熟大黄与大黄炭

表 12-7　生大黄、酒大黄、熟大黄与大黄炭

炮制品	性能特点	方剂举例
生大黄	泻下力强，故欲攻下者宜生用	**温脾汤**：攻下冷积，温补脾阳，用于治疗寒积里实证
酒大黄	泻下力较弱，善清上焦血分热毒，宜用于目赤咽肿，齿龈肿痛	**当归龙荟丸**：泻火通便，用于肝胆火旺，心烦不宁，头晕目眩等
熟大黄	泻下力缓，活血化瘀增强，适用于体虚而有瘀血者	**大黄䗪虫丸**：活血破瘀，通经消癥，用于治疗瘀血内停所致的癥瘕、闭经
大黄炭	凉血化瘀止血，多用于血热有瘀出血证	**十灰丸**：凉血止血，用于血热妄行出血证

（七）生白芍、炒白芍与酒白芍

表 12-8　生白芍、炒白芍与酒白芍

炮制品	性能特点	方剂举例
生白芍	擅长养血敛阴，平抑肝阳，用于血虚月经不调，痛经，头痛眩晕以及自汗、盗汗等	**四物汤**：补血调血，治疗营血虚滞证
炒白芍	养血和营，敛阴止汗为主，用于血虚萎黄，腹痛，四肢挛痛，自汗盗汗等	**痛泻要方**：补脾柔肝，祛湿止泻，用于脾虚肝旺之痛泻
酒白芍	酸寒之性降低，入血分，善于调经止血，柔肝止痛，用于肝郁血虚，胁痛腹痛，月经不调，四肢挛痛	**柴胡舒肝丸**：疏肝理气，消胀止痛，用于肝气不疏，胸胁痞闷、食滞不清，呕吐酸水

（八）生香附、醋炙香附

表 12-9　生香附、醋炙香附

炮制品	性能特点	方剂举例
生香附	长于行气解郁，调经止痛，常用于肝郁气滞，胁肋胀痛，胸膈痞闷痛经等	越鞠丸：行气解郁，治疗六郁证
醋炙香附	偏于疏肝止痛，并能消积化滞，用于伤食腹痛，血中气滞，寒凝气滞，胃脘疼痛等	越鞠保和丸：疏肝解郁，开胃消食，用于治疗气食郁滞所致的胃痛

（九）生甘草、蜜炙甘草

表 12-10　生甘草、蜜炙甘草

炮制品	性能特点	方剂举例
生甘草	味甘偏凉，长于清热解毒，祛痰止咳，多用于肺热咳嗽、痰黄，咽喉肿痛，痈疽疮毒，食物中毒，药物中毒等	普济消毒饮：清热解毒，疏风散邪，用于治疗大头瘟
蜜炙甘草	味甘偏温，以补脾和胃，益气复脉力胜，主治脾胃虚弱，倦怠乏力，心动悸，脉结代等	炙甘草汤：益气滋阴，通阳复脉，用于治疗阴血阳气虚弱，心脉失养证

（十）苦杏仁、燀苦杏仁与炒苦杏仁

表 12-11　苦杏仁、燀苦杏仁与炒苦杏仁

炮制品	性能特点	方剂举例
苦杏仁	生者有小毒，性微温而质润，长于降气止咳，润肠通便，多用于咳嗽气喘，肠燥便秘	麻黄杏仁汤：解表散寒，宣肺止咳。用于治疗冬月伤寒咳嗽
燀苦杏仁	除去非药用部位，便于有效成分溶出，提高药效	杏仁煎：利肺化痰，止咳平喘，用于治疗小儿咳嗽，声不出
炒苦杏仁	长于温肺散寒，多用于肺寒咳喘，久患肺喘	麻黄杏仁薏苡甘草汤：轻清宣化，解表祛湿，用于治疗湿病风湿在表，症见一身尽疼，发热，日晡所剧者

第三节　中成药的合理应用

一、中药注射剂的合理应用

（一）中药注射剂合理应用基本原则

1. 选用中药注射剂应严格掌握适应证，合理选择给药途径。

2. 辨证施药，严格掌握功能主治。

3. 严格掌握用法用量及疗程。

4. 严禁混合配伍，谨慎联合用药。

5. 用药前应仔细询问过敏史，对过敏体质者应慎用。

6. 对老人、儿童、肝肾功能异常患者等特殊人群和初次使用中药注射剂的患者应慎重使用，加强监测。对长期使用者，在每疗程间要有一定的时间间隔。

7. 加强用药监护。

（二）中药注射剂不合理使用例举

中药注射剂不合理使用常见情况：未遵循中医理论使用、药证不符、配伍不合理、超剂量使用、溶媒选用不当、滴速过快、改变输注方式、特殊人群用药禁忌、合并用药过多等。

表 12-12　中药注射剂不合理使用常见情况

常见情况	举　例	分　析
药证不符	生脉注射液治疗痰浊蒙蔽兼有瘀血之胸痹，出现不良反应	生脉注射液用于中医辨证属气阴两虚者，夹痰湿者不宜用
超功能主治用药	参附注射液应用于乳腺癌术后 2 周住院化疗患者，出现不良反应	患者住院期间无不适症状，查体心肺无异常，使用参附注射液属于超出了药物的功能主治
给药途径和（或）给药方式不当	野木瓜注射液治疗腰痛做腰椎束旁痛点封闭注射，出现不良反应	野木瓜注射液给药途径和方式为“肌内注射”
超剂量使用	注射用丹参多酚酸盐 400mg+0.9% 氯化钠注射液静脉滴注治疗胸痹心痛属心血瘀阻证，出现不良反应	注射用丹参多酚酸盐单次用量为 200mg
溶媒选用不当	参麦注射液 50ml+ 氯化钠注射液 500ml 静脉滴注治疗冠心病，出现不良反应	参麦注射液的溶媒为 5% 葡萄糖注射液
溶媒用量不足	艾迪注射液 100ml+5% 葡萄糖注射液 250ml 静脉滴注治疗原发性肝癌，出现不良反应	艾迪注射液成人一次 50 ～ 100ml，加入 0.9% 氯化钠注射液或 5% ～ 10% 葡萄糖注射液 400 ～ 450ml 中静脉滴注
配伍禁忌	清开灵注射液与硫酸庆大霉素合用，出现不良反应	清开灵注射液不能与硫酸庆大霉素、青霉素 G 钾、肾上腺素、间羟胺、乳糖酸红霉素、多巴胺、山梗菜碱、硫酸美芬丁胺等药物配伍使用
配制不规范	黄芪注射液 20ml、丹香冠心注射液 20ml 共同溶于 0.9% 氯化钠注射液 250ml 静脉滴注，出现不良反应	黄芪注射液不宜在同一容器中与其他药物混用，宜用 5% ～ 10% 葡萄糖注射液稀释后使用，故还存在配制溶媒选用不当的问题

二、中成药的联合应用

（一）中成药之间的配伍应用

1. 两种功效相似的中成药同用治疗一种病证，以起到增强疗效的协同作用。如：

（1）附子理中丸与四神丸合用，可以增强温肾运脾、涩肠止泻的功效，治疗脾肾阳虚之五更泄泻。

（2）归脾丸与人参养荣丸同用，可明显增强补益心脾、益气养血、安神止痉的功效，治疗心悸失眠、眩晕健忘。

（3）脑立清胶囊（片）与六味地黄丸合用，用于高血压证属肝肾阴虚、风阳上扰者。

2. 功效不同的中成药配伍同用，一药为主，一药为辅，辅药能够提高主药功效。如：

（1）以二陈丸燥湿化痰为主方治疗湿痰咳嗽，而脾为生痰之源，辅以平胃散同用，燥湿健脾，可明显增强二陈丸燥湿化痰之功。

（2）又如以乌鸡白凤丸为主药治疗妇女气血不足、月经失调，辅以香砂六君丸，以开气血生化之源，增强主药的养血调经之功。

3. 中成药配伍应用，其中一种药物能够明显抑制或消除另一种中成药的偏性或副作用。

（1）如二便不通，阳实水肿，可用峻下通水的舟车丸，但为使峻下而不伤正气，常配合四君子丸同用。

（2）又如用金匮肾气丸治疗肾虚作喘，但若久治不愈，阳损及阴，兼见咽干烦躁者，又当配麦味地黄丸、生脉散或参蛤散同用，以平调阴阳，纳气平喘，且防止金匮肾气丸燥烈伤阴，降低副作用。

4. 有些中成药之间的配伍应用是因为部分疾病的治疗必须采用不同治疗方法。如：

（1）妇女宫冷不孕，需内服艾附暖宫丸，外贴十香暖脐膏，共奏养血调经、暖宫散寒之效。

（2）咽喉肿痛，可内服六神丸，外用冰硼散吹喉，共奏清热解毒、消肿利咽之效。

（二）中成药与药引的配伍应用

1. 常用的药引

临床常用的药引有酒、醋、盐、米汤、生姜、姜汁、葱白、苏叶、荆芥、薄荷、菊花、金银花、芦根、西瓜汁、藕汁、萝卜汁、生地黄、竹叶、灯心草、白茅根、玉米须、赤小豆、木瓜、红花、菖蒲、橘皮、牛膝、乌梅、酸枣仁、人参、大枣、蜂蜜、红糖、饴糖、梨汁、荸荠汁、甘蔗汁、麦冬汁、竹沥水、莲实、地龙、琥珀等，均可随证加减。

“酒入药为引者，取其活血行经，姜入药为引者，取其发表注凝，小枣入药为引者，取其消散开胃，大枣入药为引者，取其宁心利心，灯心入药为引者，取其发散诸邪勿住，莲实入药为引者，取其清心养胃和脾。”

2. 中成药与药引的配伍应用举例

（1）对于外感风寒或脾胃虚寒之呕吐泄泻等病证，常用生姜、大枣煎汤送服中成药，如通宣理肺丸、附子理中丸、藿香正气水等，以增强散风寒、和脾胃之功。

（2）对于跌打损伤、风寒湿痹等证，常用黄酒或白酒送服三七粉、云南白药、三七伤药片、大活络丸、再造丸、醒消丸、跌打丸、七厘散、独活寄生丸、腰痛宁胶囊等，以行药势，直达病所。

（3）服用治疗便秘的麻仁丸，宜用蜂蜜冲水送服，以增其润肠和中之效。

（4）服用更衣丸、麻仁丸、消渴丸、四神丸等，服用治疗身体衰弱的十全大补丸、人参养荣丸，宜用米汤送服，来顾护胃气，减少药物对肠胃的刺激。

（5）服用滋阴补肾的六味地黄丸、大补阴丸等，宜用淡盐水送服，以取其引药入肾之功。

（6）服用至宝锭用焦三仙煎汤送服，增强消导之力。

（7）服用银翘解毒丸用鲜芦根煎汤送服，取其清热透表生津的协同作用。

（8）服用川芎茶调散用清茶送服。

（三）中成药联用的配伍禁忌

1. 含“十八反”“十九畏”药味中成药的配伍禁忌

“十八反”“十九畏”中的药物，应属配伍禁忌，原则上是禁止联用。具体内容见表12-13。

表12-13　含“十八反”“十九畏”药味中成药的配伍禁忌

配伍禁忌		内　容
“十八反”药物的禁忌	附子、乌头与川贝、半夏	治疗风寒湿痹证的大活络丸、尪痹冲剂、天麻丸、人参再造丸等与止咳化痰的川贝枇杷露、蛇胆川贝液、通宣理肺丸等联用
	海藻、甘遂与含甘草的中成药	临床常用中成药心通口服液、内消瘰疬丸、祛痰止咳颗粒与橘红痰咳颗粒、通宣理肺丸、镇咳宁胶囊等联用
“十九畏”药物的禁忌	郁金与含丁香（母丁香）的中成药	利胆中成药利胆排石片、胆乐胶囊、胆宁片等与六应丸、苏合香丸、妙济丸、纯阳正气丸、紫雪散等联用

2. 含有毒药物中成药的联用

中成药之间的联合用药。尤其是几种含有有毒成分或相同成分的中成药联合应用时，应注意有毒成分或相同成分的“叠加”，以免引起不良反应。

（1）大活络丸与天麻丸，均含附子。

（2）朱砂安神丸与天王补心丸，均含朱砂。

（3）复方丹参滴丸和速效救心丸，均含冰片。

3. 不同功效药物联用的辨证论治和禁忌

（1）附子理中丸与牛黄解毒片。

（2）附子理中丸与黄连上清丸。

（3）金匮肾气丸与牛黄解毒片。

4. 某些药物的相互作用问题

（1）含麻黄的中成药忌与降血压的中成药如复方罗布麻片、降压片、珍菊降压片、牛黄降压丸等并用；也忌与扩张冠脉的中成药如速效救心丸、山海丹、活心丹、心宝丸、益心丸、滋心阴液、补心气液等联用。

（2）含朱砂较多的中成药，如磁朱丸、更衣丸、安宫牛黄丸等与含较多还原性溴离子或碘离子的中成药如消瘿五海丸、内消瘰疬丸等长期同服，在肠内会形成有刺激性的溴化汞或碘化汞，导致药源性肠炎、赤痢样大便。

第四节 中西药的联合应用

一、中西药联用的目的

（一）协同增效

表 12-14 协同增效

中 药	西 药	应 用
黄连、黄柏	四环素、呋喃唑酮（痢特灵）、磺胺甲基异噁唑	治疗痢疾、细菌性腹泻
金银花	青霉素	杀菌
甘草、白芍、冰片	丙谷胺（胃丙胺）	治疗消化性溃疡
甘 草	氢化可的松	抗炎、抗变态反应
丹参注射液、黄芪注射液、川芎嗪注射液	低分子右旋糖酐、能量合剂	提高心肌梗死的抢救成功率
丹参注射液	间羟胺（阿拉明）、多巴胺	升血压，减少升压药的依赖
生脉散、丹参注射液	莨菪碱	适度提高心率，改善血液循环
枳 实	庆大霉素	提高抗感染作用
茵陈蒿汤、大柴胡汤	利胆药物	增强消炎利胆作用
参苓白术散、补中益气方	三联或四联疗法	增强治疗幽门螺杆菌作用
小青龙汤	激 素	治疗小儿轻中度急性哮喘
复方丹参注射液	门冬氨酸钾注射液	治疗慢性重度肝炎

（二）降低毒副作用

（1）甘草＋呋喃唑酮：治疗肾盂肾炎；

（2）氯氮平＋石麦汤：治疗精神分裂症；

（3）碳酸锂＋白及、姜半夏、茯苓：治疗白细胞减少；

（4）顺铂＋艾迪注射液：治疗恶性肿瘤；

（5）康艾注射液＋XELOX 方案（奥沙利铂＋卡培他滨方案）：治疗老年结肠癌；

（6）氟尿嘧啶与环磷酰胺＋海螵蛸和白及粉：治疗消化道肿瘤。

（三）减少剂量

（1）苓桂术甘汤＋地西泮：地西泮只需常规用量的1/3；

（2）五酯胶囊＋他克莫司：他克莫司剂量降低，费用可降一半。

二、中西药联用的药物相互作用

（一）在药动学上的相互作用

中西药联用时影响药物的吸收，主要是影响药物透过生物膜吸收和影响药物在胃肠道的稳定性。具体内容见表12-15。

表12-15　在药动学上的相互作用

<table>
<tr><th>要　点</th><th colspan="2">内　容</th></tr>
<tr><td rowspan="2">影响吸收</td><td>影响药物透过生物膜吸收</td><td>中药中的某些成分如鞣质、药用炭、生物碱、果胶及金属离子等易与西药结合或吸附，特别是以固体形式口服的西药，可导致某些药物作用下降
含鞣质较多的中药有大黄、虎杖、五倍子、石榴皮等，因此中成药牛黄解毒片（丸）、麻仁丸、七厘散等不宜与口服的红霉素、士的宁、利福平等同用，因为鞣质具有吸附作用，使这些西药透过生物膜的吸收量减少
蒲黄炭、荷叶炭、煅瓦楞子等不宜与生物碱、酶制剂同服，因为药物炭吸附生物碱及酶制剂，抑制其生物活性，影响药物的吸收
含有果胶类药物如六味地黄丸、人参归脾丸、山茱萸等不宜与林可霉素（洁霉素）同服，同服后可使林可霉素的透膜吸收减少90%
含槲皮素中药与碳酸钙、氢氧化铝、四环素、大环内酯类抗菌药等能形成螯合物
磺胺类抗生素与含炭类的中成药槐角丸联用
含朱砂中药与溴化物西药能生成溴化汞
含雄黄中药与亚硝酸盐类西药能形成硫代砷酸盐
山楂、乌梅与氨茶碱、碳酸氢钠，硼砂、煅牡蛎与阿司匹林能发生中和反应</td></tr>
<tr><td>影响药物在胃肠道的稳定</td><td>中成药中含有某些重金属或金属离子，当与一些具有还原性的西药配伍使用时，会生成不溶性螯合物，影响药物在胃肠道的稳定性，甚至造成毒副反应，四环素与含金属离子的石膏、海螵蛸、自然铜、赤石脂、滑石、明矾等联用即属此类
一些含生物碱的中药如麻黄、颠茄、洋金花、曼陀罗、莨菪等，可抑制胃蠕动及排空，延长红霉素、洋地黄类药物在胃内的滞留时间，或使红霉素被胃酸破坏而降低疗效，或使洋地黄类药物在胃肠道内的吸收增加，引起中毒
药物之间通过直接改变胃肠道的内环境，如酸碱度、胃肠蠕动和排空速率等，间接影响药物的吸收，如胃宁散、复方陈香胃片、活胃胶囊能改变胃液酸碱度，减少弱酸性药物阿司匹林、头孢霉素的吸收，降低疗效</td></tr>
</table>

（续表 12-15）

要点		内容
影响分布		某些中西药联用相互作用后，血药浓度有所变化，影响药物与血浆蛋白组织结合 碱性中药如**硼砂、红灵散、女金丹、痧气散**等，能使**氨基糖苷类抗生素如链霉素、庆大霉素、卡那霉素、阿米卡星等排泄减少**，吸收增加，血药浓度上升，药效增加20～80倍，同时增加脑组织中的药物浓度，使耳毒性增加，造成暂时性或永久性耳聋，故长时间联用应进行血药浓度监测 **含有鞣质类化合物的中药在与磺胺类药物合用时**，导致血液及肝脏内磺胺类药物浓度增加，严重者可发生中毒性肝炎 **银杏叶与地高辛合用**可促进主动脉内皮细胞内 Ca^{2+} 水平升高，使地高辛的游离血药浓度明显升高，易造成中毒，因此，临床上两者联合使用时应适当降低地高辛剂量，并进行血药浓度的监测 含有**香豆素类的药物如独活、白芷、羌活等与甲苯磺丁脲**联用，**丹参、黄连、黄柏等与华法林联用**，这些中药会通过与血浆蛋白竞争性结合影响药效 麝香、苏合香、冰片等都能够提高药物血－脑屏障通透率，与作用于中枢神经系统的药物联用时，要密切监测西药血药浓度
影响代谢	概述	中西成药配伍时会影响药酶的活性，从而影响药物在体内的代谢
	酶促反应	中药酒剂、酊剂中含有一定浓度的乙醇，**乙醇是常见的酶促剂**，它能使肝药酶活性增强，在与**苯巴比妥、苯妥英钠、安乃近、利福平、二甲双胍、胰岛素等药酶诱导剂合用时**，使上述药物在体内代谢加速，半衰期缩短，药效下降；当与**三环类抗抑郁药盐酸氯米帕明、丙米嗪、阿米替林及多塞平等配伍使用时**，由于肝药酶的诱导作用，使代谢产物增加，从而增加三环类抗抑郁药物的不良反应 **甘草、五味子与苯巴比妥、华法林等联用，丹参制剂（丹参片、丹参酮Ⅱ A注射液、丹参多酚酸盐）、银杏叶与氯沙坦联用，黄芪颗粒和黄芪注射液与普萘洛尔、硝苯地平**等联用，均需注意药物的相互作用
	酶抑反应	中西药合用时发生酶抑反应也会影响药物在体内代谢，使药效降低或毒副作用增加 **单胺氧化酶抑制药呋喃唑酮、异烟肼、丙卡巴肼、司来吉兰**等通过抑制体内单胺氧化酶的活性，使单胺氧化酶类神经递质如去甲肾上腺素、多巴胺、5-羟色胺等神经递质不被破坏，而贮存于神经末梢中。此时**若口服含有麻黄碱成分的中成药如大活络丸、千柏鼻炎片、蛤蚧定喘丸、通宣理肺丸等**，所含麻黄碱可随血液循环至全身组织，促进单胺类神经递质的大量释放，引起头痛、恶心、呼吸困难、心律失常、运动失调及心肌梗死等不良反应，严重时可出现高血压危象和脑出血，因此，临床上应避免联用

（续表 12-15）

要　点		内　容
影响代谢	酶抑反应	含乌头类生物碱中药与美托洛尔和氯沙坦联合应用时，可能由于乌头类生物碱中药对药物代谢酶的抑制作用，进而引起美托洛尔和氯沙坦药物动力学及药效学的改变 此外，丹参药物与华法林联用，由于被相同的肝药酶代谢产生竞争性抑制，增强了华法林的药效；白芷、当归抑制代谢酶，增强地西泮、硝苯地平的药效
影响排泄	增加排泄	碱性药物由于与酸性药物发生相互作用，可大大加快药物排泄速度，导致药效降低，甚至失去治疗作用 碱性中药如煅牡蛎、煅龙骨、红灵散、女金丹、痧气散、乌贝散、陈香露白露片等，与酸性药物诺氟沙星、呋喃妥因、吲哚美辛、头孢类抗生素等联用时，酸性西药解离增加，排泄加快，使作用时间和作用强度降低 红霉素在碱性环境下抗菌作用强，当与含山楂制剂合用时，可使血液中 pH 值降低，导致红霉素分解，失去抗菌作用。此外，冰硼散可使尿液碱化，增加青霉素与磺胺类药物的排泄速度，降低药物有效浓度，抗菌作用明显降低 含有机酸成分的中药如乌梅、山茱萸、陈皮、木瓜、川芎、青皮、山楂、女贞子等，与一些碱性药物如氢氧化铝、氢氧化钙、碳酸钙、枸橼酸镁、碳酸氢钠、氨茶碱、氨基糖苷类抗生素等合用时，会发生酸碱中和，加快排泄而降低或失去药效
	减少排泄	含有机酸成分的中药，如乌梅、山茱萸、陈皮、木瓜、川芎、青皮、山楂、女贞子等与磺胺类药物、利福平、阿司匹林等酸性药物合用时，因尿液酸化，可使磺胺类药物的溶解性降低，导致尿中析出结晶，引起结晶尿或血尿，增加磺胺类药物的肾毒性；可使利福平和阿司匹林的排泄减少，加重肾脏的毒副作用 灯盏花素能够减少阿托伐他汀的胆汁排泄，虽使药效增强，但毒副作用更严重，产生肌肉毒性；治疗急性肾盂肾炎，生山楂 150g 煎汤与呋喃妥因联用，疗效优于单用，这与山楂能使尿液 pH 值降低，呋喃妥因在肾小管的重吸收增加有关

（二）在药效学上的相互作用

1. 药效学的协同作用

中西药合理的配伍可产生协同作用，增强疗效，减轻毒副作用。研究表明，香连丸与广谱抗菌增效剂甲氧苄啶联用后，其抗菌活性增强 16 倍。妇科千金片、云南白药、六味地黄丸、桂枝茯苓丸与甲硝唑联用，既能提高甲硝唑对疾病的治愈率，又能降低不良反应发生率和复发率。黄葵胶囊联合 RAS 系统阻滞剂治疗 IgA 肾病，临床缓解率得到提高。清燥救肺汤加减联合孟鲁司特钠治疗慢性持续期小儿哮喘痰热阻肺证具有协同增效的作用，并可减少不良反应。

2. 药理作用相加产生毒副作用

有些中西成药均具有较强的药理作用，合用后药理作用相互加强产生毒性作用。强心苷有较强的生理效应，如过量会引起中毒。故六神丸、救心丹等含有蟾酥、罗布麻、夹竹桃等强心苷成分的中成药，不宜与洋地黄、地高辛、毒毛花苷K等强心苷类同用。发汗解表药荆芥、麻黄、生姜等及其制剂（如防风通圣丸），与解热镇痛药阿司匹林、安乃近等合用，可致发汗太过，发生虚脱。有些中药注射剂与华法林联用有出血风险。

3. 药效学上的拮抗作用

若中西成药配伍不当，会使两者在疗效上发生拮抗作用，甚至产生严重的毒副作用。

甘草、鹿茸具有糖皮质激素样作用，有水钠潴留和排钾效应，还能促进糖原异生，加速蛋白质和脂肪的分解，使甘油、乳酸等各种糖、氨基酸转化成葡萄糖，使血糖升高，从而减弱胰岛素、甲苯磺丁脲、格列本脲等降糖药的药效。因此含有甘草、鹿茸的中成药，如人参鹿茸丸、全鹿丸等，不能与磺酰脲类降糖药联用。

中药麻黄及含麻黄碱的中成药，如止咳喘膏、通宣理肺丸、防风通圣丸、小青龙合剂、大活络丸、人参再造丸等有拟肾上腺素作用，具有兴奋受体和收缩周围血管的作用，与复方降压片、帕吉林等降压药同时服用，会产生明显的拮抗作用，使其作用减弱，疗效降低，甚至使血压失去控制，严重者可加重高血压病患者的病情。如与镇静催眠药氯丙嗪、苯巴比妥等同用，则会产生药效的拮抗。与拟胆碱药甲硫酸新斯的明联用，药理机制拮抗，疗效降低，甚至失效。

三、中西药联用的例举

（一）中西药合理联用的例举

1. 协同增效

（1）逍遥散或三黄泻心汤等与西药催眠镇静药联用，既可提高对失眠症的疗效，又可逐渐摆脱对西药的依赖性。

（2）石菖蒲、地龙与苯妥英钠等抗癫痫药联用，能提高抗癫痫的效果；大山楂丸、灵芝片、癫痫宁（含马蹄香、石菖蒲、甘松、牵牛子、千金子等）与苯巴比妥联用，治疗癫痫有协同增效作用。

（3）钩藤散、柴胡加龙骨牡蛎汤等与抗高血压药甲基多巴、卡托普利等联用，有利于提高对老年高血压症的治疗效果。

（4）芍药甘草汤等与西药解痉药联用，可提高疗效。

（5）补中益气汤、葛根汤等具有免疫调节作用的中药与抗胆碱酯酶药联用，治肌无力疗效较好。

（6）苓桂术甘汤、苓桂甘枣汤等与普萘洛尔类抗心律失常药联用，既可增强治疗作用，又能预防发作性心动过速。

（7）苓桂术甘汤、真武汤等与脑血管疾病用药甲磺酸二氢麦角碱联用，可增强对体位性低血压的治疗作用。

（8）木防己汤、茯苓杏仁甘草汤、四逆汤等与强心药地高辛等联用，可以提高疗效和改善心功能不全患者的自觉症状。

（9）桂枝茯苓丸、当归四逆加吴茱萸生姜汤等与血管扩张药联用，可增强作用，其中的中药方剂对于微循环系统的血管扩张特别有效。

（10）黄连解毒汤、大柴胡汤等与抗动脉粥样硬化、降血脂药联用，可增强疗效。

（11）小青龙汤、柴朴汤等与氨茶碱、色甘酸钠等联用，可提高对支气管哮喘的疗效。

（12）木防己汤、真武汤、越婢加术汤、分消汤等与西药利尿药联用，可以增强利尿效果。

（13）丹参注射液加泼尼松，治结节性多动脉炎，有协同作用。与维生素C在拮抗自由基方面有协同作用。

（14）枳实与庆大霉素联用，枳实能松弛胆道括约肌，有利于庆大霉素进入胆道，增强抗感染作用。

（15）麦门冬汤、滋阴降火汤等对老年咳嗽有镇咳作用，与磷酸可待因联用，可提高疗效。

（16）具有抗应激作用的中药如柴胡桂枝汤、四逆散、半夏泻心汤等与治疗消化性溃疡的西药（H_2受体拮抗剂，制酸剂）联用，可增强治疗效果。

（17）具有保护肝脏和利胆作用的茵陈蒿汤、茵陈五苓散、大柴胡汤等与西药利胆药联用，能相互增强作用。

（18）茵陈蒿及含茵陈蒿的复方与灰黄霉素联用，可增强疗效，这是因为茵陈蒿所含的羟基苯丁酮能促进胆汁的分泌，而胆汁能增加灰黄霉素的溶解度，促进其吸收，从而增强灰黄霉素的抗菌作用。

（19）甘草与氢化可的松在抗炎抗变态反应时同用，有协同作用。因甘草甜素有糖皮质激素样作用，并可抑制氢化可的松在体内的代谢灭活，使其在血液中浓度升高，从而使疗效增强。

（20）炙甘草汤、加味逍遥散等与甲巯咪唑等联用，可使甲状腺功能亢进症的各种自觉症状减轻。四逆汤与左甲状腺素联用，可使甲状腺功能减退症的临床症状迅速减轻。

（21）十全大补汤、补中益气汤、小柴胡汤等与西药抗肿瘤药联用，可以提高疗效。其中的中药可以提高自然杀伤细胞活性，还可能有造血及护肝作用。

（22）延胡索与阿托品制成注射液，止痛效果明显增加；若再加少量氯丙嗪、异丙嗪，止痛效果更优；洋金花与氯丙嗪、哌替啶等制成麻醉注射液，用于手术麻醉不但安全可靠，而且术后镇痛时间长。

（23）清肺汤、竹叶石膏汤、竹茹温胆汤、六味地黄丸等与抗生素类药联用，有增强抗生素治疗呼吸系统反复感染的效果。这些中药方剂具有抗炎、祛痰、激活机体防御功能的效果，尤其是含人参、柴胡或甘草的方剂效果更佳。有些单味中药如黄连、黄柏、葛根等，具有较强的抗菌作用，如与抗生素类药物联用，可增强抗菌作用。

（24）麻黄与青霉素联用，治疗细菌性肺炎，有协同增效作用；黄连、黄柏与四环素、呋喃唑酮、磺胺脒联用，可增强治疗细菌性痢疾的效果；香连化滞丸与呋喃唑酮联用，可增强治疗细菌性痢疾的效果；碱性中药与苯唑西林、红霉素同服，可防止后者被胃酸破坏，增强肠道吸收，从而增强抗菌作用。

（25）复方丹参滴丸联用阿托伐他汀钙能显著降低2型糖尿病患者的血清学指标。

（26）丹参片与阿德福韦酯片联合使用治疗乙型肝炎纤维化，疗效提高。

2. 降低西药的不良反应

（1）抗抑郁药与相应的中药方剂联用，可减少口渴、嗜睡等副作用的产生。

（2）桂枝汤类、含人参的方剂与皮质激素类药联用，可减少激素的用量和副作用。

（3）芍药甘草汤等与解痉药联用，在提高疗效的同时，还能消除腹胀、便秘等副作用。

（4）柴胡桂枝汤等具有抗癫痫作用的中药复方与西药抗癫痫药联用，可减少抗癫痫药的用量及肝损害、嗜睡等副作用。

（5）六君子汤等与抗震颤麻痹药联用，可减轻其胃肠道副作用，但也可能影响其吸收、代谢和排泄。

（6）小青龙汤、干姜汤、柴朴汤、柴胡桂枝汤等与抗组胺药联用，可减少西药的用量和嗜睡、口渴等副作用。

（7）木防己汤、真武汤、越婢加术汤、分消汤等与西药利尿药联用，可减轻因应用西药利尿药而导致的口渴等副作用。但排钾性利尿药不宜与含甘草类的中药复方联用，以避免乙型醛固酮增多症。

（8）黄芪、人参、女贞子、刺五加、当归、山茱萸等，与西药化疗药联用，可降低患者因化疗药而导致的白细胞降低等不良反应。

（9）黄连、黄柏、葛根等具有较强抗菌作用的中药与抗生素类药联用，可减少抗生素的不良反应。

（10）八味地黄丸、济生肾气丸、人参汤等中药与降血糖药联用，可使糖尿病患者的性神经障碍和肾功能障碍减轻。

（11）黄精、骨碎补、甘草等与链霉素联用，可消除或减少链霉素引发的耳鸣、耳聋等不良反应。

（12）逍遥散有保肝作用，与西药抗结核药联用，能减轻西药抗结核药对肝脏的损害。

（13）小柴胡汤、人参汤等与丝裂霉素 C 联用，能减轻丝裂霉素对机体的副作用。

（14）用含麻黄类中成药治疗哮喘，常因含麻黄素而导致中枢神经兴奋，若与巴比妥类西药联用，可减轻此副作用。

此外，中西药联用还能促进药物的吸收，如木香、砂仁、黄芩等对肠道有明显抑制作用，可延长维生素 B_{12}、灰黄霉素、地高辛等在小肠上部的停留时间，从而有利于药物吸收。

（二）中西药不合理联用的例举

1. 降低药物疗效

（1）碱性较强的中药及中成药，如瓦楞子、海螵蛸等，不宜与酸性药物如胃蛋白酶合剂、阿司匹林等联用，以免因联用而使疗效降低。

（2）碱性较强的中药及中成药，不能与四环素族抗生素、奎宁等同服，因其可减少四环素族抗生素及奎宁等在肠道的吸收，使其血药浓度降低。

（3）含碱性成分的中药及中成药，不能与维生素 B_1 同服，因其能中和胃酸而促使维生素 B_1 的分解，从而降低维生素 B_1 的药效。

（4）酸性较强的中药，如山楂、五味子、山茱萸、乌梅及中成药五味子糖浆、山楂冲剂等，不可与磺胺类药物联用。因磺胺类药物在酸性条件下不会加速乙酰化的形成，从而失去抗菌作用。

（5）酸性较强的中药及中成药，不可与碱性较强的西药如氨茶碱、复方氢氧化铝、乳酸钠、碳酸氢钠等联用，因与碱性药物发生中和反应后，会降解或失去疗效。

（6）含鞣质较多的中药或中成药，不可与维生素 B_1 或维生素 K 合用，因合用后会在体内产生难以吸收的结合物，使药效降低。

（7）含鞣质较多的中药或中成药，不可与酚氨咖敏颗粒、索米痛片、克感敏片等同服，因同服后可产生沉淀而不易被机体吸收。

（8）含钙、镁、铁等金属离子的中药，如石膏、瓦楞子、牡蛎、龙骨、海螵蛸、石决明、赭石、明矾等及其中成药，不能与四环素类抗生素联用，因金属离子可与此类西药形成络合物，而不易被胃肠道吸收，降低疗效。

（9）含钙、镁、铁等金属离子的中药及中成药，不能与异烟肼联用，因异烟肼分子中含有肼类官能团，与上述中药同服后，既会产生螯合效应，生成异烟肼与钙、铝、镁、铁、铋的螯合物，妨碍机体吸收；又能影响酶系统发挥干扰结核杆菌代谢的作用，从而降低疗效。

（10）含钙、镁、铁等金属离子的中药或中成药，不能与左旋多巴联用，因左旋多巴中有游离酚羟基，与上述中药合用后，遇金属离子则会产生络合反应，生成左旋多巴与钙、铝、镁、铁、铋的络合物，影响其吸收，从而降低左旋多巴的生物效应。

（11）含雄黄类的中成药，不能与硫酸盐、硝酸盐、亚硝酸盐及亚铁盐类西药合服，因雄黄所含硫化砷具有氧化还原性，遇上述无机盐类后即生成硫化砷酸盐沉淀物，既阻止西药的吸收，又使含雄黄类的中成药失去原有的疗效，并有导致砷中毒的可能。

（12）含鞣质较多的中药及其中成药，如五倍子、地榆、诃子、石榴皮、大黄等，不可与胃蛋白酶合剂、淀粉酶、多酶片等消化酶类药物联用。因这些酶类药物的化学成分主要为蛋白质，含有肽键或酰胺键，极易与鞣质结合发生化学反应，形成氢键络合物而改变其性质，不易被胃肠道吸收，从而引起消化不良、纳呆等症状。

（13）含鞣质较多的中药或中成药，不可与四环素类抗生素及红霉素、利福平、灰黄霉素、制霉菌素、林可霉素、克林霉素、新霉素、氨苄西林等同时服用，因同服后可生成鞣酸盐沉淀物，不易被吸收，从而降低药物的生物利用度与疗效。

（14）含鞣质较多的中药或中成药，不可与麻黄碱、小檗碱、士的宁、奎宁、利血平及阿托品类药物合用，因鞣质是生物碱沉淀剂，同用后会结合生成难溶性鞣酸盐沉淀，不易被机体吸收而降低疗效。

（15）含鞣质较多的中药或中成药，不可与含金属离子的西药如钙剂、铁剂、氯化钴等合用，因同服后可在回盲部结合，生成沉淀，致使机体难于吸收而降低药效。

（16）含有皂苷成分的中药，如人参、三七、远志、桔梗等，不宜与酸性较强的药物合用。因在酸性环境下，皂苷极易水解失效。

（17）含有皂苷成分的中药，不宜与含有金属离子的盐类药物如硫酸亚铁、碱式碳酸铋等合用，因同服后可形成沉淀，致使机体难于吸收而降低疗效。

（18）含蒽醌类的中药，如大黄、虎杖、何首乌等，不宜与碱性西药联用，因蒽醌类的化学成分在碱性溶液中易氧化失效。

（19）蜂蜜、饴糖等含糖较多的中药及其制剂，不可与胰岛素、格列本脲等治疗糖尿病的西药同用，以免影响药效。

（20）炭类中药不宜与多酶片、胃蛋白酶等联用，因为炭类中药等会吸附酶类制剂，从而降低疗效。

（21）金银花、连翘、黄芩、鱼腥草等及其中成药，不宜与菌类制剂如乳酶生、促菌生等联用，因金银花、连翘、黄芩、鱼腥草等及其中成药具有较强抗菌作用，服用后在抗菌的同时，还能抑制或降低西药菌类制剂的活性。

2. 产生或增加不良反应

（1）含汞的中药及其制剂，不能长期与含苯甲酸钠的咖溴合剂，或以苯甲酸钠作为防腐剂的制剂同服，因同服后可产生可溶性苯汞盐，引起药源性汞中毒。

（2）含汞的中药或中成药，不能与具有还原性的西药如硫酸亚铁、亚硝酸异戊酯同服，同服后能使 Hg^{2+} 还原成 Hg^{+}，毒性增强。

（3）含汞类中药及其制剂，如朱砂、轻粉、朱砂安神丸、仁丹、紫雪散、补心丹、磁朱丸等，不能与溴化钾、三溴合剂、碘化钾、碘喉片等同服，因汞离子与溴离子或碘离子在肠中相遇后，会生成有剧毒的溴化汞或碘化汞，从而导致药源性肠炎或赤痢样大便。

（4）含钙较多的中药或中成药，如石膏、龙骨、牡蛎、珍珠、蛤蚧及瓦楞子等，不可与洋地黄类药物合用，因钙离子为应激性离子，能增强心肌收缩力，抑制 Na^{+}-K^{+}-ATP 酶活性（也可以说与强心苷有协同作用），从而增强洋地黄类药物的作用和毒性。

（5）含有机酸类的中药及中成药，不能与磺胺类西药同服，因同服后易在肾小管中析出结晶，引起结晶尿、血尿，乃至尿闭、肾衰竭。

（6）含大量有机酸的中药及其制剂，不可与呋喃妥因、利福平、阿司匹林、吲哚美辛等同服，因前者能增加后者在肾脏中的重吸收，从而加重对肾脏的毒性。

（7）含鞣质类中药如虎杖、大黄、诃子、五倍子等，不能与磺胺类西药同服，因鞣质能与磺胺类药物结合，影响磺胺的排泄，导致血及肝内磺胺药浓度升高，严重者可发生中毒性肝炎。

（8）含水合型鞣质而对肝脏有一定毒性的诃子、五倍子、地榆、四季青等，以及含有这些药物的中成药，不能与对肝脏有一定毒性的西药四环素、利福平、氯丙嗪、异烟肼、依托红霉素等联用，因联用后会加重对肝脏的毒性，导致药源性肝病的发生。

（9）含碱性成分的中药及其制剂，不能与奎尼丁同用，因其能使尿液碱化，增加肾小管对奎尼丁的重吸收，从而使排泄减少，血药浓度增加，引发奎尼丁中毒。

（10）含碱性成分的中药及其制剂，不能与氨基糖苷类西药合用，因这些中药及其制剂能使机体对氨基糖苷类抗生素吸收增加，排泄减少，虽能提高抗生素的抗菌药力，但却增加了其在脑组织中的药物浓度，使耳毒性作用增强，从而影响前庭功能，导致暂时或永久性耳聋及行动蹒跚。

（11）含颠茄类生物碱的中药及其制剂，如曼陀罗、洋金花、天仙子、颠茄合剂等；含有钙离子的中药，如石膏、牡蛎、龙骨等，均不可与强心苷类药物联用，因颠茄类生物碱可松弛平滑肌，降低胃肠道的蠕动，与此同时也就增加了强心苷类药物的吸收和蓄积，故增加了毒性。

（12）海藻、昆布等含碘类中药及其制剂，不宜与治疗甲状腺功能亢进症的西药联用。因其所含的碘能促进酪氨酸的碘化，使体内甲状腺素的合成增加，不利于治疗。

（13）黄药子对肝脏有一定毒性，不可与利福平、四环素、红霉素、氯丙嗪等本身也具有肝毒性的西药联用，以免引发药源性肝病。

（14）含氰苷的中药，如苦杏仁、桃仁、枇杷叶等，不宜长期与镇咳类的西药如喷托维林等联用。因氰苷在酸性条件下，经酶水解后产生的氢氰酸虽有止咳功效，但在一定程度上抑制呼吸中枢，喷托维林等可加强其抑制作用，使呼吸功能受抑制。

（15）含乙醇的中成药如各种药酒等，不可与阿司匹林、水杨酸钠等抗风湿药同服，因乙醇与水杨酸等对消化道均有刺激作用，同用后能增加对消化道的刺激性，严重者可导致胃肠出血。

（16）含乙醇的中成药如各种药酒等，不可与抑制乙醇代谢的氯丙嗪、奋乃静、氟奋乃静、三氟拉嗪等吩噻类西药同用，因后者能使前者分解缓慢，加重恶心、呕吐、头痛、颜面潮红等中毒症状。

（17）含乙醇的中成药如各种药酒等，不可与胍乙啶、利血平、肼屈嗪、甲基多巴及妥拉唑啉等抗高血压药联用，因同用后易产生协同作用引起体位性低血压。

（18）含乙醇的中成药如各种药酒等，不可与乙酰氨基酚同服，因同用后二者的代谢产物对肝脏损害严重，有些患者对此类药极为敏感，从而可引起肝坏死及急性肾衰竭。

（19）含乙醇的中成药如各种药酒等，不可与三环类抗抑郁药丙米嗪、阿米替林、氯米帕明、多塞平等同服，因前者可加快后者的代谢，从而增强三环类抗抑郁药毒性，甚至导致死亡。

（20）含乙醇的中成药如各种药酒等，不可与抗组胺类药如氯苯那敏等联用，因同用后能增强对中枢神经系统的抑制，导致熟练技能障碍、困倦等不良反应等。

（21）含乙醇的中成药如各种药酒等，不可与胰岛素及磺脲类降糖西药同用或同服。因联用后会导致严重的低血糖，或头晕、呕吐，严重者可出现昏睡等酩酊反应，甚至出现不可逆性神经系统症状等。

（22）含乙醇的中成药如各种药酒等，不可与镇静剂如苯巴比妥、苯妥英钠、安乃近等联用，因联用后既可产生具有毒性的醇合三氯乙醛，又能抑制中枢神经系统，引起呼吸困难、心悸、焦虑、面红等不良反应，严重者可致死亡。

（23）含乙醇的中成药如各种药酒等，不可与磺胺及呋喃类抗生素联用，因这两类西药均能抑制乙醇在体内的代谢，增加乙醇对机体的毒性作用，严重者亦可出现酩酊反应，而所含乙醇又能加重这两类西药对中枢神经的毒性。

（24）含乙醇的中成药如各种药酒等，不可与硝酸甘油等扩张血管类西药同用，因所含乙醇对交感神经和血管运动中枢有抑制作用，致使心肌收缩力减弱，血管扩张，从而与硝酸甘油的扩张血管作用产生协同作用，导致血压明显降低。

（25）含麻黄碱的中药及其中成药，如复方川贝精片、莱阳梨止咳糖浆、复方枇杷糖浆等，不可与强心药、降压药联用。因麻黄碱会兴奋心肌β受体、加强心肌收缩力，与洋地黄、地高辛等联用时，可使强心药的作用增强，毒性增加，易致心律失常及心衰等毒性反应，同时麻黄碱也有兴奋α受体和收缩周围血管的作用，使降压药作用减弱，疗效降低，甚至使血压失去控制，可加重高血压患者的病情。

四、含西药组分的中成药品种及使用注意事项

（一）含西药组分的中成药

表 12-16　含西药组分的中成药

品　名			含西药组分	品　名	含西药组分
内科用药	抗感冒药	重感灵片	安乃近、马来酸氯苯那敏	强力感冒片	对乙酰氨基酚
		感速康胶囊	对乙酰氨基酚、马来酸氯苯那敏、维生素 C	感冒清片（胶囊）	对乙酰氨基酚、马来酸氯苯那敏、盐酸吗啉胍
		维 C 银翘片	对乙酰氨基酚、马来酸氯苯那敏、维生素 C	速感宁胶囊	对乙酰氨基酚、马来酸氯苯那敏
		新复方大青叶片	对乙酰氨基酚、维生素 C、咖啡因、异戊巴比妥	感特灵胶囊	对乙酰氨基酚、马来酸氯苯那敏、咖啡因
		贯黄感冒颗粒	马来酸氯苯那敏	抗感灵片	对乙酰氨基酚
		精制银翘解毒片（胶囊）	对乙酰氨基酚	金羚感冒片	阿司匹林、马来酸氯苯那敏、维生素 C
		治感佳胶囊	对乙酰氨基酚、马来酸氯苯那敏、盐酸吗啉胍	感冒安片	对乙酰氨基酚、马来酸氯苯那敏、咖啡因
		复方感冒灵片（胶囊）	对乙酰氨基酚、马来酸氯苯那敏、咖啡因		
	清热解毒药	牛黄消炎灵胶囊	盐酸小檗碱	复方牛黄消炎灵胶囊	盐酸小檗碱
		清开灵口服液（注射液）	猪去氧胆酸、黄芩苷		
	补虚药	力加寿片	维生素 E	复方酸枣仁胶囊	左旋延胡索乙素
		维尔康胶囊	维生素 E、维生素 A、维生素 C、维生素 B_1	健脾生血片	硫酸亚铁
				维血康糖浆	硫酸亚铁
		益康胶囊	维生素 E、维生素 A	腰肾膏	水杨酸甲酯、盐酸苯海拉明
	降压药	珍菊降压片	盐酸可乐定、氢氯噻嗪		
	降糖药	消渴丸	格列本脲	消糖灵胶囊	格列本脲
	消化系统用药	复方田七胃痛片（胶囊）	氧化镁、碳酸氢钠	复方猴头颗粒	硫酸铝、碱式硝酸铋、三硅酸镁
		神曲胃痛片（胶囊）	氢氧化铝、碳酸氢钠	溃疡宁片	维生素 U、硫酸阿托品、氢氯噻嗪、盐酸普鲁卡因

第12章

（续表 12-16）

品　名			含西药组分	品　名	含西药组分
内科用药	消化系统用药	复方陈香胃片	碳酸氢钠、重质碳酸镁、氢氧化铝	谷海生片	呋喃唑酮、甘珀酸钠、盐酸小檗碱
		珍黄胃片	碳酸钙	痢特敏片	甲氧苄啶
		活胃胶囊（散）	碳酸氢钠、碳酸镁	消炎止痢灵片	甲氧苄啶
		胃宁散（心痛口服液）	碳酸氢钠、三硅酸镁	陈香露白露片	碳酸氢钠、碱式硝酸铋、氧化镁、碳酸镁
		野苏颗粒	碳酸氢钠	连蒲双清片、肠康片、复方黄连素片	盐酸小檗碱
	止咳、平喘、化痰药	安嗽糖浆	盐酸麻黄碱、氯化铵	咳喘膏	盐酸异丙嗪
		痰咳净片（散）	咖啡因	海珠喘息定片	盐酸氯丙那林、盐酸去氯羟嗪
		清咳散	盐酸溴己新	散痰宁糖浆	盐酸麻黄碱、氯化铵
		舒咳枇杷糖浆	氯化铵	天一止咳糖浆	盐酸麻黄碱、氯化铵
		苏菲咳糖浆	盐酸麻黄碱、氯化铵	芒果止咳片	马来酸氯苯那敏
		舒肺糖浆	盐酸麻黄碱、氯化铵	痰咳清片	盐酸麻黄碱、氯化铵
		化痰平喘片	盐酸异丙嗪	咳特灵片（胶囊）	马来酸氯苯那敏
		镇咳宁糖浆	盐酸麻黄碱	消痰咳片	盐酸依普拉酮、甲氧苄啶、磺胺林
		消咳宁片	盐酸麻黄碱、碳酸钙	良园枇杷叶膏	盐酸麻黄碱
		止咳宝片	氯化铵		
	心脑血管病用药	脂降宁片	维生素 C、氯贝酸铝	脉君安片	氢氯噻嗪
		冠通片	维生素 C、异去氧胆酸	脉络通胶囊（颗粒）	维生素 C、碳酸氢钠
		脉平片	维生素 C、芦丁	脉络通胶囊	盐酸托哌酮、维生素 B_6
	肝胆用药	复方五仁醇胶囊	碳酸钙	胆益宁	胆酸钠
		复方益肝灵胶囊	水飞蓟素		
外科用药		化痔栓	次没食子酸铋	肛泰软膏	盐酸小檗碱、盐酸罂粟碱
		伤疖膏	水杨酸甲酯	肛泰栓	盐酸小檗碱、盐酸罂粟碱
		黑豆馏油软膏	氧化锌	复方土槿皮酊	苯甲酸、水杨酸
		癣宁搽剂	樟脑	消痔灵注射液	低分子右旋糖酐注射液
妇科用药		妇科十味片	碳酸钙	百草妇炎清栓	硼酸

（续表 12-16）

<table>
<tr><th colspan="2">品　名</th><th>含西药组分</th><th>品　名</th><th>含西药组分</th></tr>
<tr><td rowspan="5">儿科用药</td><td>小儿解热栓</td><td>安乃近</td><td>龙牡壮骨颗粒</td><td>维生素D_2、葡萄糖酸钙、乳酸钙</td></tr>
<tr><td>婴儿散胶囊</td><td>碳酸氢钠</td><td>小儿止咳糖浆</td><td>氯化铵</td></tr>
<tr><td>复方鹧鸪菜散</td><td>盐酸左旋咪唑</td><td>复方小儿退热栓</td><td>对乙酰氨基酚</td></tr>
<tr><td>临江风药</td><td>对乙酰氨基酚</td><td>小儿肠胃康颗粒</td><td>盐酸小檗碱</td></tr>
<tr><td>贝羚胶囊</td><td>猪去氧胆酸</td><td>小儿生血糖浆</td><td>硫酸亚铁</td></tr>
<tr><td rowspan="4">五官科用药</td><td>鼻舒适片</td><td>马来酸氯苯那敏</td><td>康乐鼻炎片</td><td>马来酸氯苯那敏</td></tr>
<tr><td>鼻炎康片</td><td>马来酸氯苯那敏</td><td>苍鹅鼻炎片</td><td>马来酸氯苯那敏</td></tr>
<tr><td>鼻炎通喷雾剂</td><td>盐酸麻黄碱</td><td>三黄片（丸）</td><td>盐酸小檗碱</td></tr>
<tr><td>新癀片</td><td>吲哚美辛</td><td>障翳散</td><td>硼砂、盐酸小檗碱、维生素B_2、无水硫酸钙</td></tr>
<tr><td rowspan="19">伤骨科用药、祛风湿痹证类药、其他</td><td>跌打镇痛膏</td><td rowspan="5">水杨酸甲酯、樟脑</td><td>红药贴膏</td><td>樟脑、硫酸软骨素、水杨酸甲酯、盐酸苯海拉明</td></tr>
<tr><td>麝香跌打风湿膏</td><td></td><td></td></tr>
<tr><td>按摩软膏</td><td>麝香壮骨膏</td><td>硫酸软骨素、水杨酸甲酯、盐酸苯海拉明</td></tr>
<tr><td>麝香镇痛膏</td><td></td><td></td></tr>
<tr><td>天和追风膏</td><td>关节止痛膏</td><td>樟脑、水杨酸甲酯、盐酸苯海拉明</td></tr>
<tr><td>风痛灵</td><td rowspan="12">水杨酸甲酯</td><td>克伤痛搽剂</td><td rowspan="11">樟脑</td></tr>
<tr><td>神农镇痛膏</td><td>云香祛风止痛酊</td></tr>
<tr><td>少林风湿跌打膏</td><td>麝香舒活搽剂</td></tr>
<tr><td>按摩乳（软膏）</td><td>祛伤消肿酊</td></tr>
<tr><td>正红花油</td><td>中华跌打丸</td></tr>
<tr><td>活血止痛膏</td><td>正骨水</td></tr>
<tr><td>附桂风湿膏</td><td>麝香祛痛气雾剂</td></tr>
<tr><td>伤湿止痛膏</td><td>消肿止痛酊</td></tr>
<tr><td>特制狗皮膏</td><td>通络祛痛膏</td></tr>
<tr><td>麝香海马追风膏</td><td>狗皮膏</td></tr>
<tr><td>麝香追风膏</td><td>阿魏化痞膏</td></tr>
<tr><td>安阳精制膏</td><td>风油精</td><td>水杨酸甲酯、丁香酚</td></tr>
<tr><td>祖师麻关节止痛膏</td><td>二甲苯麝香、水杨酸甲酯、苯海拉明</td><td>复方牵正膏</td><td>樟脑、麝香草酚</td></tr>
<tr><td>消炎止痛膏</td><td>水杨酸甲酯、樟脑、麝香草酚、盐酸苯海拉明</td><td>新型狗皮膏、消炎镇痛膏</td><td>水杨酸甲酯、盐酸苯海拉明</td></tr>
</table>

（二）含西药组分中成药的使用注意事项

1. 含格列本脲成分的中成药

其常用量一般为2.5mg/次，3次/日。磺胺过敏、白细胞减少患者禁用，孕妇及哺乳期妇女不宜使用，肝肾功能不全、体虚高热、甲状腺功能亢进者慎用。服用过量易致低血糖。

2. 含西药成分治疗感冒的中成药

（1）含安乃近成分的中成药：长期应用可能引起粒细胞缺乏症、血小板减少性紫癜、再生障碍性贫血。在服用含有安乃近成分的中成药时，切不可随意加大剂量，更不能长期使用，年老体弱者用药尤其应慎重，不能再同时加用西药解热药。哺乳期患者不宜应用。对安乃近、氨基比林及阿司匹林类药物过敏者禁用。

（2）含对乙酰氨基酚成分的中成药：长期大量使用对乙酰氨基酚，尤其是肾功能低下时，可出现肾绞痛或急性肾功能衰竭、少尿、尿毒症。若与肝药酶诱导剂尤其是巴比妥类并用时，发生肝脏毒性反应的危险增加。肝肾功能不全的患者应慎用，有增加肝脏、肾脏毒性的危险。服用超量可出现恶心、呕吐、胃痛、胃痉挛、腹泻、多汗等症状。

（3）含马来酸氯苯那敏成分的中成药：氯苯那敏也称扑尔敏，有嗜睡、疲劳乏力等不良反应。因此在服药期间，不得驾驶车船、登高作业或操作危险的机器。

3. 含盐酸麻黄碱的中成药

盐酸麻黄碱有舒张支气管、加强心肌收缩力、增强心输出量的作用，并有较强的兴奋中枢神经作用，能收缩局部血管。对于前列腺肥大者可引起排尿困难，大剂量或长期应用可引起震颤、焦虑、失眠、头痛、心悸、心动过速等不良反应。故甲状腺功能亢进症、高血压病、动脉硬化、心绞痛患者应禁用含盐酸麻黄碱的中成药。

4. 含吲哚美辛的中成药

吲哚美辛的常见的不良反应有：

（1）胃肠道反应：如恶心、呕吐、厌食、消化不良、胃炎、腹泻，偶有胃溃疡、穿孔、出血。

（2）中枢神经系统反应：头痛、眩晕、困倦，偶有惊厥、周围神经痛、晕厥、精神错乱等。

（3）造血系统损害：可有粒细胞、血小板减少，偶有再生障碍性贫血。

（4）过敏反应：常见为皮疹、哮喘、呼吸抑制、血压下降等。

（5）可引起肝肾损害。

鉴于此，溃疡病、哮喘、帕金森病和精神病患者以及孕妇、哺乳期妇女禁用；14岁以下儿童一般不用；老年患者及心功能不全、高血压、肝肾功能不全、出血性疾病患者慎用；且不宜与阿司匹林、丙磺舒、钾盐、氨苯蝶啶合用。

5. 含氢氯噻嗪的中成药

氢氯噻嗪引起的不良反应最常见为低血钾，同时因其可抑制胰岛素释放，可使糖耐量降低、血糖升高，故肝肾疾病、糖尿病患者、孕妇及哺乳期妇女不宜服用。

第五节 特殊人群的中药应用

一、老年人的中药应用

（一）老年人合理应用中药的原则

老年人因各脏器的组织结构和生理功能都有不同程度的退行性改变，因而影响了药物在体内的吸收、分布、代谢和排泄过程。

1. **辨证论治，严格掌握适应证**。

辨证有误则药不对证，会使机体阴阳偏盛或偏衰，以致病情更趋严重。

（1）**疮疡日久、大失血患者即使有表证也应慎用解表药**。

（2）**表虚自汗、阴虚盗汗禁用发汗力较强的解表药，实热证、津血亏虚者忌用温里药**。

（3）**羚羊解毒片**有疏风、清热解毒功效，治疗外感风热效果好，**用于外感风寒者则会加重病情**。

（4）**川贝止咳糖浆治疗风寒感冒咳嗽有效，若用于肺热咳嗽则会加重病情**。

2. 熟悉药品，恰当选择应用。

（1）**麝香保心丸与地高辛**等强心类药物联用会诱发强心苷中毒，出现频发性早搏等心律失常等不良反应。

（2）**含黄酮类成分的中成药复方丹参片（滴丸）、银杏叶片与法莫替丁片联用**可产生络合效应，形成螯合物，影响疗效。

（3）**含甘草、人参、鹿茸等成分的中成药培元通脑胶囊、益心通脉颗粒、活血通脉片与降糖药二甲双胍、消渴丸、阿卡波糖、胰岛素联用产生拮抗作用**。

（4）**甘草、鹿茸与阿司匹林的联用会加重对胃黏膜的损伤**。

3. 选择合适的用药剂量

一般应从“最小剂量”开始。尤其对体质较弱、病情较重的患者切不可随意加药。

表 12-17　选择合适的用药剂量

中药 / 中成药	用药剂量	作　用	用药注意
甘　草	1 ~ 3g	调和药性	根据需要，选择用量
	5 ~ 15g	益气养心	
	大量服用	患者可出现水肿、低血钾、血压升高	
	小剂量长期使用		
大　黄	1 ~ 5g	泻下	
	0.05 ~ 0.3g	收敛而止泻	
苏　木	**量　小**	和血	
	量　大	破血	

（续表 12-17）

中药 / 中成药	用药剂量	作　用	用药注意
含马兜铃酸的制剂	长期服用	慢性肾功能衰竭	注意调节药物品种，避免不良反应
黄花夹竹桃（含强心苷）	长期服用	洋地黄样蓄积中毒	
胖大海	长期服用	易致大便溏泻、饮食减少、脘腹痞闷、消瘦	
天王补心丹、朱砂安神丸、紫雪散、至宝丹	长期服用	会因蓄积而出现慢性汞中毒	

另外，老年人使用某些中药要酌情减量，见表 12-18。

表 12-18　老年人用药需要酌情减量中药的举例

中药 / 中成药	药物特点	作用 / 不良反应	用药注意
阿胶、熟地、玄参	质厚滋腻	易滞胃脘	用量不宜过大
甘草、大枣、炙黄芪	甘味过重	使人气壅中满	
黄芩、黄连、黄柏	苦寒燥湿	易伤脾阳	
川　芎	—	耗气	
红　花	—	破血	
六神丸、牛黄解毒丸（片）	处方中雄黄含有硫化砷	含有毒物质	不宜久服、多服
牛黄清心丸、磁朱丸	处方中朱砂含有硫化汞		
舟车丸	处方中轻粉含有氯化亚汞（Hg_2Cl_2）		
疏风定痛丸、跌打丸	处方中马钱子含有士的宁		
三物备急丸、三物白散、九龙丹、胃肠安丸	处方中巴豆含有巴豆毒素		

（二）老年人合理服用滋补药的注意事项

在使用滋补药时，要严格遵照中医的辨证论治，按需行补，不需不补。老年人选用补药应弄清自己的体质情况，属于哪一种证型，再根据补药的药性，合理选用。

老年人的体虚，也有阴虚、阳虚、气虚、血虚和心、肝、脾、肺、肾等不同脏器虚衰之区别。阴虚者选用清补型滋补剂，如大补阴丸；偏于阳虚者应服用温补型滋补剂，如龟龄集；肾阴虚老人宜服用六味地黄丸；心脾两虚老人宜服人参归脾丸。除此之外，病体还有寒热虚实之别。

中医讲究按季节时令使用滋补药，即“春暖平补”“夏暑清补”“秋燥润补”“冬寒大补”。

二、妊娠期患者和哺乳期患者的中药应用

（一）妊娠期患者的中药应用原则和注意事项

若孕妇出现发热（因感染性疾病等原因），体温上升 1.5℃就可以导致胎儿畸形，所以及时用药治疗十分必要。《中国药典》具有法律效力，是最权威的临床用药参考文献，对妊娠禁忌用药分为禁用、忌用和慎用。对《 中国药典》标示有妊娠禁忌的药物必须遵照执行。如新癀片含吲哚美辛，孕妇禁用。舒筋活络酒（乙醇含量 50%～57%），《中国药典》标示孕妇慎用，但医师或药师可按"禁用"对待，禁止孕妇服用。对部分药物，如藿香正气水（乙醇含量 40%～50%）、柏子养心丸（片）（朱砂含量 3.8%）等，《中国药典》未作任何妊娠禁忌标注，类似情况并不少见。对此，用药时要慎重选择。

（二）哺乳期患者的中药应用原则和注意事项

哺乳期患者应慎用中药。乳母服用某些中药后，药物会通过乳汁进入新生儿体内，所以应该注意哪些药物能通过母乳影响新生儿。这些药物可分为 3 类。

1. 影响最大的是乳汁中浓度高于乳母血中浓度的药物；
2. 其次是乳汁中浓度与乳母血中浓度相似的药物；
3. 再次是乳汁中浓度小于乳母血中浓度的药物；

对于乳汁中浓度大于乳母血浓度的药物最好不用，或用量要小，即便是不易进入母乳的药物也要加以选择应用。例如，复方甘草口服液含阿片酊，哺乳期患者应禁用。

三、婴幼儿患者的中药应用

（一）婴幼儿患者合理应用中药的原则

1. 用药及时，用量宜轻：小儿脏腑娇嫩，对药敏感。
2. 宜用轻清之品：小儿脏气清灵，对大苦、大辛、大寒、大热、攻伐和药性猛烈的药物要慎用。
3. 宜佐健脾和胃之品，如山药、山楂、陈皮、六神曲、麦芽、鸡内金、白术等。
4. 宜佐凉肝定惊之品，如钩藤、蝉蜕、僵蚕、地龙等。
5. 不宜滥用滋补之品，否则伤及脏腑气机。

（二）婴幼儿患者应用中药的注意事项

健康小儿不必进补，尤其婴幼儿更不宜乱进补。对于体虚夹湿热的患儿，应先清热除湿，选用广藿香、黄芩、黄连、薏苡仁、陈皮等，使湿化热清，然后再服调补中药；如平时易感冒、多汗，属于气虚的儿童，可服用补气固表的黄芪、太子参、白术等；如消瘦、面色萎黄、厌食、大便溏稀，属于脾虚，可选用健脾和胃消食的山药、茯苓、白术、白扁豆、稻芽等；若面色苍白、神疲乏力、夜寐不安、舌质淡，属于气血两虚的小儿，可给予益气养血的黄芪、党参、当归、黄精、首乌、大枣等。有些小儿生长发育迟缓、尿频、面色苍白、舌胖，属于肾虚，宜用补肾的补骨脂、菟丝子、肉苁蓉、熟地等。

四、肾功能不全者的中药应用

（一）肾功能不全者用药基本原则和注意事项

1. 明确疾病诊断和治疗目标。
2. 忌用有肾毒性的药物。
3. 注意药物相互作用，避免产生新的肾损害。
4. 坚持少而精的用药原则。
5. 定期检查，及时调整治疗方案。

（二）常见对肾功能有影响的中药

表 12-19　常见对肾功能有影响的中药

要点		内容
植物类	含生物碱类	雷公藤、草乌、益母草、蓖麻子、麻黄、北豆根等
	含马兜铃酸类	马兜铃、天仙藤、寻骨风等
	含挥发油类	土荆芥、广藿香、茵陈、艾叶等
	含蒽醌类	大黄、番泻叶、芦荟具有潜在的肝肾毒性和致癌性，大黄的肾毒性与配伍、炮制方法、用量等因素有关，不可一概而论
	苷类	苍耳子、柴胡（柴胡皂苷）、番泻叶（番泻苷）、苦杏仁（苦杏仁苷）等
	中成药	具有肾毒性风险的品种：感冒清片（胶囊）、珍菊降压片、雷公藤制剂、维C银翘片、穿琥宁注射剂、双黄连注射剂、清开灵注射剂、莲必治注射液、含青木香的中药汤剂、冠心苏合丸、舒肝理气丸、二十五味松石丸、含广防己的中药汤剂、含朱砂莲的中药颗粒剂、感冒通（片剂）、龙胆泻肝丸。另外，壮骨关节丸、云南白药、中华跌打丸等亦有引起急性肾损伤的报道
动物类	斑蝥	斑蝥的肾毒性极强，主要含有斑蝥酸酐，超量内服或外用或制药不慎均可引起中毒
	鱼胆	鱼胆含有胆汁毒素，可降低肝、肾、脑等脏器中细胞色素氧化酶活性，抑制细胞的氧化磷酸化，造成肝、肾、脑的细胞广泛中毒坏死
	海马	别名水马、马头鱼。性温、入肾经，有温肾壮阳、活血散瘀作用。提取物含雄激素，治疗肾阳不足。煎服偶可引起皮肤紫斑、蛋白尿及肾功能减退
	其他	蜈蚣、蜂毒、蛇毒等也具肾毒性，应用时要严格限制剂量；牛黄解毒片、安宫牛黄丸、蚂蚁丸、蛔虫散也能引起急性肾功能衰竭
矿物类	含砷类	砒石、砒霜、雄黄、红矾，以及中成药牛黄解毒片、安宫牛黄丸、牛黄清心丸、六神丸、砒枣散等，均含砷元素

（续表 12-19）

要点		内容
矿物类	含汞类	朱砂、升汞、轻粉、红粉，以及中成药安宫牛黄丸、牛黄清心丸、朱砂安神丸、天王补心丹、安脑丸、苏合香丸、人参再造丸、大活络丸、七厘散、梅花点舌丸、一捻金（胶囊）等，均含汞元素
可致肾损伤的常用中成药		八正散、甘露消毒丹、导赤散、口炎宁、冠心苏合丸、妇科分清丸、朱砂安神丸等
肾功能不全者禁用的中成药		活血壮筋丸、白蚀丸、伸筋活络丸等
肾功能不全者慎用的中成药		麝香通心滴丸、通痹胶囊、小儿肺热平胶囊、心脑静片等，急、慢性肾脏病患者慎用牛黄解毒片

（三）中药引起肾损伤的防治原则

1. 药物应用中注意剂量、疗程，用药期间严密监测尿酶、尿蛋白及肾功能。

2. 数种药物并用时，注意药物间的相互作用。

3. 部分中草药有特殊煎煮时间要求。应搞清不同中草药的煎煮时间。同时煎煮器具选择不当，也可致毒，应避免用铝锅、铁锅煎药。

4. 如果因慢性病需长期服用某类中药，对有蓄积可能的药物，应采用少量、间断服药的方法。含金属矿石成分的中药一般排泄极为缓慢，不但一次用量要严格控制，若长期服用，即使小剂量也易蓄积致肾损害。

5. 一旦发现有肾损害，应立即停药，根据不同药物种类及其临床表现给予相应处理。

五、肝功能不全者的中药应用

（一）肝功能不全者用药基本原则和注意事项

1. 明确疾病诊断和治疗目标。

2. 忌用有肝毒性的药物。

3. 注意药物相互作用，避免产生新的肝损害。

4. 坚持少而精的用药原则。

5. 定期检查肝功能，及时调整治疗方案。

（二）引起肝损伤的中药及其主要化学物质

表 12-20　引起肝损伤的中药及其主要化学物质

要点		内容
植物类	概述	有明确肝损伤的中药：柴胡、川楝子、苍术、苍耳子、栀子、吴茱萸、艾叶、山豆根、番泻叶、何首乌、黄药子、雷公藤等
	生物碱类	有一些生物碱具有典型的肝脏毒性，如含有吡咯双烷生物碱的中草药，包括**菊科的千里光属**（如千里光、菊三七等）、**款冬属、蜂斗菜属、泽兰属，紫草科的紫草属、天芥菜属**，可引起肝细胞坏死、肝纤维化，继而发展为肝硬化

（续表 12-20）

要　点		内　容
植物类	苷　类	强心苷类及氰苷类成分鲜有造成肝损伤的报道，皂苷有局部刺激作用，有的还有溶血作用。含皂苷的中药有三七、商陆、黄药子等，黄药子是目前公认的肝脏毒性中药，何首乌含有蒽醌类成分，对肝脏细胞有一定的损伤，苍耳子中的苍术苷是其毒性成分之一
	毒蛋白类	毒蛋白主要存在于一些中药的种子中，如苍耳子、蓖麻子、望江南子、相思豆等
	多肽类	有一些毒性较大的活性肽，其中毒蕈植物中毒蕈伞对肝脏损害最重
	萜与内酯类	萜类在自然界分布广泛，种类繁多，不少萜类化合物对肝脏有明显毒副作用，但肝损伤机制还不甚明了。包括有川楝子、黄药子、艾叶等
	鞣质类	研究表明，可水解鞣质的毒性较高，对肝脏有直接毒性作用，长期大量应用可引起肝小叶中央坏死、脂肪肝、肝硬化。包括五倍子、石榴皮、诃子等，其中五倍子中含有大量可水解鞣质
动物类	蜈　蚣	含有类似蜂毒的毒性成分，即组胺样物质及溶血蛋白质，可引起溶血作用及过敏反应，对肾脏及肝脏造成损伤
	鱼　胆	对肝脏损伤的作用机制可能是胆汁毒素直接作用于肝，造成器官的损害，引起功能障碍
	蟾　酥	能产生强烈的刺激性物质蟾蜍毒素，致使肝脏损害
	斑　蝥	主要含有斑蝥素、脂肪、树脂、蚁酸及色素等。其中斑蝥素具有一定的肝脏毒性
	猪　胆	含有组胺类物质，可引起变态反应，其中的胆盐及氰化物，也可能引起肝损害
矿物类	含汞矿物药	指以汞及其化合物为主要成分的一类矿物药，主要有朱砂、银朱、红粉、轻粉、白降丹等，其以 HgS、HgO、Hg_2Cl_2、$HgCl_2$ 等汞化物形式存在
	含砷矿物药	包括有砒石、雄黄、代赭石等，其毒性成分主要是三氧化二砷（As_2O_3），即砒霜
	含铅矿物药	包括铅丹、密陀僧等
可致肝损伤的常用中成药		复方青黛丸、壮骨关节丸、克银丸、雷公藤制剂、追风透骨丸、天麻丸、昆明山海棠片、腰痛宁胶囊、尪痹冲剂（片）、通络开痹片、复方雪莲胶囊、鼻炎康片、千柏鼻炎片、荷丹片、华佗再造丸、大活络丹等
肝功能不全者禁用的中成药		仙灵骨葆胶囊、鼻渊片、活血壮筋丸、白蚀丸、伸筋活络丸、雷公藤片等
肝功能不全者慎用的中成药		麝香通心滴丸、通痹胶囊、小儿肺热平胶囊、心脑静片等

（三）中药引起肝损伤的防治原则

中药在临床使用中引起肝损伤多与超剂量用药、联合用药、患者有肝脏基础疾病等因素相关。因此预防药物性肝损伤，首先要严格掌握各种药物应用的适应证，避免滥用。其次也应注意下述事项：

1. 药物应用中注意剂量、疗程，用药期间严密监测天门冬氨酸氨基转移酶、丙氨酸氨基转移酶、胆红素等肝生化指标。对某些有肝损害高危因素者，药物应慎用或减量。如婴幼儿、营养状况差、肝功能不全者，应尽量避免使用本类药物；必须要用的，应根据具体情况减量或延长给药间隔时间；

2. 数种药物并用时，注意药物间的相互作用，尤其避免其他对肝功能有影响的药物的联合使用；

3. 正确的炮制及煎煮方法可以降低药物的毒性；

4. 如果因慢性病需长期服用某类中药，对有蓄积可能的药物，应采用少量、间断服药的方法；

5. 一旦发现有肝损害，应立即停药，对症处理，并适当使用保肝药物进行治疗。

第十三章 中药用药安全

知识导图

中药用药安全：
- 中药药物警戒
- 中药药物不良反应/事件
- 中药用药错误
- 医疗用毒性中药的中毒反应和基本救治原则

第一节 中药药物警戒

一、基本概念

表 13-1 基本概念

要　点	内　容
药物警戒	是指与发现、评价、认识和预防药品不良作用或其他任何与药物相关问题的科学研究和活动。药物警戒不仅涉及药物的不良反应，还涉及与药物相关的其他问题，如用药错误、不合格药品、缺乏药物有效性的报告、因缺乏充分依据而不被认可的超适应证用药、急慢性药物中毒的病例报告、药物致死率评价、药物的滥用与误用、药物之间及药物和食品之间的不良相互作用等
中药药物警戒	是指与中药用药安全性相关的一切科学研究与活动。其内容包括了中药临床用药安全性研究、中药的不良反应监测、中药毒理学研究，以及中药上市前后的安全性监测和再评价、中药安全使用的科普宣传活动等
中药不良反应	是指在中医药理论指导下应用合格中药预防、诊断、治疗疾病时，在正常用法用量下出现的与用药目的无关的有害反应。引发不良反应的药物既可以是中成药，也可以是中药饮片

二、中医药对药物安全性的认识

（一）传统中医药对药物安全性的认识

1. 毒性分级思想：汪昂《本草易读》将毒性中药分为了大毒、有毒、小毒、微毒、微有小毒五个等级。

2. 配伍禁忌思想：“十八反”“十九畏”。

3. 妊娠禁忌思想：元代李杲的《妊娠用药禁忌歌》：“蚖斑水蛭及虻虫，乌头附子配天雄；

野葛水银并巴豆，牛膝薏苡与蜈蚣；三棱芫花代赭麝，大戟蝉蜕黄雌雄；牙硝芒硝牡丹桂，槐花牵牛皂角同；半夏南星与通草，瞿麦干姜桃仁通；硇砂干漆蟹爪甲，地胆茅根都失中。”

4. 中毒解救思想。

5. 用药剂量与疗程：对于毒性中药，提出应从小剂量开始尝试，逐渐加量，同时应注意中病即止，避免长期大量服用。

（二）现代中医药对药物安全性的认识

现代中医药对中药安全性的认识，既承袭了中医药数千年的安全用药思想，又借鉴了现代西方药物警戒理论体系的思想，对药物安全性的认识融入新的理念和研究内容。主要包括中药药理学、中药毒理学、中药临床疗效观察与实验研究、中药上市后安全性和有效性的再评价、中药不良反应理论研究和监测体系的建设、中药药效和毒性物质基础的研究等。

第二节 中药药物不良反应/事件

一、基本类型和发生机制

（一）中药药物不良反应/事件的基本类型

1. 病因学分类

（1）与药物剂量有关的中药不良反应：该类型由药物本身或其代谢物所引起，使固有药理作用持续和增强。其不良反应包括药物的副作用、毒性作用，以及继发反应、首剂效应、后遗作用等。该类型具有剂量依赖性和可预测性，个体易感性差异大，并受年龄、性别、病理状态等因素影响，一旦发生，后果十分严重，甚至可导致死亡。

（2）与药物剂量无关的中药不良反应：该类型与药物固有的正常药理作用无关，而与药物变性（如药物有效成分降解产生有害物质）和人体特异体质（指患者的特殊遗传素质）有关。该类型与用药剂量无关，难以预测，经常规的毒理学筛选也很难发现，发生率虽较低，但危险性大，病死率较高。此类伤害又可分为两种：

①特异质反应：指由于遗传因素机体产生的不良反应。

②变态反应：亦称药物过敏反应。本质上是一类病理性免疫反应，由抗原抗体的相互作用引起，与药物的药理作用无关。

2. 病理学分类

表 13-2　病理学分类

要　点	内　容
功能性改变	系指药物引起人体的器官或组织功能发生改变。这种变化多为暂时性，停药后可以恢复正常，无病理组织的变化
器质性改变	系指药物引起人体器官或组织出现病理性器质改变。此类型又可细分为炎症型、增生型、发育不全型、萎缩坏死型等

（二）中药药物不良反应 / 事件的发生机制

表 13-3　中药药物不良反应 / 事件的发生机制

要　点	内　容
副作用	副作用是药物的固有反应，其发生机制往往是因为一种药物具有多种功效，治病时通常只利用其中一二种作用，而其他的作用就会成为副作用
毒性作用	药物毒性作用的发生机制可能由于用药剂量过大或时间过长引起，也可能由患者对该种药物的敏感性较高导致
变态反应	药物的过敏反应本质上是一种病理性免疫反应，过敏反应的发生机制往往与药物的药理作用和剂量大小无关，因而往往难以预料
后遗作用	药物的后遗作用指停止用药后遗留下来的生物学效应
特异质反应	药物的特异质反应指少数患者服用某些药物后出现的一些与一般人群不同的反应。药物特异质反应发生的机制往往和药物的剂量大小和药理作用无关，而与患者的特殊体质和先天遗传有关
药物依赖性	药物依赖性的发生机制可分为精神依赖性和生理依赖性
致癌作用	部分中药具有致癌作用的发生机制与其含有的成分有关
致畸作用	药物的致畸作用主要指某些药物可影响胚胎的正常生长发育，导致胎儿畸形
致突变作用	药物的致突变作用的发生机制主要是由于药物引起人体细胞内染色体及脱氧核糖核酸的构成和排列顺序发生变化，进而使某些器官在形态、功能上发生病变

二、临床表现

（一）皮肤症状

中药引起的不良反应在临床可表现为各种皮肤症状，如荨麻疹与血管性水肿、麻疹样、猩红热样与斑丘疹型药疹、固定性药疹、水疱或大疱型药疹、多形性红斑型药疹、结节性红斑型药疹、紫癜型药疹、湿疹样药疹、红斑性狼疮样反应、接触性皮炎、光敏性皮炎、大疱性表皮坏死松解症、剥脱性皮炎型药疹、Stevens-Johnson 综合征型药疹、银屑病样药疹、药物热，注射局部红、肿、坏死、色素沉着、痤疮样疹等。

（二）全身症状

1. 各系统常见的中毒表现

表 13-4　各系统常见的中毒表现

要　点	内　容
消化系统	有恶心、呕吐、食欲不振、腹痛、腹泻，甚至呕血、便血及肝脏损害等
神经系统	有口唇麻木或全身麻木、眩晕、头痛、失眠或嗜睡，严重时出现意识模糊、言语不清或障碍，甚至抽搐、惊厥、昏迷、呼吸抑制等
心血管系统	有心慌、胸闷、面色苍白、发绀、心率加快或减慢、心律失常、血压下降或升高、传导阻滞等

（续表 13-4）

要　点	内　容
造血系统	有溶血性贫血、血小板减少性紫癜、再生障碍性贫血等
呼吸系统	有呼吸急促、咳嗽、呼吸困难，甚至引发急性肺水肿、呼吸衰竭或麻痹等
泌尿系统	有少尿或多尿、蛋白尿、管型尿、血尿、腰痛或肾区叩击痛、肾功能降低或衰竭、氮质血症、酸中毒、电解质紊乱，甚至尿毒症等
其　他	有眼、耳等五官功能障碍，如视力降低，甚而失明、复视，耳聋、耳鸣，以及头痛、脱发、胸膜炎、咽痛等

2. 肝、肾损害的中毒表现

表 13-5　肝、肾损害的中毒表现

要　点	内　容
中药引起肝损害的临床表现	主要为全身表现和急性肝损害 ①全身表现为纳差、乏力、恶心、厌油腻、尿黄等症状及皮肤、巩膜黄染等体征，也可有肝区疼痛、肝脏压痛、肝肿大 ②肝功能的改变，可有血清总胆红素升高、转氨酶异常升高，甲、乙、丙、丁、戊肝炎病毒检验全阴性，可有急性肝炎、慢性肝炎、脂肪变性而致的中毒性肝炎、急性亚急性黄色肝萎缩的表现
中药引起肾毒性的临床表现	肾毒性临床表现各异，严重的可引起肾功能衰竭。急性肾功能衰竭时可表现为服药后肾功能在短时期内急剧地进行性下降，氮质代谢废物积聚和电解质紊乱，可出现少尿或无尿，或非少尿性急性肾功能衰竭。常伴有低渗尿、肾性糖尿、低比重尿。肾小管性酸中毒，可有蛋白尿，尿中可见红细胞、白细胞、颗粒管型，尿 NAG 酶及溶菌酶升高。并可演变为慢性肾功能不全，患者可见头痛、神昏、嗜睡、发热、心慌气急、全身浮肿等。部分患者还有肾外表现，如恶心、呕吐、上腹部不适，肝功能损害等表现，以及贫血、血小板减少等骨髓造血抑制等。慢性肾功能衰竭患者早期临床症状不明显，血生化检查指标多正常，血肌酐和尿素氮通常在正常范围的高值或轻微升高

三、相关因素

表 13-6　相关因素

<table>
<tr><th colspan="2">要　点</th><th colspan="2">内　容</th></tr>
<tr><td colspan="2">药物相关因素</td><td colspan="2">基原与品种、药材产地、采集时间、炮制工艺、贮存条件、药物的成分、药品质量</td></tr>
<tr><td rowspan="2">患者机体因素</td><td>生理因素</td><td colspan="2">特殊人群：患者的年龄差异对同一药物的反应会产生很大的影响。少儿与老年人对药物的反应与一般成年人有区别；性别</td></tr>
<tr><td>遗传因素</td><td>个体差异</td><td>不同的个体对同一剂量的同一药物有不同的反应，这种个体差异是由于人体的生物学差异造成的</td></tr>
</table>

（续表 13-6）

<table>
<tr><th>要　点</th><th colspan="3">内　容</th></tr>
<tr><td rowspan="2">患者
机体因素</td><td>遗传因素</td><td>种族不同</td><td>不同种族对同一剂量相同药物的敏感度不同，产生的作用与反应也不同</td></tr>
<tr><td>病理因素</td><td colspan="2">人体病理状态下，药物代谢、排泄会受到影响</td></tr>
<tr><td>临床
使用因素</td><td colspan="3">剂量过大、疗程过长、辨证不准、配伍失度</td></tr>
</table>

四、监测与报告

（一）自愿呈报和集中监测

表 13-7　自愿呈报和集中监测

要　点	内　容
自愿呈报系统	又称为自愿呈报制度，是一种自愿而有组织的报告系统，国家或地区设有专门的药物不良反应登记处，成立有关药物不良反应的专门委员会或监测中心，委员会或监测中心通过监测报告单位把大量分散的不良反应病例收集起来，经加工、整理、因果关系评定后储存，并将不良反应及时反馈给监测报告单位，从而及早提出警告，以保障用药安全。优点是监测覆盖面大，监测范围广、时间长、简单易行。自愿呈报系统在药物不良反应监测中占有极重要的地位
集中监测系统	即在一定时间、一定范围内根据研究的目的不同分为病源性和药源性监测。病源性监测是以患者为线索，了解患者用药及药物不良反应情况。药物源性监测是以药物为线索，对某一种或几种药物的不良反应进行监测。我国集中监测系统采用重点医院监测和重点药物监测系统相结合
记录联结	即指通过独特方式把各种信息联结起来，以发现与药物有关的事件。优点是能监测大量的人群，有可能发现不常用药物的不常见不良反应
记录应用	即指在一定范围内通过记录使用研究药物的每个患者的全部有关资料，以提供没有偏性的抽样人群，从而了解药物不良反应在不同人群中的发生情况，以计算药物不良反应发生率，寻找药物不良反应的易发因素

（二）监管系统

我国的药品不良反应监测报告系统，由国家药品不良反应监测中心及省、自治区、直辖市药品不良反应监测中心组成。具体内容见表 13-8。

表 13-8　监管系统

要　点	内　容
国家药品不良反应监测中心	具体承办全国药品不良反应监测技术工作，其主要任务是承担全国药品不良反应报告资料的收集、评价、反馈和上报工作；对省、自治区、直辖市药品不良反应监测中心进行技术指导；承办国家药品不良反应信息资料库和监测网络的建设及维护工作；组织药品不良反应宣传、教育、培训和药品不良反应信息刊物的编辑、出版工作；参与药品不良反应监测的国际交流；组织药品不良反应监测方法的研究等

（续表 13-8）

要　点	内　容
省、自治区、直辖市药品不良反应监测中心	省、自治区、直辖市药品不良反应监测中心在省、自治区、直辖市（食品）药品监督管理局的领导下承办本行政区域内药品不良反应报告资料的收集、核实、评价、反馈、上报及其他有关工作

（三）报告范围和程序

1. 报告范围

各国对药物不良反应应包括的内容并不完全一致。我国药品不良反应的监测报告范围见表13-9。

表 13-9　我国药品不良反应的监测报告范围

要　点	内　容
新药监测期内的药品	应报告该药品发生的所有不良反应；新药监测期已满的药品应报告该药品引起的新的和严重的不良反应
进口药品	自首次获准进口之日起 5 年内，报告该进口药品发生的所有不良反应；满 5 年的，报告该进口药品发生的新的和严重的不良反应

2. 报告程序

药品不良反应监测报告实行逐级、定期报告制度。必要时可以越级报告。我国《药品不良反应报告和监测管理办法》中要求对新的或严重的药品不良反应病例需用有效方式快速报告，必要时可以越级报告，最迟不超过 15 个工作日。

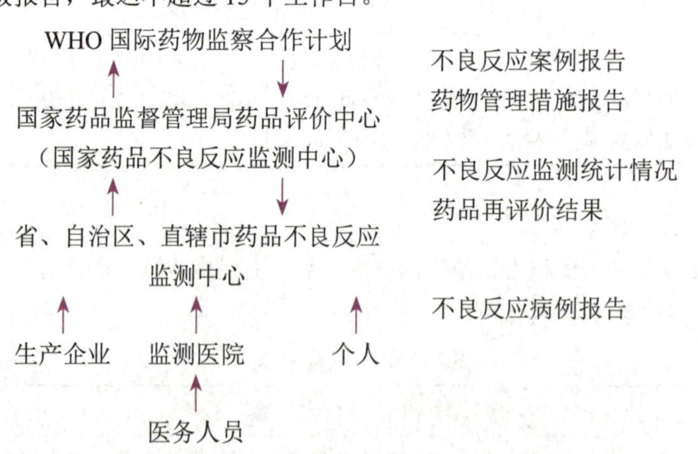

图 13-1　药物不良反应监察工作程序

（四）填写内容和评价方法

1. 填写内容

药品不良反应/事件报告表

首次报告□　跟踪报告□　　　　　　　　　　　　　　　　　　　　　　编码：
报告类型：新的□　严重□　一般□　　　报告单位类别：医疗机构□　经营企业□　生产企业□　个人□　其他□

<table>
<tr><td colspan="2">患者姓名：</td><td colspan="2">性别：男□　女□</td><td colspan="2">出生日期：　年　月　日
或年龄：</td><td>民族：</td><td>体重（kg）：</td><td>联系方式：</td></tr>
<tr><td colspan="3">原患疾病：</td><td colspan="3">医院名称：
病历号/门诊号：</td><td colspan="3">既往药品不良反应/事件：有□　无□　不详□
家族药品不良反应/事件：有□　无□　不详□</td></tr>
<tr><td colspan="9">相关重要信息：吸烟史□　饮酒史□　妊娠史□　肝病史□　肾病史□　过敏史□　其他□</td></tr>
<tr><td>药品</td><td>批准文号</td><td>商品名称</td><td>通用名称（含剂型）</td><td>生产厂家</td><td>生产批号</td><td>用法用量（次剂量、途径、日次数）</td><td>用药起止时间</td><td>用药原因</td></tr>
<tr><td rowspan="3">怀疑药品</td><td></td><td></td><td></td><td></td><td></td><td></td><td></td><td></td></tr>
<tr><td></td><td></td><td></td><td></td><td></td><td></td><td></td><td></td></tr>
<tr><td></td><td></td><td></td><td></td><td></td><td></td><td></td><td></td></tr>
<tr><td rowspan="3">并用药品</td><td></td><td></td><td></td><td></td><td></td><td></td><td></td><td></td></tr>
<tr><td></td><td></td><td></td><td></td><td></td><td></td><td></td><td></td></tr>
<tr><td></td><td></td><td></td><td></td><td></td><td></td><td></td><td></td></tr>
<tr><td colspan="5">不良反应/事件名称：</td><td colspan="4">不良反应/事件发生时间：　年　月　日</td></tr>
<tr><td colspan="9">不良反应/事件过程描述（包括症状、体征、临床检验等）及处理情况（可附页）：</td></tr>
<tr><td colspan="9">不良反应/事件的结果：痊愈□　好转□　未好转□　不详□　有后遗症□　表现：
死亡□　直接死因：死亡时间：　年　月　日</td></tr>
<tr><td colspan="9">停药或减量后，反应/事件是否消失或减轻？是□　否□　不明□　未停药或未减量□
再次使用可疑药品后是否再次出现同样反应/事件？是□　否□　不明□　未再使用□</td></tr>
<tr><td colspan="9">对原患疾病的影响：不明显□　病程延长□　病情加重□　导致后遗症□　导致死亡□</td></tr>
<tr><td colspan="2">关联性评价</td><td colspan="7">报告人评价：　肯定□　很可能□　可能□　可能无关□　待评价□　无法评价□　签名：
报告单位评价：肯定□　很可能□　可能□　可能无关□　待评价□　无法评价□　签名：</td></tr>
<tr><td colspan="2" rowspan="2">报告人信息</td><td colspan="3">联系电话：</td><td colspan="4">职业：医生□　药师□　护士□　其他□</td></tr>
<tr><td colspan="4">电子邮箱：</td><td colspan="3">签名：</td></tr>
<tr><td colspan="2">报告单位信息</td><td colspan="2">单位名称：</td><td>联系人：</td><td>电话：</td><td></td><td colspan="2">报告日期：　年　月　日</td></tr>
<tr><td colspan="2">生产企业请填写信息来源</td><td colspan="7">医疗机构□　经营企业□　个人□　文献报道□　上市后研究□　其他□</td></tr>
<tr><td colspan="2">备注</td><td colspan="7"></td></tr>
</table>

2. 评价方法

我国对报告的不良反应和药品进行关联性评价，国家药品监督管理局（NMPA）发布的《药品不良反应报告和监测管理办法》将不良反应与药品的关联程度分为六个级别：肯定、很可能、可能、可能无关、待评价、无法评价。其中待评价和无法评价是指因为资料不足，难以评价不良反应与药品之间的关联性。

（五）注意事项

1. 药品不良反应报告表是药品安全性监测工作的重要档案资料，需长期保存，务必用钢笔书写（用蓝或黑色墨水），填写内容、签署意见（包括有关人员的签名）的字迹要清楚，不得用报告表中未规定的符号、代号、不通用的缩写和草体签名等。表格中的内容必须填写齐全和确切，不得缺项。

2.“不良反应事件过程描述”。要求对不良反应的主要表现和体征描述详细、具体、明确。若为过敏性皮疹，应填写类型、性质、部位、面积大小等；为上消化道出血呕血者，需估计呕血量的多少等；为心律失常，要填写属何种类型等。

3.“怀疑引起不良反应的药品”。主要填写报告人认为可能是不良反应原因的药品，如认为有两种药品均有可能，可将两种药品的情况同时填上；药品名称要填写完整，不可填任意简化的名称；生产厂家要求填写全名；给药途径应填口服、肌内注射；如系静脉给药，需填明是静脉滴注或缓慢静脉注射等。

4.“用药起止时间”。是指药品同一剂量的起止时间，均需填写 × 年 × 月 × 日。用药过程中剂量改变时应另行填写或在备注栏中注明，如某药只用一次或只用一天可具体写明。

5.“用药原因”。应填写具体，如患高血压性心脏病的病人合并肺部感染因注射氨苄西林引起不良反应，则此栏应填写肺部感染。

6.“并用药品”。主要填写可能与不良反应有关的药品，与不良反应无关的药品不必填写。

7.“不良反应结果”。是指本次药品不良反应经采取相应的医疗措施后的结果，不是指原患者疾病的后果，例如患者的不良反应已经好转，后又死于原疾病或与不良反应无关的并发症，此栏仍应填“好转”，如有后遗症，需填写其临床表现。

8.“关联性评价”。评价结果、负责人的签名、日期均需填写齐全，这与监测报告表的完整密切相关。

9. 严重的、特别是致死的不良反应应以最快通讯方式（电话、传真、特快专递、E-mail）将情况报告国家药品不良反应监测中心。

五、常见中药品种不良反应案例介绍

（一）中药饮片的不良反应

表 13-10　中药饮片的不良反应

要　点		内　容
香加皮	不良反应	①消化系统：恶心、呕吐、腹泻等胃肠道症状 ②心血管系统：心律失常，如心率减慢、早搏、房室传导阻滞，血压先升后降
	不良反应救治	①心跳过缓时，注射阿托品 0.5 ～ 1mg ②呼吸困难时，可用山梗菜碱、尼可刹米 ③甘草 15g、绿豆 30g，水煎服 ④禁用钙剂、拟肾上腺素药
蓖麻子	不良反应	潜伏期：4 ～ 8 小时 ①消化系统：口麻、咽部烧灼感、出血性胃肠炎、黄疸、中毒性肝病 ②呼吸、循环系统：呼吸、循环衰竭

（续表 13-10）

要　点		内　容
蓖麻子	不良反应	③网状内皮系统：严重脱水、低蛋白血症、高热 ④血液、泌尿系统：溶血；血便、血尿、少尿、尿闭等中毒性肾病 ⑤神经系统：四肢麻木、步态不稳、精神错乱、幻觉、癫痫样发作
	不良反应救治	① 1∶4000 高锰酸钾或 2%～3% 药用炭洗胃 ②口服 5mg 酒石酸锑钾催吐 ③ 50% 硫酸镁或硫酸钠导泻 ④口服牛奶、蛋清、冷米汤等保护胃黏膜 ⑤仙人掌 30g 捣烂，加适量肥皂水灌肠
雷公藤	不良反应	①消化系统：肝损害、消化道出血 ②血液系统：血小板、白细胞、血红蛋白减少，再生障碍性贫血 ③生殖系统：精子减少、性欲减退、睾丸萎缩、月经紊乱 ④神经系统：听力减退、嗜睡、复视 ⑤泌尿系统：急性肾功能衰竭，服药后迅速出现或逐渐发生少尿、水肿、血尿、蛋白尿、管型尿、腰痛或伴肾区叩击痛（过量中毒） ⑥心血管系统：心悸、胸闷、气短、心动过缓、心律失常、心电图改变（ST-T 改变），严重时血压急剧下降 ⑦皮肤黏膜损害：皮肤糜烂、溃疡、斑丘疹、荨麻疹、瘙痒
	不良反应救治	①停药、催吐、洗胃、导泻、灌肠、静脉输液 ②急性肾衰竭时，20% 甘露醇或低分子右旋糖酐，若仍无尿，可静脉滴注呋塞米 ③急性溶血时，可用碳酸氢钠碱化尿液 ④杨梅根 60g 水煎服；或绿豆 120g，甘草 30g 水煎服；或鲜地稔 90～150g 水煎服
黄药子	不良反应	主要是肝毒性：头晕、乏力、纳差、厌油腻、皮肤黄染、瘙痒、大便灰白。严重时急性肝炎、伴有胆囊炎
	不良反应救治	① 1∶5000 高锰酸钾洗胃，硫酸镁导泻，再口服药用炭、牛奶、蛋清 ②应用保肝药：葡醛内酯、维生素 C ③应用消炎利胆和降低转氨酶药物 ④肝昏迷：精氨酸加入 5% 葡萄糖注射液静脉滴注 ⑤腹痛、腹泻、呼吸困难、瞳孔缩小：皮下注射阿托品 ⑥大量服绿豆汤；或岗梅 250g 水煎服；或生姜 30g 榨汁，加白米醋 60g、甘草 9g 水煎服
吴茱萸	不良反应	腹痛、腹泻、胸闷、头痛、晕眩、视力障碍、错觉、脱发、皮疹、流产
	不良反应救治	① 1∶5000 高锰酸钾洗胃，硫酸镁导泻，内服牛奶、蛋清 ②腹痛：阿托品、颠茄合剂 ③视力障碍：B 族维生素 ④黄连 15g 水煎服

（续表 13-10）

要 点		内 容
鸦胆子	不良反应	①消化道症状：腹痛腹泻、恶心呕吐、食欲不振、便血、胃肠道充血 ②神经系统：头晕乏力、体温升高、四肢麻木或瘫痪、昏迷抽搐 ③泌尿系统：尿量减少、双肾刺痛 ④心血管系统：心率加快，严重者心律失常死亡 ⑤其他：眼结膜充血
	不良反应救治	① 1∶5000 高锰酸钾洗胃，硫酸铜催吐，硫酸镁导泻 ②静脉输入 5% 葡萄糖氯化钠注射液加维生素 C，注射或口服维生素 B_1、维生素 B_6、维生素 K ③甘草 9g 水煎服
蜈 蚣	不良反应	①消化道症状：十二指肠溃疡、黄疸、急性肝损害 ②循环系统：胸闷、气短、心律失常、血压下降 ③泌尿系统：急性肾功能损害、尿量减少 ④血液系统：溶血性贫血、酱油尿、黑便 ⑤神经系统：抽搐、面神经损害 ⑥过敏反应：口唇肿胀、鼻腔黏性分泌物大量流出
	不良反应救治	①被咬伤：火罐拔毒，用 3% 氨水或 5% ～ 10% 碳酸氢钠液，或肥皂水清洗伤口，局部冷湿敷 ②内服中毒：用 2% ～ 3% 碳酸氢钠液洗胃，再服药用炭，输入 5% 葡萄糖氯化钠注射液或 10% 葡萄糖注射液加维生素 C ③过敏性休克：静脉滴注氢化可的松，皮下注射肾上腺素 ④呼吸困难：山梗菜碱 ⑤半边莲、白花蛇舌草适量，捣烂外敷 ⑥凤尾草 120g、金银花 90g、甘草 60g 水煎服
细 辛	不良反应	①烦躁不安、出汗、呼吸急促、面赤、瞳孔散大、体温血压均升高、双下肢水肿、胆小易惊、濒死感、面色萎黄灰暗 ②严重者可出现牙关紧闭、角弓反张、四肢抽搐、尿闭、呼吸麻痹死亡
	不良反应救治	①立即催吐，用 1∶4000 高锰酸钾洗胃；服用蛋清、乳汁或通用解毒剂；静脉输液内加维生素 C ②惊厥、痉挛时，可给地西泮或安宫牛黄丸 ③尿闭时进行导尿或口服氢氯噻嗪
苍耳子	不良反应	①消化系统：恶心、呕吐、腹痛腹泻，重者可见黄疸、肝肿大、消化道出血 ②神经系统：头痛、头晕 ③循环系统：胸闷、心慌气短、血压下降、心律失常、房室传导阻滞 ④呼吸系统：呼吸困难、呼吸节律不整、肺水肿 ⑤泌尿系统：水肿、少尿、尿闭、血尿、尿失禁、肾功能异常、急性肾功能衰竭

（续表 13-10）

要　点		内　容
苍耳子	不良反应救治	①无胃肠道出血时，可催吐；1∶5000 高锰酸钾洗胃；硫酸镁导泻；服用量大并中毒，时间超过 4 小时，用 1% ～ 2% 食盐水高位灌肠 ②静脉滴注 5% 葡萄糖氯化钠注射液；大量饮糖水 ③出血时，给维生素 K ④肝损害时，糖皮质激素及维生素 B_1、维生素 B_{12}、维生素 C ⑤禁脂肪类食物 ⑥甘草 30g、绿豆 120g 水煎服；板蓝根 120g 水煎服
苦杏仁	不良反应	眩晕、心悸、恶心、呕吐、重者昏迷、惊厥、瞳孔散大、对光反应消失，可因呼吸麻痹而死亡
	不良反应救治	① 4 小时内，用 1∶5000 ～ 1∶2000 的高锰酸钾及大量清水，或 3% 过氧化氢催吐洗胃，再服硫代硫酸钠 2g ②联合应用亚硝酸钠、硫代硫酸钠、亚硝酸异戊酯 ③静脉注射高渗葡萄糖液 ④杏树根 60 ～ 90g，水煎服；生萝卜或白菜 1 ～ 1.5kg 捣烂取汁内服；雍菜根 0.5kg 捣烂冲服；甘草、黑大枣各 120g 水煎服；绿豆 60g 水煎服
罂粟壳	不良反应	昏睡或昏迷、抽搐、呼吸浅表不规律、面色苍白、发绀、瞳孔极度缩小呈针尖样、血压下降
	不良反应救治	①先用 20 ～ 30 滴碘酒温开水送服，再用 1∶5000 高锰酸钾或 5% 碳酸氢钠洗胃，内服硫酸钠导泻，口服牛奶、蛋清 ②静脉注射 50% 葡萄糖注射液促进解毒；静脉滴注 10% 葡萄糖注射液促进排泄；静脉滴注甘露醇，降低颅内压 ③应用呼吸兴奋剂，如山梗菜碱、间羟胺、苯丙胺；吸入含二氧化碳的氧气；浓茶、咖啡防止入睡 ④烯丙吗啡对抗毒性，不可用士的宁 ⑤甘草 30g、防风 15g，或半边莲 9g、万年青 6g，或人参 9g（先煎）、五味子 6g、麦冬 12g 水煎服
何首乌	不良反应	全身乏力、消化道症状（食欲不振、厌油等）、黄疸表现（尿黄、目黄、皮肤黄染等）、实验室检查异常（胆红素及转氨酶升高等）。总体来看所致肝损伤病例一般属轻、中度，多呈可逆性。
	用药指导	（1）以下几种情况可能增加肝损伤风险 ①超剂量、长期连续用药 ②生何首乌更易导致肝损伤 ③有服用何首乌及其成方制剂引起肝损伤个人史的患者 ④同时使用其他可导致肝损伤的药品 （2）应充分了解何首乌的用药风险，注意特殊人群用药安全 （3）严格按说明书用法用量服用，不超剂量、长期连续用药，应注意避免同时服用其他可导致肝损伤的药品 （4）服用何首乌及含何首乌的复方中药期间，应注意与肝损伤有关的临床表现

第13章

（续表 13-10）

要 点		内 容
胆 矾	不良反应	恶心、流涎、呕吐等，**呕吐物、粪便多呈蓝绿色，口中有特殊金属味**。溶血性贫血。急性肾功能衰竭。血管麻痹、血压下降。可引起中毒性心肌炎、中毒性脑炎等
	不良反应救治	①中毒后立即口服含丰富蛋白质的食品，如蛋清、牛奶、豆浆等，而后用1%亚铁氰化钾洗胃解毒 ②解毒剂首选依地酸二钠，也可用青霉胺、二巯丁二钠 ③内服通用解毒剂 ④对症治疗：有溶血时可用氢化可的松、碳酸氢钠，必要时输血。血压下降或心力衰竭时，给予抗休克治疗 ⑤乌豆衣30g、当归15g、黄芪30g、阿胶12g（烊化）、茵陈15g、三七末3g（冲服），水煎服
白 矾	不良反应	①**急性中毒：大剂量内服可引起口腔、喉头烧伤，呕吐腹泻，虚脱，甚至死亡** ②慢性中毒：主要为白矾中的铝离子长期摄入导致的蓄积反应，痴呆和认知功能障碍，骨软化和骨营养不良等
	不良反应救治	①口服中毒者可用乳汁洗胃，内服镁盐作为抗酸剂 ②服用阿拉伯胶浆或西黄芪胶浆，以保护消化道黏膜，减少毒物吸收 ③补充体液，稀释毒素 ④陈皮9g、半夏9g、云茯苓9g、甘草6g、白及15g，水煎，早晚服 ⑤地榆炭15g、白及30g、藕节15g、黄连9g，共研为细末，每4小时冲服6g ⑥绿豆30g、甘草9g、法半夏9g、牡蛎21g、龙骨21g，水煎，早晚分服

（二）中成药的不良反应

表 13-11 中成药的不良反应

要 点		内 容
壮骨关节丸	不良反应	皮疹、瘙痒，恶心呕吐、腹痛腹泻、胃痛，血压升高，肝损害；不良反应报告多为**胆汁淤积型肝炎**
	用药指导	①肝功能不全、孕妇及哺乳期妇女禁用，定期检查肝功能 ②30天为一疗程，每疗程之间间隔10～20天 ③严格遵医嘱用药，避免大剂量、长期连续用药
克银丸	不良反应	**肝损害、剥脱性皮炎**
	用药指导	①必须在医生指导下应用，避免超量、长期使用，注意肝功能监测 ②儿童、老年人、孕妇及哺乳期妇女慎用；对本药过敏及肝功能不全者，禁用
白蚀丸	不良反应	**肝损害**
	用药指导	①治疗期间注意肝功能监测，严格控制剂量与疗程 ②儿童、老年人及哺乳期妇女慎用 ③孕妇、肝功能不全者，禁用

（续表 13-11）

要　点		内　容
痔血胶囊	不良反应	肝损害为主；腹痛、皮疹、过敏样反应、头晕头痛
	用药指导	①密切监测肝功能；肝功能异常或特异体质，慎用 ②勿食辣椒等刺激性食物
鼻炎宁颗粒	不良反应	过敏性休克、全身过敏反应、皮疹
	用药指导	①有药物过敏史或过敏体质应避免使用 ②首次用药及用药后 30 分钟内，加强监护，出现面色潮红、皮肤瘙痒应重视，必要时停药并对症治疗
雷公藤制剂	不良反应	药物性肝炎、肾功能不全、粒细胞减少、白细胞减少、血小板减少、闭经、精子量减少、心律失常、重者肝肾功能异常、肾功能衰竭、胃出血
	用药指导	①用药初期从小剂量开始 ②连续用药不宜超过 3 个月 ③用药期间定期随诊，检查血、尿常规，加强心电图和肾功能监测 ④儿童、育龄期有孕育要求者、孕妇、哺乳期妇女禁用；心、肝、肾功能不全禁用；严重贫血、白细胞和血小板降低禁用；胃、十二指肠溃疡活动期及严重心律失常禁用；老年人有严重心血管病，慎用
维 C 银翘片	不良反应	①皮肤及附属器：全身皮疹伴瘙痒、严重荨麻疹、重症多形红斑型药疹、大疱性表皮松解症 ②消化系统：肝功能异常 ③全身性：过敏性休克、过敏样反应、昏厥 ④泌尿系统：间质性肾炎 ⑤血液系统：白细胞减少、溶血性贫血
	用药指导	①**为中西药复方制剂，含马来酸氯苯那敏、对乙酰氨基酚、维生素 C，对此过敏禁用；过敏体质，慎用** ②**用药期间不得饮酒；不得同时服用含本品成分相似的其他抗感冒药** ③肝、肾功能受损，慎用 ④膀胱颈梗阻、甲状腺功能亢进症、青光眼、高血压病、前列腺肥大者，慎用 ⑤孕妇、哺乳期妇女，慎用 ⑥**服药期间不得驾驶机、车、船，不得从事高空作业、机械作业及操作精密仪器**
珍菊降压片	不良反应	①消化系统：肝功能异常、黄疸、胰腺炎 ②精神神经系统：头晕、视物模糊、运动障碍、麻木 ③皮肤及附件：剥脱性皮炎、全身水疱疹伴瘙痒 ④**代谢和营养障碍：低钾血症、低氯血症、低钠血症**
	用药指导	①与含有盐酸可乐定、氢氯噻嗪、芦丁成分药品联用时避免过量 ②停用本品时应在 2 ～ 4 天缓慢减量；与 β 受体阻滞剂合用时应先停 β 受体阻滞剂

（续表 13-11）

要　点		内　容
复方青黛丸	不良反应	腹泻、腹痛、肝炎、肝功能异常、头晕；严重时药物性肝损害、胃肠出血
	用药指导	①监测肝生化指标、血象 ②孕妇、肝脏生化指标异常、消化性溃疡、白细胞低者，禁用
仙灵骨葆胶囊	不良反应	恶心、呕吐、皮疹、瘙痒、腹痛、腹泻、腹胀、心悸、胸闷、肝功能异常、肝细胞损害等。在严重不良反应报告中，肝胆系统损害所占比例比较高，其表现包括肝酶水平升高、胆红素水平升高、肝细胞损害等
	用药指导	①有肝病史或肝生化指标异常的患者，避免使用 ②服药期间定期监测肝生化指标，出现异常，应立即停药并就诊 ③加强药品不良反应监测

（三）中药注射剂的不良反应

表 13-12　中药注射剂的不良反应

要　点	不良反应
清开灵注射液	各种过敏反应：过敏性休克、急性喉头水肿、过敏性哮喘、过敏性间质性肾炎
双黄连注射液	①全身性：过敏性休克、过敏样反应、高热、寒战 ②呼吸系统：呼吸困难、呼吸急促、喉头水肿、支气管痉挛 ③皮肤及附件：药疹、血管神经性水肿、剥脱性皮炎、重症多形性红斑 ④其他损害：肝、肾功能损害、血尿、过敏性紫癜、血压下降、视觉异常、听觉异常、抽搐、惊厥、昏迷
参麦注射液	各种过敏反应：心慌、气短、胸闷、颜面潮红；严重时呼吸困难、过敏性休克
穿琥宁注射液	①全身性：过敏性休克、过敏样反应、发热、寒战。过敏性休克占严重病例的 43% ②呼吸系统：呼吸困难、胸闷、气促 ③皮肤黏膜：重症药疹 ④其他损害：血小板减少、紫癜、急性肾衰竭
炎琥宁注射液	①全身性：过敏性休克、过敏样反应、高热、乏力 ②呼吸系统：呼吸困难、窒息、呼吸衰竭 ③皮肤及附件：剥脱性皮炎、重症药疹 ④其他损害：低血压、四肢麻痹、昏迷、药物性肝炎
生脉注射液	①全身性：过敏性休克、过敏样反应、发热、寒战 ②呼吸系统：呼吸困难、胸闷、憋气、喉头水肿 ③心血管系统：发绀、心律失常、高血压 ④皮肤及附件：皮疹、剥脱性皮炎

（续表 13-12）

要　点	不良反应
香丹注射液	①全身性：过敏性休克、过敏样反应、发热、寒战、晕厥 ②呼吸系统：呼吸困难、咳嗽、喉头水肿 ③心血管系统：心悸、发绀 ④中枢及外周神经系统：头晕、头痛 ⑤皮肤及附件：皮疹、瘙痒 ⑥胃肠系统：恶心、呕吐
脉络宁注射液	①全身性：过敏性休克、过敏样反应、发热、寒战 ②呼吸系统：呼吸困难、憋气、喉头水肿 ③心血管系统：发绀、胸闷、低血压、高血压
喜炎平注射液	①全身性：过敏性休克、过敏样反应 ②呼吸系统：呼吸困难 ③心血管系统：发绀 ④皮肤及附件：全身皮疹
红花注射液	呼吸困难、胸闷、过敏性休克、过敏样反应、发热、寒战、心悸
鱼腥草注射液	头晕、心悸、恶心、呕吐、视物不清、烦躁不安、面色苍白、呼吸困难、面色青紫，面部出现皮疹，严重者可出现过敏性休克
葛根素注射液	皮疹、过敏（严重者可出现过敏性休克）、寒战、发热、腰痛、腹痛、黄疸和尿色改变（严重者呈酱油色），该药所导致的急性血管内溶血发病急、进展快，病情危重，如不及时发现、治疗，会危及生命
莪术油注射液	过敏样反应、皮疹、呼吸困难，严重者可出现过敏性休克甚至死亡
细辛脑注射液	①全身性损害，表现为过敏性休克、过敏样反应 ②呼吸系统损害，表现为呼吸困难、胸闷、喉头水肿 ③心血管系统损害，表现为心悸、心动过速、心律失常、发绀 ④皮肤及其附件损害，表现为面部水肿

第三节　中药用药错误

一、基本概念与评估分级

（一）基本概念

中药用药错误是指在药物治疗过程中，医疗专业人员或患者不恰当地使用合格中药而造成患者损伤的、可预防的事件。涉及用药错误的药物既可以是中成药，也可以是中药饮片。

中药用药错误可发生于药物治疗过程中的任何环节。

（二）评估分级

根据用药错误发生的程度和发生后可能造成危害的程度，将用药错误分为 A ～ I 九级，并可归纳为 4 个层级。

表 13-13　用药错误分级标准

分　级	涵　义	归　纳
A　级	客观环境或条件可能引发差错（差错隐患）	**差错未发生**
B　级	发生差错但未发给患者，或已发给患者但未使用	**发生差错，未造成伤害**
C　级	患者已使用，但未造成伤害	
D　级	患者已使用，需监测差错对患者造成的后果，并根据后果判断是否需要采取措施预防和减少伤害	
E　级	差错造成患者暂时性伤害，需要采取处置措施	**发生差错，且造成患者伤害**
F　级	差错对患者的伤害可导致患者住院或延长住院时间	
G　级	差错导致患者永久性伤害	
H　级	差错导致患者生命垂危，需要应用维持生命的措施	
I　级	差错导致患者死亡	**发生差错，造成患者死亡**

二、中药用药错误防范

1. 发生用药错误的风险因素：管理因素、流程因素、环境因素、人员因素、药品因素。

2. 用药错误的防范策略：

（1）强制功能和约束；

（2）自动化和信息化；

（3）标准化和协议；

（4）项目清单和复核系统；

（5）规章制度；

（6）教育 / 信息。

第四节　医疗用毒性中药的中毒反应和基本救治原则

一、乌头类药物

（一）乌头类药物和含乌头类药物的中成药

表 13-14　乌头类药物和含乌头类药物的中成药

要　点	内　容
中药材	川乌、草乌、附子、雪上一枝蒿等
中成药	追风丸、追风透骨丸、三七伤药片、附子理中丸、金匮肾气丸、木瓜丸、小金丸、风湿骨痛胶囊、祛风止痛片、祛风舒筋丸、正天丸、右归丸等

（二）中毒表现

表 13-15　中毒表现

要　点	内　容
神经系统	表现为口舌、四肢及全身麻木、头痛、头晕、精神恍惚、语言不清或小便失禁，继而四肢抽搐、牙关紧闭、呼吸衰竭等
循环系统	表现为心悸气短、心律失常、血压下降、面色苍白、口唇发绀、四肢厥冷等
消化系统	表现为流涎、恶心、呕吐、腹痛、腹泻、肠鸣音亢进

（三）中毒原因

1. 过量服用为主要原因。

2. 用法不当，如煎煮时间太短或生用。

3. 泡酒服用。

4. 个体差异引起蓄积性中毒。

（四）中毒解救

1. 清除毒物，在无惊厥及严重心律失常情况下，反复催吐、洗胃。

2. 肌内注射阿托品 0.5 ～ 1.0mg，根据病情可注射数次。如未见症状改善或出现阿托品毒性反应，可改用利多卡因静注或静滴。

3. 对呼吸衰竭、昏迷及休克等垂危病人，酌情对症治疗。

4. 绿豆、甘草、生姜、蜂蜜等煎汤内服。

二、马钱子及含马钱子的中成药

九分散、山药丸、舒筋丸、疏风定痛丸、伤科七味片等。

表 13-16　马钱子及含马钱子的中成药

要　点	内　容
中毒表现	初期出现头晕、头痛、烦躁不安、面部肌肉紧张、吞咽困难；进而伸肌与屈肌同时做极度收缩，发生典型的士的宁惊厥、痉挛，甚至角弓反张，可因呼吸肌痉挛窒息或心力衰竭而死亡
中毒原因	①误服或服用过量 ②服用炮制不当的马钱子
中毒解救	①病人需保持安静，避免声音、光线刺激（因外界刺激可引发惊厥痉挛），吸氧 ②清除毒物，洗胃、导泻。较大量的静脉输液，以加快排泄 ③对症治疗，痉挛时可静注苯巴比妥钠 0.2 ～ 0.3g ④肉桂煎汤或甘草煎汤饮服

三、蟾酥及含蟾酥的中成药

六神丸、六应丸、喉症丸、梅花点舌丸、麝香保心丸、麝香通心滴丸等。

表 13-17　蟾酥及含蟾酥的中成药

要　点	内　容	
中毒表现	循环系统	表现为胸闷、心律失常、脉缓慢无力、心电图显示房室传导阻滞等。严重时面色苍白、口唇发绀、四肢厥冷、大汗虚脱、血压下降、休克，甚至心搏骤停而死亡
	消化系统	表现为恶心呕吐、腹痛、腹泻等
中毒原因	①服用蟾酥制剂过量 ②外用蟾酥浓度过高 ③误食或过量食用蟾酥	
中毒解救	①清除毒物，如洗胃、灌肠、导泻、较大量静脉输液。服用蛋清、牛奶保护胃黏膜并大量饮水或浓茶 ②对症治疗，如注射阿托品，服用颠茄合剂等 ③甘草、绿豆煎汤饮用，或以生姜捣汁、鲜芦根捣汁内服	

四、雄黄及含雄黄的中成药

牛黄解毒丸（片）、六神丸、喉症丸、安宫牛黄丸、牛黄清心丸、牛黄镇惊丸、牛黄抱龙丸、牛黄至宝丸、追风丸、牛黄醒消丸、紫金锭（散）、三品等。

表 13-18　雄黄及含雄黄的中成药

要　点	内　容
中毒表现	①消化系统表现为口腔咽喉干痛、烧灼感、口中有金属味、流涎、剧烈恶心呕吐、腹痛腹泻，严重时类似霍乱 ②各种出血症状，如吐血、咯血、眼结膜充血、鼻衄、便血、尿血等 ③肝肾功能损害而引起转氨酶升高、黄疸、血尿、蛋白尿等 ④严重者因心力衰竭、呼吸衰竭而死亡 ⑤长期接触可引起皮肤过敏，出现丘疹、疱疹、痤疮样皮疹等
中毒原因	①超量服用 ②饮雄黄酒易致中毒
中毒解救	①清除毒物，如催吐、洗胃、导泻、输液，服用牛奶、蛋清、豆浆、药用炭等吸附毒物，保护黏膜，必要时可应用二巯基丙醇类 ②纠正水液代谢和电解质紊乱，抗休克、肾透析等对症治疗 ③甘草、绿豆煎汤饮用，也可用中医对症治疗

五、含朱砂、轻粉、红粉的中成药

牛黄清心丸、牛黄抱龙丸、抱龙丸、朱砂安神丸、天王补心丸、安脑丸、苏合香丸、人参再造丸、安宫牛黄丸、牛黄千金散、牛黄镇惊丸、紫雪散、梅花点舌丸、紫金锭（散）、磁朱丸、更衣丸、复方芦荟胶囊。

表 13-19　含朱砂、轻粉、红粉的中成药

要　点	内　容
中毒表现	①消化系统表现为恶心呕吐、腹痛腹泻、口中有金属味、流涎、口腔黏膜充血、牙龈肿胀溃烂等 ②泌尿系统表现为少尿、蛋白尿，严重者可发生急性肾功能衰竭 ③神经系统及精神方面症状
中毒原因	①超剂量或长期服用朱砂 ②长期大量服用含朱砂的中成药
中毒解救	①清除毒物，如催吐、洗胃、导泻、输液，服用牛奶、蛋清等。也可用二巯丙醇类、硫代硫酸钠等解毒 ②纠正水液代谢和电解质紊乱，抗休克、肾透析等对症治疗 ③甘草、绿豆煎汤饮，或以土茯苓煎汤饮